AF501494

# NOUVEL
# AVIS AU PEUPLE
# SUR SA SANTÉ.

NANCY, DE L'IMPRIMERIE DE C.-J. HISSETTE.

# NOUVEL
# AVIS AU PEUPLE
# SUR SA SANTÉ,

OU

## EXPOSITION ET DÉVELOPPEMENT

DES PRINCIPES MODERNES DE LA MÉDECINE,

A L'USAGE DES PERSONNES QUI N'ONT PAS ÉTUDIÉ CETTE SCIENCE;

PAR C. COLIN (DE NANCY),

DOCTEUR EN MÉDECINE DE LA FACULTÉ DE PARIS.

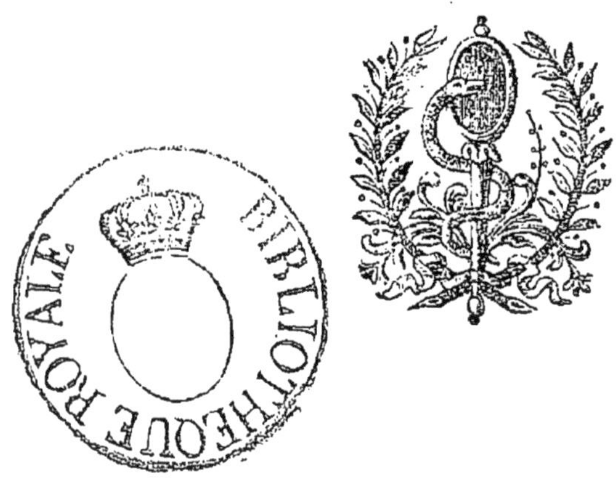


PARIS,

CHEZ LECOINTE ET POUGIN, LIBRAIRES, QUAI DES AUGUSTINS.

NANCY,

CHEZ L. VINCENOT ET VIDART, LIBRAIRES, RUE DES DOMINICAINS, N.° 14.

1831.

# AVANT-PROPOS.

MALGRÉ la révolution que les sciences médicales ont subie, le Public qui en ressent chaque jour les heureux effets, le Public éclairé même, parle encore le langage de l'ancienne médecine. Abondance d'humeur, renouvellement du sang, purgations, vomitifs pour se débarrasser des humeurs corrompues, médecines de précaution, etc., etc., toutes ces expressions absurdes et surannées sont encore dans la bouche de tout le monde; et les médecins les plus éclairés, tout en procédant selon les vrais principes, les écoutent patiemment et ont la complaisance, presque coupable, de répondre dans le même sens. La vérité est-elle donc plus difficile à concevoir que l'erreur à imaginer?

Cet abus de mots a plus d'un inconvénient. Non seulement beaucoup de malades reçoivent avec défiance le traitement le plus rationnel, et une telle disposition d'esprit n'influe pas d'une manière heureuse sur le succès; mais encore les personnes qui ne peuvent se procurer des secours assez prompts, celles surtout qui prétendent pouvoir se gouverner elles-mêmes, ne manquent pas d'agir selon leurs idées, et toujours avec assez peu de circonspection pour aggraver considérablement le mal.

Nous comptons sur le secours de nos savants collaborateurs dans la tâche que nous nous sommes imposée de faire connaître le principe sur lequel est maintenant fondé l'art de guérir, principe dont la généralité atteste la certitude. Nous espérons que cet essai, soumis à leur critique et enrichi de leurs observations, deviendra digne du but dans lequel il a été composé.

D'abord nous nous étions proposé de décrire l'INFLAMMATION et ses différentes nuances. Traité d'une manière générale, ce sujet eût été bientôt épuisé; présenté sous tous ses aspects, il aurait renfermé l'histoire de toutes les maladies: mais comme un tel travail serait d'une étendue beaucoup trop considérable pour la plupart de nos lecteurs, nous nous sommes bornés à décrire les maladies aiguës des principaux organes, et à indiquer les maladies lentes ou chroniques correspondantes.

Nous avons divisé ce traité en quatre parties,

Dans la première, nous donnons l'histoire des premiers âges de la médecine.

Dans la seconde, nous parlons des substances élémentaires et de leurs principaux composés; nous faisons connaître leurs fonctions connues dans le système du monde, et leurs principaux effets sur les êtres animés.

La troisième contient une courte description de la structure de l'homme et de ses organes.

Enfin dans la quatrième nous examinons, 1°. l'inflammation en général; 2°. les principales fonctions des organes; 3°. l'effet des gaz et des substances alimentaires ou médicamenteuses sur les voies respiratoires et digestives; 4°. les symptômes et le traitement des maladies.

Nous ne dissimulons point que tout en cherchant à mettre ces notions à la portée d'un très-grand nombre d'hommes, nous avons jugé capables de nous entendre, toutes les personnes douées d'un sens droit, et par conséquent tout le Public. En effet il n'est point d'homme qui se refuse à l'évidence, dans les matières qui n'intéressent aucune passion.

Ainsi, quoique ce livre soit composé de manière à être entendu à quelque endroit qu'on l'ouvre pour la première fois, nous invitons nos lecteurs à en faire une lecture suivie : il était réservé à notre siècle de faire de l'art médical un corps de doctrine, et peut-être la plus facile des sciences : et si nous avons été assez heureux pour la présenter d'une manière vraiment élémentaire et intelligible, qui peut dédaigner de se procurer des connaissances aussi utiles ?

---

NOUVEL

# AVIS AU PEUPLE
## SUR SA SANTÉ,

OU

## EXPOSITION ET DÉVELOPPEMENT

DES PRINCIPES MODERNES DE LA MÉDECINE.

### PREMIERS AGES DE LA MÉDECINE.

De toutes les sciences dont l'homme s'enorgueillit, il n'en est point qu'on ait cultivée aussi anciennement et avec aussi peu de succès que la médecine. En effet, ses inventeurs ont obtenu les honneurs divins dans ces premiers âges où l'on élevait des autels aux bienfaiteurs de l'humanité; mais si dès son enfance elle parut opérer des prodiges aux yeux des peuples ignorants, si elle calma de grandes douleurs et rappela quelquefois la santé et la vie, on est forcé d'avouer que pendant une longue suite de siècles elle ne dut de tels succès qu'au hasard; et que si l'observation et l'expérience conduisirent à employer, dans des circonstances à peu près semblables, des procédés qui avaient déjà réussi, long-temps elles donnèrent peu de lumière sur l'organisation et sur les lois générales de l'action des agents extérieurs sur les êtres animés. En effet, si l'on en excepte quelques principes diététiques précieux, que leur évidence ne permit jamais de méconnaître, à quoi conduisirent ces longues recherches, ces épreuves qui n'étaient fondées sur aucune vérité constante? A des procédés hasardeux, qui tantôt palliaient le mal, tantôt, après un calme passager, le faisaient éclater avec plus de violence, quelquefois n'exerçaient nul effet, souvent aggravaient les douleurs à l'instant même, et en général abrégeaient l'existence loin d'en prolonger la durée.

Dans ces profondes ténèbres, que la foule des systèmes ne faisait qu'épaissir chaque jour, dans cette fluctuation d'opinions différentes et souvent même opposées, les meilleurs esprits, ceux qui cherchaient de bonne foi la vérité, se demandèrent souvent s'il est une science que l'on puisse nommer la médecine? Combien de fois ne les voit-on pas remonter aux premières recherches, aux premières découvertes, et, s'efforçant de procéder selon la méthode d'analyse, chercher quelques-uns de ces principes féconds en conséquences, quelques-unes de ces lois générales de la nature, qui pût servir de base à un ensemble de connaissances certaines, et fonder un de ces systèmes simples et lumineux, où les vérités découvertes font soupçonner celles qui restent à découvrir, de sorte que les connaissances acquises sont un gage assuré de celles dont le besoin se fait sentir encore: efforts infructueux. Souvent on crut avoir saisi un principe; mais considérer comme fondamentales et de premier ordre, des vérités qui souvent n'étaient que des conséquences très-éloignées des lois primitives, et par conséquent ériger des cas particuliers en règles générales, c'était s'égarer dès le premier pas pour tomber d'erreur en erreur.

Tandis que les hommes instruits arrachaient de temps à autre un secret à la nature, et le plus souvent épaississaient le voile qui en couvre les mystères, ceux qui s'appliquaient à la philosophie morale, et surtout ceux qu'une santé robuste ou une vie frugale affranchit d'une foule de maux, mettaient en problême la nécessité de la médecine.

En effet, disent-ils, ou les lois générales ont été établies pour la conservation des êtres, ou, plus naturellement encore, ils subsistent en vertu de ces lois. Nécessairement en harmonie avec le système de l'univers, entourés des éléments conservateurs de tout ce qui respire, doués des désirs qui annoncent le besoin, et de l'instinct qui en indique l'objet, les êtres animés n'ont rien à reprocher à la nature; ils reçoivent d'elle, avec la vie, les moyens de la conserver et de la prolonger aussi longtemps que le permet leur organisation.

Que de grandes révolutions physiques ou des gaz pestilentiels aient quelquefois presque entièrement moissonné les plus nobles espèces sur quelques points du globe; que la prodigieuse fécondité de celles qui occupent les rangs inférieurs soit restreinte dans de justes limites par la vicissitude des saisons, ou par les animaux qui en font leur pâture; ce sont là des suites également nécessaires de ces mêmes lois, et des événements contre lesquels tout effort, toute science humaine serait impuissante.

Mais si la vie de tant d'êtres animés se termine d'une manière subite et violente, ils ne l'ont pas reçue imparfaite; il est fort rare qu'ils soient nés malades : cela n'arrive peut-être jamais à l'égard de ceux qui vivent libres de notre joug. Chacun d'eux naît avec les organes propres à son espèce, développe ses facultés sous l'influence des moyens conservateurs, et en jouit sans connaître l'art funeste d'en abuser.

L'espèce humaine serait-elle seule privée de ce précieux avantage? Au moins il paraît certain que les maladies ne sévissent guère que sur l'homme ou sur les animaux qu'il a dénaturés, en quelque sorte, en substituant ses soins à ceux de la nature.

On dit qu'une sensibilité physique bien supérieure à celle des animaux, et une sensibilité morale qui leur est étrangère, est pour lui une source de plaisirs et de maux qui leur seront toujours inconnus. Mais cette sensibilité si exquise est le fruit de la civilisation; et les maux physiques qui l'accompagnent, jadis inconnus des premiers peuples, le sont encore aujourd'hui des nations qui vivent dans l'état sauvage, et même des individus qui, au sein des sociétés policées, se livrent aux travaux manuels, se contentent d'une nourriture frugale, et n'empruntent point de l'état actuel de civilisation le désir immodéré des jouissances.

Les aliments indiqués par le besoin, conquis par un rude travail, assaisonnés par un appétit véhément, s'assimilaient plus facilement et plus promptement à notre substance, et des corps accoutumés à braver l'ardeur du soleil, la rigueur du froid et l'intempérie des saisons, avaient peu de chose à redouter des phénomènes atmosphériques.

Ce furent donc, ajoutent les détracteurs de l'art médical, ce furent les progrès de la civilisation qui introduisirent de grands changements, ou plutôt de grands désordres dans l'exercice des fonctions vitales. L'oisiveté ou des occupations sédentaires succédèrent peu à peu à cette vie active, si propre à maintenir les facultés dans toute leur énergie : la faim, la soif et le sommeil, besoins si vifs et si pressants quand ils sont dus à l'exercice et à la fatigue, furent invoqués inutilement par l'homme désœuvré; on ne put les exciter et se procurer quelque sentiment de son existence que par des moyens dangereux, capables, il est vrai, de donner aux organes un ressort factice et passager, mais aussi dont l'effet infaillible est d'émousser la sensibilité, d'en rendre les fonctions languissantes, et d'amener une mort prématurée.

Quelque justes que soient ces réflexions, elles ne nous ramèneront point aux mets de l'âge d'or. Cependant elles conduisent à cette conséquence utile, qu'il est possible de prévenir la foule des maux qui nous assiégent, en nous mettant en harmonie avec la nature autant que le permet notre genre de vie.

Mais comme il est probable que pour éviter les maux qu'entraîne la civilisation, nous ne renoncerons point à ses bienfaits, l'art médical sera toujours nécessaire et toujours invoqué, non seulement pour réparer les désordres accidentels, mais encore pour lutter sans relâche contre les maladies dont les pères transmettent si souvent le triste héritage à leurs enfants.

On dira donc, si l'on veut, que l'homme civilisé est un être dégénéré; que l'on prolonge l'existence précaire et factice d'individus peu faits pour jouir de la vie; ces déclamations, loin de jeter de l'incertitude sur l'utilité de l'art médical, en prouvent évidemment la nécessité. Les abus sont un grand mal sans doute, mais ce mal est irrémédiable; et nous ne devons pas moins de reconnaissance à l'homme sensible qui consacre ses soins à soulager nos souffrances, qu'au philosophe ou au sage législateur qui s'efforce de les prévenir.

L'art médical est donc divisé en deux branches, dont l'une sert de base à l'autre: la première enseigne les moyens de conserver la santé, et se nomme HYGIÈNE; la seconde a pour objet le traitement des maladies, et se nomme THÉRAPEUTIQUE. Ces deux parties se rapprochent souvent, et se confondent même quelquefois. En effet, il est des sujets si faibles et si fragiles, que les soins nécessaires pour le maintien de leur existence sont empruntés de la thérapeutique plutôt que de l'hygiène.

Le but de cet ouvrage étant de donner sur la doctrine médicale les notions claires et simples que nous offre l'état actuel de la science, et que nul homme sensé ne doit dédaigner, nous consacrerons d'abord quelques pages à l'histoire de la médecine ; nous parlerons des progrès étonnants qu'elle fit tout à coup sous l'influence de la raison et de la vertu ; enfin nous dirons dans quel chaos elle retomba, lorsque des demi-connaissances, des observations mal faites, plus funestes sans doute qu'une ignorance entière, parurent en contradiction avec les notions déjà acquises et les firent oublier ; et surtout lorsque, devenue l'instrument des passions des hommes, elle ne fut plus cultivée par la foule de ceux qui la professaient, que comme un vil métier, comme une source abondante de gain.

Réduits au simple nécessaire, les premiers hommes durent à peine connaître les maladies, à moins que la disette ne les forçât à se nourrir d'aliments nuisibles, ou ne les conduisît à de funestes essais.

Les maladies qui affligeaient un individu, une contrée, étaient attribuées à la colère céleste : les cérémonies expiatoires, les sacrifices, étaient le seul moyen qu'on eût de la désarmer, le seul remède qu'on sût y opposer.

Cependant les causes des maladies se multipliaient à mesure que la civilisation fesait de nouveaux progrès. En effet, une vie plus douce, fruit de l'aisance et de l'industrie, exerça bientôt une grande influence sur le physique de l'homme. On perdit l'habitude de vivre en contact avec l'air atmosphérique, on se mit soigneusement à l'abri de toute impression un peu violente, on trouva insupportables les moindres variations de l'atmosphère, et bientôt on fut incapable de les supporter. D'un autre côté le désir insatiable des sensations nouvelles, introduisit dans la nourriture quantité de stimulants redoutables que la nature ne nous a jamais destinés pour aliments : impressions extérieures trop vivement senties, action trop énergique des stimulants sur nos organes, telles sont les sources plus ou moins éloignées de toutes nos maladies ; car peu à peu le triste héritage d'une sensibilité excessive ou trop exaltée, transmis de génération en génération, nous rendit dès notre naissance incapables de devenir ce que furent nos premiers ancêtres.

Dans les premiers temps, l'individu né faible, malade, défectueux, mal organisé, ne pouvait conserver long-temps une vie exposée à mille dangers, une vie qu'il fallait conquérir chaque jour par de rudes fatigues. On laissait inhumainement périr ces malheureux; chez plus d'un peuple la loi les dévouait à la mort, comme à charge à eux-mêmes et à la patrie. Nos mœurs, devenues moins barbares, et les douceurs de la vie civilisée ont conservé, prolongé leur existence; plusieurs même de ceux auxquels la nature a refusé les forces physiques, ont déployé celles de l'intelligence, et payé avec usure à la société, la protection qu'ils en ont obtenue.

Dès lors on érigea en ART les moyens de conserver la santé : l'HYGIÈNE eut des principes. En effet, quoiqu'on eût sans doute abusé plus d'une fois de mets grossièrement préparés, quoique les liqueurs enivrantes fussent connues, enfin quoique l'exposition de certaines contrées eût influé sur la santé des habitants, la constitution primitive, si j'ose m'exprimer ainsi, avait subi peu d'altération; et une vie active où les jeux mêmes étaient de très-violents exercices destinés à entretenir les forces physiques, appelant sans cesse à la peau une excitation assez forte, empêchait sans doute l'irritation de se concentrer sur les viscères et de causer l'INFLAMMATION INTÉRIEURE qui est presque la seule maladie contre laquelle on ait à lutter : vrai protée, si long-temps méconnu, et qu'on est enfin parvenu à atteindre sous toutes ses formes.

Mais lorsque la mollesse et les professions sédentaires si multipliées dans les grandes villes, eurent fait tomber en désuétude presque tous les exercices du corps, généralement les constitutions s'affaiblirent, et les moindres excès, d'un côté peu en harmonie avec les forces physiques, de l'autre n'ayant plus dans la fatigue un dérivatif presque infaillible des inflammations qui en sont la suite, amenèrent cette longue série de maux qu'Horace appelle la *Cohorte des fièvres*.

Nous ne conseillons pourtant point de chercher dans une fatigue excessive les remèdes aux maux qui suivent l'intempérance : nos efforts ainsi que nos plaisirs doivent être proportionnés à nos forces. Cette vérité est prouvée par des exemples journaliers.

Le lecteur ne doit point regarder ces réflexions comme des conséquences générales tirées de principes abstraits. Homère se plaint que les hommes de son temps n'ont pas hérité de la vigueur de leurs pères ; mille ans après, Horace reproche aux jeunes Romains de fuir le champ de Mars et les eaux du Tibre; et si malgré leur barbarie, les peuples du Nord régénérèrent en quelque sorte l'espèce humaine, bientôt ces farouches vainqueurs allièrent la mollesse à la férocité. Enfin l'invention des armes à feu rendant la vigueur du corps à peu près inutile dans les combats, l'éducation exigea moins d'exercices violents, et le physique de l'homme dut s'en ressentir.

Mais il est une preuve sans réplique de l'influence d'une éducation où l'on compte pour rien l'accroissement des forces physiques : c'est le sort funeste de la plupart des jeunes soldats tirés des villes, ou dont la constitution délicate est le fruit trop souvent héréditaire de la mollesse.

Aucun officier de santé qui ait suivi les armées, aucun militaire ne me démentira, si j'affirme que le changement de nourriture, les longues privations, les excès qui suivent l'abondance, les marches forcées ou continues, les nuits passées en plein air ou sous un faible abri, l'inclémence des saisons éprouvée presque sans relâche, enfin l'ennui et l'abattement moral, suites inévitables de tant de maux, moissonnent un plus grand nombre de ces malheureux que le fer de l'ennemi.

Espérons qu'un Gouvernement ami des hommes, un Gouvernement qui ne verra point d'un œil inquiet la puissance et le bonheur des peuples qui lui sont confiés, surveillera l'enfance et la jeunesse ; qu'il ne permettra plus à la folle tendresse ou à l'orgueil irréfléchi d'un grand nombre d'individus, d'énerver et de corrompre sans cesse la génération naissante, espoir de la patrie : enfin qu'on ne croira pas avoir fait l'éducation d'un jeune homme, quand il aura appris les éléments de quelques sciences.

Et si cette jeunesse ardente, et courageuse malgré les vices de son éducation, doit sa vie et son sang à la patrie, n'est-il pas également triste et honteux que sa faiblesse trahisse sa valeur? Faut-il qu'incapables de soutenir les fatigues d'une longue marche, ou l'intempérie des saisons, ils soient entassés dans des hôpitaux infects, où mille dangers obscurs les attendent, où plusieurs d'entr'eux, après avoir coûté tant de soins, et perfectionné leur intelligence par des talents utiles et variés, périront victimes d'ennemis plus redoutables peut-être que ceux qu'ils devaient affronter sur le champ de bataille?

Agésilas, roi de Lacédémone, parcourait l'Asie en vainqueur. « Pour redoubler la valeur des soldats par le « mépris des ennemis, voici ce qu'il imagina : Un jour « il commanda aux commissaires qu'il avait chargés de « la garde du butin, de dépouiller les prisonniers et de « les vendre. Il se présentait beaucoup de gens pour « acheter leurs habits; mais pour les corps, on les « trouvait si délicats, si tendres, si blancs, parce qu'ils « avaient toujours été nourris et élevés à l'ombre, qu'on « s'en moquait, les regardant comme de nul service « et de nul prix. Alors Agésilas s'approchant, dit à ses « soldats, en leur montrant les hommes : voilà contre « qui vous combattez; et en leur montrant leurs riches « dépouilles, voilà pourquoi vous combattez. »

Ainsi la vraie Hygiène, cette hygiène naturelle, préservatrice de presque tous les maux, est à notre disposition; elle exige, il est vrai, plus que de la science; elle exige la modération et la force de se vaincre soi-même.

Quant à l'hygiène de nos jours et de nos mœurs, elle doit conduire l'homme en malade-né. Elle lui enseigne des précautions et lui donne des conseils contre le chaud, le froid, l'humidité; elle indique les procédés à suivre pour conserver, dans notre genre de vie actuel, l'appétit, le sommeil, et par conséquent les forces physiques; enfin l'art de faire subsister l'homme en bonne santé, quoique luttant sans cesse contre les agents qui l'environnent.

En parlant, dans ce qui précède et dans ce qui suit,

du régime diététique et des exercices en usage parmi l'antiquité, nous n'avons pas supposé qu'il ne s'y glissât point d'abus. D'ailleurs, par des causes presque toujours inconnues, il n'est point d'homme en qui un organe ne prédomine, et le plus souvent aux dépens des autres : de là une disposition particulière nommée TEMPÉRAMENT ; et quoiqu'une nation ait pu, par des habitudes long-temps maintenues, se faire une sorte de tempérament commun à tous ses individus, il n'est pas possible que tous aient eu les mêmes dispositions physiques ou morales, et que la même éducation leur ait été également convenable. Nous ne prétendons pas non plus que l'éducation physique la plus sage puisse donner une constitution athlétique à un être né faible, dont les organes n'ont point été formés susceptibles d'un certain développement. Cependant, il est hors de doute que l'exercice modéré donne aux forces physiques, et par suite aux forces morales, tout l'accroissement qu'on peut en espérer ; mais il n'est point de principe hygiénique sur lequel on doive insister avec plus de persévérance, que l'habitude de supporter toutes les températures et toutes les constitutions de l'air, autant que le permet l'organisation humaine : cette habitude est salutaire dans mille circonstances, et nous rend, j'ose le dire, capables de supporter toutes les vicissitudes de la fortune.

Quant à la thérapeutique ou médecine curative, il fallut souvent l'invoquer, mais elle avait bien peu de secours à offrir. On avait découvert les propriétés de quelques substances, et quelques-uns de leurs effets sur l'économie animale ; on avait peut-être dérobé quelques secrets à la nature ; mais les Asclépiades ou descendants d'Esculape en Grèce, les prêtres en Égypte et dans tous les pays du monde, s'en étaient réservé la connaissance ;

eux seuls avaient le pouvoir et même le droit de guérir: les phénomènes qu'ils savaient opérer étaient des prodiges aux yeux du vulgaire, et ils ne cherchaient sûrement pas à désabuser ceux qui leur supposaient un pouvoir surnaturel.

La sécurité où vivaient les médecins d'alors sur le succès de leurs opérations, l'ignorance et le respect superstitieux des peuples et des rois, étaient de grands obstacles au progrès des sciences naturelles. Et sans parler des Égyptiens et des Orientaux, dont les usages et les mœurs nous sont peu connus, mais qui de temps immémorial ont langui dans la servitude, la liberté civile dont les Grecs jouirent dans toute son étendue, n'affaiblit point parmi eux la force des préjugés superstitieux: plus d'une découverte fut regardée comme une impiété. On n'aurait pas soutenu impunément que les comètes et les éclipses ne sont point des signes de la colère céleste.

Le respect pour les morts, sentiment si louable en morale, fut long-temps funeste au progrès de la science. On eût vainement représenté aux peuples ou aux princes combien il est utile en général de connaître la structure et le jeu des organes intérieurs, et combien il l'est, dans les cas particuliers, de s'assurer de l'effet de certaines maladies ou de certaines substances sur l'économie animale: de telles recherches opérées sur le corps humain, auraient été considérées comme la profanation la plus impie et la plus cruelle. Aussi n'avait-on nulle connaissance de l'anatomie, comme le prouvent les idées absurdes qu'on s'était formées. Nous allons en donner quelques exemples.

Les prêtres égyptiens croyaient que, chaque année, le poids du cœur augmente de deux gros jusqu'à cinquante ans, et qu'ensuite il diminue dans la même proportion, ce qu'ils regardaient comme la cause de la mort naturelle. Ils prétendaient que du petit doigt part un nerf ou un tendon qui se rend jusqu'au cœur.

L'embaumement des corps ne donne pas lieu de croire que les Égyptiens eussent de grandes connaissances anatomiques. On tirait d'abord le cerveau par le nez à l'aide d'un crochet de fer, et l'on poussait ensuite dans le crâne des aromates et des épices. On ouvrait le ventre avec une pierre d'Éthiopie tranchante; on en retirait les intestins, on nettoyait la cavité, on la lavait avec du vin de palmier, et on y versait des épices délayées dans de l'eau, puis on la remplissait de myrrhe, de casse, et d'autres aromates; enfin, après 70 jours, on l'enduisait d'une gomme, et on l'enveloppait d'une toile. Après toutes ces opérations, qui ne supposent pas plus de connaissances que n'en a le cuisinier qui vide une volaille ou un poisson, ils croyaient que la momie conservait quelque sentiment de son existence!

Selon les anciens Brames, dont les idées se sont transmises à ceux d'aujourd'hui, le corps est composé de cent mille parties, parmi lesquelles se trouvent dix-sept mille vaisseaux dont chacun renferme sept conduits différents, et dans lesquelles soufflent dix espèces de vents: les maladies résultent de la direction irrégulière de ces vents.

Les Pharaons régnaient depuis fort long-temps en Égypte, et le commerce de Tyr était florissant et étendu, que les Grecs n'étaient encore qu'un peuple sauvage, ignorant l'art de se loger et de se vêtir, et n'ayant d'autre nourriture que les herbes et les racines: ils adoptèrent donc nécessairement les erreurs des Égyptiens et des Phéniciens, qui vinrent les civiliser. Et dans un siècle où la Grèce brillait également de la gloire des armes et de celle des sciences, Platon parlait ainsi de nos organes internes:

« Les dieux voulant soutenir le battement du cœur, « que la vue inopinée des choses terribles, ou le mou- « vement de la colère, qui est de feu, lui cause or- « dinairement, ont mis sous lui le poumon, dont la « substance est molle, et n'a point de sang; mais ayant « par dedans de petits trous en forme d'éponge, il sert « au cœur comme d'oreiller, afin que quand la colère « est enflammée, il ne soit point troublé dans ses fonc- « tions. Il dit que la rate est la cuisine des intestins; « et qu'étant pleine des ordures du foie, elle s'enfle et « devient bouffie. »

Sûrement le divin Platon ne se comprenait pas lui-même lorsqu'il écrivait ce passage que cependant on a admiré.

Les autres sciences physiques n'étaient pas plus avancées que la médecine. Ainsi l'on croyait que les vapeurs de la terre et des eaux servaient d'aliments aux astres; Thalés soutenait que l'eau est le principe de tous les corps; Empédocle composa l'univers de ces quatre éléments si fameux jusqu'à nos jours, l'eau, l'air, la terre et le feu: Anaxagore créait chaque corps d'éléments indestructibles et éternels qui lui étaient semblables: Démocrite formait l'univers d'atomes, c'est-à-dire, de corpuscules durs et indivisibles qui s'étant accrochés, réunis dans l'espace, ont, par un pur hasard, formé tout ce qui existe, etc.

C'est ainsi que s'égare l'esprit humain, lorsqu'il aime mieux imaginer que d'observer. Aussi les hommes sensés reconnurent bientot qu'il n'y avait encore aucune science, tandis que les créateurs absurdes d'une nature chimérique commençaient par élever des systèmes, et se consumaient en efforts pour expliquer les phénomènes d'après les principes dont ils étaient les auteurs; d'autres ne voyant dans l'univers qu'un dédale d'opérations soumises à des lois inexplicables, se contentèrent, en matière médicale, d'user des moyens qui avaient déjà réussi, sans essayer d'expliquer les effets; enfin, quelques-uns, tout en convenant de leur ignorance avec une noble modestie, ne négligèrent aucun moyen de soulever le voile qui couvre la nature des choses, et eurent au moins le courage de s'arrêter où leur manquaient l'observation et l'expérience.

Et certes, l'homme doué d'un jugement sain, et sincèrement épris de l'amour du vrai, qui le premier voulut éclairer du flambeau de la raison ce chaos de procédés téméraires, de pratiques superstitieuses, de recettes réputées d'autant plus efficaces qu'elles étonnaient davantage par leur absurdité, dut s'effrayer et du petit nombre des connaissances et de l'immensité de la carrière qui s'ouvrait devant lui.

Observer l'action mutuelle des agents généraux de la nature, et leurs combinaisons si variées dans ce vaste laboratoire où règne un mouvement perpétuel; déterminer l'effet de ces opérations sans cesse renaissantes, sur l'économie animale si intimement liée au système de l'univers; pour acquérir ces connaissances, décomposer les corps dans leurs derniers éléments, et atteindre dans leur fuite rapide ces gaz subtils dont souvent on soupçonne à peine l'existence; à l'aide de ces recherches, découvrir les propriétés salutaires ou nuisibles des corps dans les principes qui les composent; revenant ensuite à l'homme, objet de ces longs travaux, étudier avec soin la structure et le jeu de ses organes, la nature des fluides qui les animent ou les entretiennent, et la reproduction continuelle des matériaux qui composent cet admirable édifice; sonder les profondeurs de l'infiniment petit avec autant de patience que de sagacité pour y surprendre les secrets de la nature animée, et dévoiler le mystère des fonctions vitales : telle est la tâche immense que s'impose le médecin philosophe, ami de la science et de l'humanité.

Mais tous les siècles qui nous ont précédés n'en ont jusqu'ici rempli qu'une faible partie, et les meilleurs esprits des premiers temps, persuadés qu'il est plus sûr d'imiter et de suivre la nature dans ses moyens conservateurs, que de chercher à vaincre sa puissance et à renverser ses lois quand nous nous en sommes fait une ennemie, furent assez courageux pour tenter de faire du bien aux hommes en dépit d'eux-mêmes, malgré leurs lois et leurs préjugés : et plusieurs réussirent à soumettre des nations entières au régime de vie le plus convenable au climat et aux mœurs.

Ainsi, de simples règlements sanitaires ont dû être revêtus de la force des lois et du sceau plus respectable encore de la religion ; car l'homme se rit des conseils les plus sages, et croit aveuglément aux dogmes les plus insensés; n'accusons donc point les législateurs d'avoir trompé les peuples, puisqu'il a fallu, pour faire accueillir la vérité, la revêtir souvent du voile des plus ridicules fictions.

Au reste ces législateurs furent, comme ils devaient l'être, les plus rigides observateurs de leurs lois.

En Égypte, les prêtres de tous les ordres étaient assujétis à un régime très-sévère. Ils étaient surtout obligés à la propreté la plus recherchée. Leur nourriture se bornait aux vegétaux et aux viandes qu'on pouvait offrir aux dieux. Les poissons, et surtout ceux de mer, étaient sévèrement défendus. Sans doute les eaux mal saines du Nil et une horreur superstitieuse de la mer, donnèrent lieu à cette interdiction. Parmi les végétaux, on rejetait surtout les légumes farineux et les oignons ; les premiers, parce qu'ils sont d'une digestion difficile et qu'ils engendrent des vents, ou parce qu'ils nourrissent trop; les seconds, parce qu'ils excitent la soif. Quant au vin, Hérodote nous assure qu'il n'y avait point de vignes en Égypte, et que le peuple n'y buvait qu'une sorte de bière. Mais par la suite on planta de la vigne en Égypte, et il y crût des vins célèbres.

Le régime du peuple, quoique moins borné que celui des prêtres, était cependant soumis à des règles dont il n'était pas permis de s'écarter, et qui toutes tendaient à la conservation de la santé. On prescrivait même aux rois la quantité d'aliments et de boisson qu'il leur était défendu d'outrepasser.

L'éducation des enfants tendait à les endurcir à la fatigue, et à les habituer à la frugalité. Ils allaient toujours nu-pieds et nu-tête et ne mangeaient presque autre chose que des fruits, des racines et de la moëlle de papyrus.

Chaque Égyptien devait tous les mois se purifier le corps pendant trois jours par les vomitifs, les purgatifs et les lavements. Ce régime sévère était une obligation générale dont aucun habitant ne pouvait s'exempter.

On regardait les Égyptiens comme un peuple très-sain, et on assure qu'ils devenaient extrêmement vieux. Après la bataille de Thymbrée, où les Égyptiens combattaient comme auxiliaires de l'empereur d'Assyrie, on reconnaissait leurs cadavres à la dureté excessive de leurs crânes.

Il est facile de concevoir combien ces précautions étaient nécessaires sous un climat brûlant, où l'air est sans cesse chargé des exhalaisons mal saines que laisse échapper le limon du Nil après le débordement : surtout si l'on observe que la peste et la lèpre y sont devenues endémiques, depuis que ces lois sont tombées en désuétude.

Xénophon nous apprend que les anciens Perses ne vivaient que de pain et de cresson, et n'avaient que de l'eau pour boisson.

Moïse, élevé par la fille de Pharaon, fut initié dans tous les secrets des prêtres égyptiens. L'interdiction de certaines viandes et surtout du porc, doit être regardée comme un règlement sanitaire fort utile dans des contrées où la lèpre est commune, et où le porc est surtout sujet à cette maladie.

Mahomet adopta cette mesure, et y joignit la défense de boire aucune liqueur fermentée. Mais les hommes, ingénieux à se nuire, parviennent à éluder les lois les plus sages. L'usage immodéré de l'opium cause aux Mahométans une sorte d'ivresse non moins dangereuse que celle que procurent le vin et les autres liqueurs fortes. Cependant l'art funeste de fabriquer l'eau-de-vie ou alcohol fut inventé par les Arabes.

Il paraît que les Indiens, reconnaissant leur ignorance dans la médecine curative, l'avaient sagement réduite en système hygiénique. Que leurs premiers législateurs aient cru ou non à la métempsycose ou transmigration des âmes, toujours est-il vrai qu'ils doivent leur régime de vie à cette croyance si fermement établie parmi eux. Ils ne se nourrissent d'aucune chose qui ait eu vie : ainsi ils ne vivent que de végétaux, même en état de santé. Leur excessive propreté, le fréquent usage des bains chauds, et surtout la coutume de se faire frotter et brosser en sortant de l'eau, influent puissamment encore sur leur santé. Ce régime leur procurait, dit-on, une très-longue vie, et cela devait être : s'ils ne jouissent plus du même avantage, ils ne peuvent en accuser que l'usage immodéré de liqueurs fortes, dont ils augmentent encore la violence en y délayant certains mollusques.

Pythagore se pénétra des erreurs et des vérités qui lui furent communiquées soit en Asie, soit en Égypte. Nous ignorons s'il ajoutait foi lui-même à la méthode médicale et aux dogmes religieux qu'il introduisit parmi les Grecs; il paraît même certain que ses disciples y ajoutèrent par la suite une foule de futilités : mais personne ne peut lui refuser la gloire de s'être occupé utilement du bonheur des hommes, soit par la pureté de la morale qu'il leur enseigna, soit par le régime de vie le plus propre à calmer la fougue des passions, et à entretenir, dans leur état naturel, les forces du corps et de l'esprit.

Pythagore définissait la santé, la continuation de la constitution primitive, et la maladie, le dérangement de cette constitution. Ailleurs il dit que la santé est une véritable harmonie.

Définition digne d'un philosophe qui rapportait tout à l'UNITÉ. C'est ainsi que d'un seul mot, il établissait le principe le plus fécond, et la seule base des vrais systèmes : principe que l'on paraît avoir oublié longtemps, non moins dans l'étude des autres sciences que dans celle de la science médicale.

Pour conserver cet état de santé ou d'harmonie, il imposait à ses disciples un régime que les voluptueux nomment sévère, mais qui n'est que régulier et uniforme.

Sa société se composait de personnes destinées à concourir avec lui à l'exécution du vaste projet de réforme qu'il méditait. Ses disciples vivaient dans la plus parfaite union : si jamais quelque mouvement d'impatience ou d'humeur refroidissait leur amitié, il fallait que ce léger nuage fût dissipé avant la fin du jour.

Les disciples qui vivaient en commun se levaient de très-grand matin. Leur réveil était suivi de deux examens; l'un de ce qu'ils avaient dit ou fait la veille, l'autre de ce qu'ils devaient faire dans la journée; premier pour exercer leur mémoire, le second po régler leur conduite. Après avoir passé une robe bla che et extrêmement propre, ils prenaient leur lyr et chantaient des cantiques sacrés jusqu'au mome où, le soleil se montrant à l'horizon, ils se prosternaie devant lui, et allaient chacun en particulier se pr mener dans des bosquets riants ou des solitudes agré bles. L'aspect et le repos de ces beaux lieux mettaie leur âme dans une assiette tranquille et la disposaie aux savantes conversations qui les attendaient à le retour.

Elles se tenaient presque toujours dans un templ et roulaient sur les sciences exactes ou sur la moral Des professeurs habiles en expliquaient les éléments, conduisaient les élèves à la plus haute théorie. Souvei ils leur proposaient pour sujet de méditation un prin cipe fécond, une maxime lumineuse. Pythagore, qu voyait tout d'un coup d'œil, comme il exprimait tou d'un seul mot, leur disait un jour: qu'est-ce que l'un vers? l'ordre. Qu'est-ce que l'amitié? l'égalité. Ces dé finitions sublimes et neuves alors, attachaient et éle vaient les esprits. La première eut un tel succès, qu'ell fut substituée aux anciens noms que les Grecs avaien donnés jusqu'alors à l'univers. Aux exercices de l'espri succédaient ceux du corps, tels que la course et la lutte et ces combats paisibles se livraient dans les bois o dans les jardins.

A dîner on leur servait du pain et du miel, raremen du vin: ceux qui aspiraient à la perfection ne prenaien souvent que du pain et de l'eau. En sortant de table, ils s'occupaient des affaires que les étrangers soumet taient à leur arbitrage. Ensuite ils se réunissaient deux à deux, trois à trois, retournaient à la promenade, et discutaient entre eux les leçons qu'ils avaient reçues dans la matinée. De ces entretiens étaient sévèrement bannies les médisances, les facéties et les injures, et les paroles superflues.

Revenus à la maison, ils entraient dans le bain, au sortir duquel ils se distribuaient en différentes pièces où l'on avait dressé des tables, chacune de dix couverts. On leur servait du pain, du vin, des légumes cuits ou crus, quelquefois des portions d'animaux immolés, rarement du poisson. Le souper, qui devait finir avant le coucher du soleil, commençait par l'hommage de l'encens et de divers parfums qu'ils offraient aux dieux.

En certains jours de l'année on leur offrait un repas excellent et somptueux, ils en repaissaient quelque temps leurs yeux, ils l'envoyaient ensuite aux esclaves, sortaient de table, et se passaient même de leur nourriture ordinaire.

Retirés chez eux, ils se citaient à leur propre tribunal, repassaient en détail et se reprochaient les fautes de commission et d'omission. Après cet examen, dont la constante pratique pourrait seule nous corriger de nos défauts, ils reprenaient leurs lyres, et chantaient des hymnes en l'honneur des dieux. Le matin, à leur lever, ils employaient l'harmonie pour dissiper les vapeurs du sommeil; le soir, pour calmer le trouble des sens.

Comme dans le physique et dans le moral il rapportait tout à l'unité, il voulut que ses disciples n'eussent qu'une même pensée, qu'une seule volonté. Dépouillés de toute propriété, mais libres dans leurs engagements, insensibles à la fausse ambition, à la vaine gloire, aux petits intérêts qui, pour l'ordinaire, divisent les hommes, ils n'avaient plus à craindre que la rivalité de la vertu.

Je ferme à regret l'excellent livre d'où j'ai tiré cette longue citation. Mais je n'ai pas cru sortir des bornes et m'écarter du but de cet ouvrage, en faisant remarquer combien le physique et le moral sont intimement unis, et à quel point le régime diététique influe sur les facultés intellectuelles. Que de grands génies, que d'âmes généreuses ne se sont jamais développées, étouffées par l'obésité d'un corps surchargé de nourriture, et par l'embarras d'un cerveau qu'un usage immodéré des liqueurs fortes met sans cesse dans un état d'apoplexie commençante?

Les pythagoriciens virent bientôt s'élever contre eux la plus cruelle persécution. Les âmes coupables frémirent, et les tyrans tremblèrent sur leurs trônes, à l'aspect imposant d'une vertu qui méprisait les tourments et la mort. Mais la vérité avait paru, son flambeau ne pouvait plus s'éteindre; et nos institutions les plus sacrées, à travers tant de siècles, se sont formées sur ce modèle.

A cette association pouvaient être admis ceux auxquels la nature de leurs fonctions ou de leurs devoirs ne permettait pas d'embrasser la vie commune. De tous les points de la Grèce, on vit briller des génies formés à l'école de Pythagore : cette congrégation produisit une foule de législateurs, de géomètres, d'astronomes, de naturalistes, d'hommes enfin que leur vertu a couverts d'une gloire immortelle.

Environ un siècle avant Pythagore, la Grèce avait vu paraître Lycurgue, qui ne fit que pour sa patrie ce que le sage de Samos fit pour le genre humain. Il réforma les mœurs et les lois d'une ville livrée à la licence et à l'anarchie: cette réforme s'étendit principalement au régime physique.

Comme il ne faut pas craindre de puiser aux bonnes

sources, écoutons encore l'élégant auteur du voyage d'Anacharsis.

A peine un enfant a-t-il reçu le jour, qu'on le présente aux plus anciens de la tribu à laquelle sa famille appartient. La nourrice est appelée : au lieu de le laver avec de l'eau, elle emploie des lotions de vin, qui occasionnent, à ce que l'on prétend, des accidents funestes dans les tempéraments faibles. D'après cette épreuve, suivie d'un examen rigoureux, la sentence de l'enfant est prononcée. S'il n'est expédient ni pour lui ni pour la république, qu'il jouisse plus long-temps de la vie, on le fait jeter dans un gouffre, auprès du mont Taygète : s'il paraît sain et bien constitué, on le choisit, au nom de la patrie, pour être quelque jour un de ses défenseurs.

On ne serre point ses membres délicats avec des liens qui en suspendraient les mouvements : on n'arrête point ses pleurs, s'ils ont besoin de couler ; mais on ne les excite jamais par des menaces ou par des coups.

La règle devient de jour en jour plus sévère. On les dépouille de leurs cheveux ; ils marchent sans bas et sans souliers : pour les accoutumer à la rigueur des saisons, on les fait combattre tout nus.

A l'âge de douze ans, ils quittent la tunique, et ne se couvrent plus que d'un simple manteau, qui doit durer toute une année. Chaque troupe couche ensemble sur des sommités de roseaux qui croissent dans l'Eurotas, et qu'ils arrachent sans le secours du fer.

Leur régime (des Spartiates) est austère. Un étranger qui les avait vus étendus autour d'une table et sur le champ de bataille, trouvait plus aisé de supporter une telle mort qu'une telle vie. Cependant Lycurgue n'a retranché de leurs repas que le superflu, et s'ils sont frugals, c'est plutôt par vertu que par nécessité. Ils ont de la viande de boucherie; le mont Taygète leur fournit une chasse abondante; leurs plaines des lièvres, des perdrix et d'autres espèces de gibier; la mer et l'Eurotas du poisson: leur fromage de Gythium est estimé. Ils ont de plus différentes sortes de légumes, de fruits, de pains et de gâteaux.

Il est vrai que leurs cuisiniers ne sont destinés qu'à préparer la grosse viande, et qu'ils doivent s'interdire les ragoûts, à l'exception du brouet noir. C'est une sauce dont j'ai oublié la composition, et dans laquelle les Spartiates trempent leur pain. Ils la préfèrent aux mets les plus exquis. Ce fut sur sa réputation que Denys, roi de Syracuse, voulut en enrichir sa table. Il fit venir un cuisinier de Lacédémone, et lui ordonna de ne rien épargner. Le brouet fut servi, le roi en goûta, et le rejeta avec indignation. « Seigneur, lui dit l'esclave, il « y manque un assaisonnement essentiel. — Et quoi « donc? répondit le prince. — Un exercice violent « avant le repas, répliqua l'esclave ».

(On conjecture que cette sauce n'était que du jus exprimé d'une pièce de porc, auquel on ajoutait du vinaigre et du sel, seuls assaisonnements qu'il fût permis, à ce qu'il paraît, d'employer).

Dans leurs repas, la coupe ne passe pas de main en main comme chez les autres peuples; mais chacun épuise la sienne, remplie aussitôt par l'esclave qui les sert à table. Ils ont la permission de boire tant qu'ils en ont besoin; ils en usent avec plaisir, et n'en abusent jamais. Le spectacle dégoûtant d'un esclave qu'on enivre, et qu'on jette quelquefois sous leurs yeux lorsqu'ils sont encore enfants, leur inspire une profonde aversion pour l'ivresse, et leur âme est trop fière pour consentir jamais à se dégrader.

Rois, magistrats, simples citoyens, tous s'assemblent

pour prendre leurs repas, dans des salles où sont dressées quantité de tables, le plus souvent de quinze couverts chacune. Ils sont durement couchés sur des lits de bois de chêne, le coude appuyé sur une pierre ou sur un morceau de bois. On leur donne du brouet noir, ensuite de la chair de porc bouillie, dont les portions sont égales, servies séparément à chaque convive, quelquefois si petites, qu'elles pèsent à peine un quart de mine (3 onces 3 gros 31 grains). Ils ont du vin, des gâteaux, ou du pain d'orge en abondance. D'autres fois on ajoute pour supplément à la portion ordinaire du poisson et différentes espèces de gibier.

Ce régime de vie n'est pas sans doute un système hygiénique fondé sur de profondes connaissances. Il n'impose pas de privations réelles, et convenait à des hommes sans cesse occupés d'exercices fatigants. Cependant observons l'interdiction de toute espèce de ragoût, la modération dans le boire et le manger, surtout dans l'usage du vin, et la vigueur de corps et d'esprit qu'on attribue aux anciens Spartiates ; et nous conviendrons que Lycurgue était au moins pénétré de cette vérité : la tempérance est le meilleur médecin.

La frugalité des premiers Romains est bien connue, et certes ce peuple n'était pas savant au siècle des Cincinnatus, des Fabricius, des Curius. Cette vertu n'était point particulière à quelques individus ; une discipline sévère en avait fait une habitude. En campagne, on ne pouvait manger avant le signal ; et il ne se donnait que deux fois par jour. Les soldats dînaient debout et très-frugalement : leur souper était un peu meilleur ; dans les derniers temps de la république, on leur accorda du sel, des légumes ou du lard. La boisson ordinaire était de l'eau pure, ou, dans les grandes chaleurs, mêlée avec du vinaigre.

Telles sont les mesures générales que prirent en différents temps les législateurs pour améliorer l'état de l'homme au physique comme au moral. De ces règlements utiles, il ne reste plus chez les Mahométans que l'interdiction des liqueurs spiritueuses et de la viande de porc, un jeûne rigoureux pendant le ramadan, et de fréquentes ablutions : parmi nous des jeûnes mal observés, nuisibles même par le choix des aliments, et qui pourraient être fort utiles au moins pour la classe aisée et oisive, s'ils consistaient en un régime doux et rafraîchissant. Mais nous doutons que le poisson excessivement salé et les légumes secs, nourriture qui donne le scorbut aux gens de mer, succèdent d'une manière avantageuse aux excès qu'on se permet toujours plus ou moins pendant le carnaval.

Ces exemples fameux nous prouvent que la nature, en nous comblant de ses dons, nous invite à ne pas en abuser : et en nous rendant dépositaires de notre bonheur, elle nous laisse le soin de nous punir de nos infractions à ses lois. Nous voyons aussi qu'elle nous éclaire suffisamment sur nos propres besoins, et que près du pôle comme sous l'équateur, dans le loisir d'une vie contemplative comme dans les plus rudes travaux, le corps se modifie selon son action et l'influence des agents extérieurs, et doit se prescrire dans ses plaisirs et dans l'exercice de ses fonctions, des limites qu'il ne peut jamais franchir sans danger. Un Polonais ne saurait vivre à la manière des Brames, ni l'homme de lettres comme un laborieux cultivateur. C'est ce que nous développerons par la suite.

Jusqu'ici notre but a été de prouver que la connaissance des mystères de la nature n'est pas plus nécessaire au bonheur de l'homme et à sa conservation, qu'à celle des autres espèces ; que cette connaissance n'est devenue indispensable que depuis que nous nous sommes éloignés des lois naturelles; et que la médecine curative de tous les temps, ayant été reconnue comme insuffisante et mensongère par les bons esprits, a été remplacée autant qu'il fut possible par un régime de vie qui remît l'homme en harmonie avec le grand tout dont il fait partie.

Si l'histoire ne nous en impose point, si les peuples suivirent exactement les règlements sanitaires qu'exigeait ou la nature des lieux ou la direction morale que le législateur voulait donner aux esprits, jamais la liberté ne fut restreinte d'une manière plus utile. Quoi de plus sage que de prévenir les maux, au lieu d'attendre qu'ils soient arrivés pour y opposer des remèdes incertains et même contraires?

Souvent aussi on entend se récrier contre l'austérité des lois de Sparte. Cependant jamais patrie ne fut plus véritablement mère de ses enfants. Le territoire, également partagé entre toutes les familles de la république, fournissait d'abondantes productions que l'on consommait en commun : les yeux n'étaient pas offensés du faste orgueilleux de la richesse à qui le superflu ne suffit jamais, et du hideux aspect de l'indigence, toujours frémissant sous le joug qui l'accable. Et pour rentrer dans le sujet qui nous occupe, une tranquillité parfaite d'esprit, l'idée si satisfaisante que la dignité de l'homme était respectée en lui, devait influer sur le physique comme sur le moral du citoyen de Sparte.

Nous l'avons déjà dit : la médecine curative n'était point une science, lorsqu'on était privé des lumières que peuvent fournir la physique, la chimie et l'anatomie. Le petit nombre de ceux qui ne virent point dans l'art médical une branche lucrative d'industrie, qui ne regardèrent point comme instrument de leur fortune la crédulité des hommes, crédulité souvent portée au comble par l'anxiété et la douleur, ou qui, intimement convaincus de leur profonde ignorance, ne cherchèrent point à la déguiser sous un langage pompeux et des prescriptions dont ils croyaient cacher l'absurdité en multipliant les ingrédients qui les composent : ceux-là pensèrent que dans l'état de maladie, l'homme n'a pas changé de nature, et que les substances capables d'exercer sur lui de funestes effets en état de santé, en doivent produire de plus terribles encore lorsque ses organes sont affaiblis ou lésés : ceux-là étudièrent véritablement la nature, et s'ils ne purent observer que des effets, ils les observèrent avec cette attention qui peu à peu rapproche les phénomènes constants et généraux qu'il nous est permis de regarder comme causes.

Dans le siècle où régnaient l'ignorance, l'orgueil et la superstition, parut un homme qui sans autorité, sans caractère public, s'environna par la seule vertu du respect des rois et de l'amour des peuples. Hippocrate ne laissa voir dans toute sa vie qu'un seul sentiment, l'amour du bien ; et dans le cours de sa longue vie, qu'un seul fait, le soulagement des malades.

Supérieur aux petites passions, plus difficiles peut-être à vaincre que les grandes, il avoue généreusement ses fautes, transmet cet aveu à la postérité, comme un écueil à éviter. Ici il donne la liste des malades qu'il a traités dans une épidémie, et qui sont morts entre ses bras. Là il déclare qu'il trépana trop-tard un homme blessé d'une pierre.

Dans le dessein où nous sommes de donner une idée sommaire de la doctrine, c'est peut-être anticiper que d'exposer ici la méthode du sage de Cos ; mais nous n'avons pu résister au désir de le mettre en parallèle avec les sages de l'Égypte et le philosophe de Samos ;

comme eux il voulut suivre ou rétablir l'harmonie constante qui doit exister entre l'homme et la nature; comme eux, il ne porta pas moins son attention sur le régime par lequel on peut éviter les maladies, que sur les remèdes par lesquels on les guérit.

Mais ce qui le distingue de tous ceux qui l'ont précédé, c'est qu'ayant observé sans doute les différents effets des divers aliments sur l'homme en santé, il jugea que ces effets doivent être bien plus sensibles sur un corps affaibli ou dérangé; et que la même nourriture salutaire à l'homme en santé, doit être nuisible au malade.

Il est le créateur de la diététique dans les maladies: aucun de ceux qui le précédèrent n'avaient songé à prescrire un régime aux malades. Le premier principe de sa diététique est de conserver les habitudes qui ne sont pas nuisibles. Tout changement trop rapide, dit-il, est préjudiciable au corps. Les excès en tout genre sont dangereux: les médicaments et surtout les purgatifs sont dans cette classe, et nuisibles aux personnes bien portantes. Dans les maladies aiguës, il ne faut point interrompre le travail de la nature en détournant ses forces vers la digestion des substances alimentaires. Il ne faut rien donner au malade quand l'affection s'aggrave, et sur-tout au moment d'une crise. Plus on nourrit un corps impur, plus on lui nuit.

Hippocrate est le premier qui ait reconnu l'utilité du régime délayant et adoucissant dans les fièvres. Il pratiquait généralement la saignée dans les maladies intenses, et lorsque le malade était jeune et robuste. Dans la plupart des cas, il recommandait de faire la saignée le plus près possible de la partie malade, peut-être parce que l'expérience lui avait appris que c'était le moyen le plus certain et le plus facile de détourner l'irritation.

Tous ces procédés, fondés sur l'expérience, durent apprendre aux médecins que leur premier devoir est d'observer attentivement la marche de la nature. Il démontra l'inutilité des théories, et prouva que l'observation est seule la base de la médecine.

S'il ignorait ce qu'on ne pouvait savoir de son temps, au moins il soupçonnait ce qu'il fallait apprendre. Entre autres règles qu'il donne pour l'institution du médecin, il lui prescrit l'étude de la physique, ou des propriétés des corps, pour apprendre l'influence des éléments et des climats sur le corps humain; la connaissance exacte des lieux où il se trouve, de l'air qu'on y respire, des eaux qu'on y boit, des aliments dont on s'y nourrit. Il ne parle point de la chimie, car le nom de cette science n'existait même pas; et ce ne fut que cinq ou six cents ans après lui qu'on s'occupa de la décomposition des corps, quoiqu'on eût déjà déraisonné depuis plus d'un siècle sur leur composition.

Épargnons-nous le tableau rebutant de l'ignorance, de la présomption, de l'avidité et des autres vices plus hideux en ceux dont on n'attend que des vertus, et qui de tout temps ont dégradé le plus noble des arts, en trafiquant de la vie et de la mort des hommes; présentons plutôt, d'après le père de la médecine, l'image de celui qui peut seul honorer cette profession.

« C'est celui qui a mérité l'estime publique par un « savoir profond, une longue expérience, une exacte « probité et une vie sans reproche; celui aux yeux « duquel tous les malheureux étant égaux, comme « tous les hommes le sont aux yeux de la divinité, « accourt avec empressement à leur voix, sans accep- « tion de personnes, leur parle avec douceur, les

« écoute avec attention, supporte leurs impatiences et « leur inspire cette confiance qui suffit quelquefois « pour les rendre à la vie, qui, pénétré de leurs maux, « en étudie avec opiniâtreté la cause et les progrès, « n'est jamais troublé par des événements imprévus, se « fait un devoir d'appeler au besoin quelques-uns de « ses confrères pour s'éclairer de leurs conseils; celui « enfin qui, après avoir lutté de toutes ses forces contre « la maladie, est heureux et modeste dans le succès, « et peut du moins se féliciter, dans les revers, d'avoir « suspendu des douleurs et donné des consolations. « Tel est le medecin qu'Hippocrate comparaît à un « Dieu, sans s'apercevoir qu'il le retraçait en lui-« même ».

Après ce grand homme, la marche était tracée par la raison même, il n'y avait plus qu'à enrichir la science des secrets que de temps à autre on aurait dérobés à la nature, si on l'avait étudiée; enfin il fallait se conduire comme on le doit dans toutes les sciences : savoir ignorer, douter et chercher. Il est vrai que les obstacles étaient grands; le verre n'avait encore rapproché de nos yeux ni l'infiniment petit, ni l'immensité de l'espace; la zoologie n'était qu'une série incomplète de noms d'animaux; la minéralogie et la botanique plus utile encore en médecine n'existaient ni en classifications ni même en notions éparses; enfin si l'on avait quelques idées justes de la disposition générale des parties du corps animé, on n'avait pas la moindre notion des ressorts presque imperceptibles dont le jeu entretient l'action vitale des organes intérieurs, et leur correspondance mutuelle.

Au lieu de s'occuper de ces recherches, on disputait sur des mots. Séduits par les vains prestiges d'un esprit superficiel, qu'embellissaient encore les sons harmonieux de la plus belle langue qu'aient jamais parlée les hommes, les Grecs substituèrent des mots sonores et les formes insignifiantes d'une fausse dialectique au langage du sens commun qui leur paraissait trop simple. Eh! qu'espérer d'un siècle où l'on voyait un peuple entier écouter le sophiste audacieux qui offrait d'improviser un discours sur quelque sujet que ce fût, ou même, à la honte de la raison, de soutenir successivement deux opinions contraires? Si la raison et la vérité n'étaient pas éternelles, leur flambeau était dès lors éteint pour jamais.

Cependant Diogène jetait un coq plumé dans l'école de Platon, qui avait défini l'homme un animal à deux pieds sans plumes; Socrate se moquait des sophistes et les couvrait de ridicule; enfin Aristote parut. Jamais aucun homme n'a mérité à plus juste titre, par la profondeur de son génie, par l'étendue et la variété de ses connaissances, l'admiration de ses contemporains et de la postérité. Une seule des sciences qu'il cultiva suffirait pour illustrer son nom. Il dit le premier que l'âme acquiert ses idées par les sens, et que par les opérations qu'elle fait sur ses propres idées, elle se forme des connaissances universelles et évideutes. Voilà, dit-il, en quoi consiste la science. Il réduisit en principes généraux et invariables la logique et la rhétorique, et il sert encore de guide aux orateurs: il a fixé les règles du beau et du vrai dans la poésie, mais ce n'est point sous ce rapport que nous le considérons ici.

Il osa le premier embrasser l'ensemble de la nature, et ne trouvant que des observations isolées dans le très-petit nombre de ses prédécesseurs, établir la classification des êtres: créateur de l'histoire naturelle, il a laissé un recueil immense d'observations que personne n'avait faites avant lui.

Nous ne savons s'il dut à la dissection des cadavres les connaissances qu'il acquit sur la structure du corps humain : au moins établit-il souvent des comparaisons entre l'organisation des animaux et celle de l'homme.

Sa principale découverte en anatomie fut celle des *nerfs*, qu'il appelle canaux du cerveau. Il compare la structure des poumons au tissu d'une éponge ; selon lui, ces organes servent à rafraîchir le cœur : erreur que nous avons déjà citée, et qui lui fut transmise par Platon, son maître. Il fut le premier qui fit des dessins anatomiques, car il renvoie aux figures par des lettres. Aucun de ces dessins ne nous est parvenu. Le premier, il établit les caractères physiques qui distinguent l'homme du singe, remarqua que l'homme est le seul animal qui s'étende sur le dos pour dormir, décrivit les quatre estomacs des ruminants, et expliqua le phénomène de la rumination. Il détruisit le préjugé de ses contemporains, qui croyaient tous les poissons du sexe féminin. Il expliqua l'incubation, et observa avec une singulière exactitude les degrés de développement du poulet. Il disséqua un nombre infini d'animaux de toute espèce. Les mollusques mêmes n'échappèrent point à son attention. Enfin, il entrevit que les vers sont comme un passage entre le règne animal et le règne végétal.

Il s'occupa aussi de la botanique, mais son livre *des plantes* est perdu.

Aristote tomba dans de grandes erreurs, et ses erreurs comme ses découvertes furent long-temps des lois. Ainsi les erreurs des grands hommes sont plus dangereuses, en ce que dans un siècle où personne ne peut atteindre à leur hauteur, elles prennent rang parmi les vérités qu'ils font briller pour la première fois.

Un travers tout contraire à celui-là, et qui est également le propre de l'ignorance, c'est de verser le ridicule sur les travaux de la science. Plusieurs siècles après Aristote, Lucien suppose que Mercure veut vendre un péripatéticien. « Voilà, s'écrie le dieu, un homme « qui pourra vous dire à l'instant quelle est la durée « de la vie d'une mouche, à quelle profondeur les « rayons du soleil pénètrent dans la mer, et quelle « est la nature de l'âme d'une huître. Que penseriez-« vous, si vous l'entendiez dire quantité d'autres cho-« ses beaucoup plus difficiles à connaître, par exem-« ple, sur la semence et la génération, sur la manière « dont l'enfant se forme dans le sein de sa mère : pré-« tendre que l'homme est un animal qui rit, et sou-« tenir que l'âne ne peut au contraire ni rire, ni « construire de bâtiments, ni naviguer ? »

Il n'est point de découverte ni de remarque inutile dans les sciences physiques : et c'est abuser de l'esprit d'une manière bien coupable, de tourner en dérision ces pénibles recherches. Au reste, le passage que nous venons de citer prouve au moins que les disciples d'Aristote s'occupaient avec ardeur de l'histoire naturelle, de l'astronomie et de la physiologie.

Mais on sait que du temps même d'Aristote il existait un médecin nommé Ménécrate, qui se faisait nommer Jupiter. Il obligeait ceux qu'il avait guéris à le suivre pour publier ses louanges. Cet insensé écrivit une lettre à Philippe, avec cette adresse : Ménécrate Jupiter, au roi Philippe, salut. Ce prince lui répondit : Philippe à Ménécrate, santé et bon sens. Pour le guérir plus efficacement de son extravagance, il l'invite à un grand repas. Ménécrate eut une table à part, où on ne lui servait pour tout mets que de l'encens et des parfums, pendant que les autres convives goûtaient les plaisirs de la bonne chère. La faim le força bientôt de se souvenir qu'il était homme : il se dégoûta d'être Jupiter, et prit brusquement congé de la compagnie.

Les hommes d'un tel caractère peuvent-ils se livrer à l'étude par amour pour la science et pour l'humanité?

Une faute que l'on a toujours commise dans l'étude des sciences naturelles, c'est de généraliser trop promptement. Un esprit judicieux sent la nécessité d'une méthode, d'une classification; il observe, il prend les apparences pour des faits, pose des principes et bâtit le corps humain, l'univers même, avec les éléments qu'il s'est créés. Mais ce n'est point dans le vague des idées abstraites qu'on trouve la nature. Il faut l'observer, se contenter de dire tel fait a lieu dans telle circonstance, et surtout ne pas se hasarder à expliquer les effets dont les causes sont inconnues.

Et il faut convenir que dénués de moyens d'observations et d'expérience, réduits au témoignage trompeur des sens, destinés non à plonger dans l'incommensurable en petitesse ou en grandeur, mais à veiller à notre conservation, ceux qui se sont livrés à l'étude des sciences physiques devaient faire peu de progrès.

On ferait un recueil immense des erreurs et des préjugés que nous ont transmis, non seulement ceux qui usurpèrent le titre de philosophes ou de savants, par la hardiesse de leurs assertions et la fausse éloquence de leur langage, mais encore les écrivains les plus estimables, les observateurs les plus assidus et les moins sujets à se préoccuper de leurs propres opinions. Nous voulions seulement préparer nos lecteurs à comprendre, par les exemples que nous ont fournis les siècles les plus reculés, que dans l'état de santé, l'homme doit le moins qu'il lui est possible, s'éloigner de la nature; et que, dans l'état de maladie, la nature est le meilleur médecin : principe qu'Hippocrate eut encore la gloire de proclamer le premier. Observons cependant que la nature abandonnée à elle-même tue le malade. Nous verrons que l'EXPECTATION, excusable du temps d'Hippocrate, ne le serait plus aujourd'hui : les fonctions vitales exaltées ne se calment point d'elles-mêmes : cette espèce de fougue à besoin d'être réprimée.

On demandera sans doute comment pendant tant de siècles la sagesse du médecin de Cos et les découvertes du philosophe de Stagyre restèrent inutiles entre les mains de leurs successeurs, et comment ceux-ci semblèrent prendre à tâche de trier les erreurs de ces deux grands hommes pour couvrir la science d'épaisses ténèbres : comment les préjugés, l'autorité et les fausses observations égarèrent les hommes doués du jugement le plus solide et des intentions les plus pures; enfin comment tant de découvertes dans les sciences naturelles n'ont pas amené plus promptement dans l'art médical la révolution qui ne s'est opérée que de nos jours?

A cela il n'y a qu'un mot à répondre; c'est qu'on ne peut voir que comme on regarde. En toute espèce de doctrine, il s'établit un ordre d'idées dont les meilleurs esprits ne songent pas à s'écarter. Les faits mêmes ne les éclairent pas toujours : car ne les attribuant pas à leur véritable cause, ils en déduisent de fausses conséquences. Ainsi, comme nous le verrons par la suite, une première saignée augmentant l'intensité de la fièvre, on en conclut que la saignée était nuisible dans cette affection, qui accompagne presque toutes les maladies. Ainsi, l'inflammation des viscères y concentrant les forces, et un grand affaiblissement se manifestant à la circonférence, on crut devoir employer les fortifiants, les toniques, qui dirigés sur les organes irrités, aggravaient le mal. Ainsi enfin, la sueur, les évacuations accompagnant le déclin d'un grand nombre d'iuflammations, on prit l'effet pour la cause ; on se persuada que les matières expulsées avaient causé tout le mal, et qu'il fallait en conséquence PURGER le corps de ces principes funestes.

Voilà en peu de mots l'histoire de nos erreurs en médecine : on a voulu faire concorder tous les faits avec ces opinions erronées, et le doute, l'impossibilité d'expliquer quantité de phénomènes, conduisirent à une foule d'hypothèses dont nous ne grossirons pas inutilement cet ouvrage.

Une modestie déplacée, une trop grande défiance d'eux-mêmes, arrêta souvent ceux qui avaient entrevu quelques vérités. Et à quels désagréments, ou plutôt à quelles persécutions n'est pas exposé celui qui a le courage de renverser un édifice d'erreurs auquel les siècles ont donné une solidité que lui refuse la raison ? Fagon eut besoin de toute sa supériorité pour se faire pardonner d'avoir soutenu et prouvé la circulation du sang.

Les progrès de la physique, de la chimie et de l'anatomie préparaient cependant, mais avec lenteur, la révolution que notre siècle a vue s'opérer. Les fastes de la médecine ont consacré les noms de quelques hommes célèbres, qui bravant les préjugés de leurs contemporains, suivaient une méthode peu différente de celle que l'on suit aujourd'hui.

Un fameux médecin dit quelques moments avant d'expirer : je laisse après moi trois grands médecins ; l'EAU, l'EXERCICE et la DIÈTE.

Ainsi, quoique Bichat ait porté le dernier coup à l'ancienne méthode par ses idées nouvelles et lumineuses sur l'anatomie et les fonctions vitales, et que Broussais, guidé par ces précieuses découvertes, ait généralisé les causes de la maladie et de la santé comme Bichat avait vu sous un point de vue général l'organisme entier de l'homme, l'un et l'autre avaient été mis sur la voie par les observations et les expériences de leurs prédécesseurs.

## DES AGENTS GÉNÉRAUX DE LA NATURE ET DE QUELQUES-UNS DE LEURS COMPOSÉS.

Tout est lié dans la nature; les éléments, soit simples, soit combinés, agissent sans cesse sur les êtres animés, entrent nécessairement dans leur formation, s'y insèrent, s'en séparent à chaque instant de leur existence; et quoique la nature animée ait ses lois bien différentes de celles des substances inorganiques, les lois générales ont le même empire sur tout ce qui existe.

Ainsi, après avoir parlé des substances élémentaires et de leurs principales combinaisons dans les trois règnes, nous décrirons sommairement l'HOMME PHYSIQUE : en effet, si l'on connaissait parfaitement la structure des organes, les lois de leur action, et l'effet nécessaire de toutes les substances, de telles données indiqueraient la cause des désordres intérieurs, et par conséquent les dangers à fuir, les remèdes à employer.

Quoiqu'on soit certain de l'impossibilté d'atteindre ce but, il y aurait de la déraison à ne pas tirer le parti convenable des connaissances que l'on possède déjà : nous serons donc naturellement amenés à dire ce que l'on sait des fonctions vitales, à décrire les maladies en les rapportant aux causes les plus générales, et à chercher dans ces mêmes causes les moyens de les prévenir et de s'en délivrer.

Tous les philosophes qui ont interrogé la nature n'y ont vu que matière et mouvement; et il est impossible d'y voir autre chose. Mais au lieu d'observer et d'étudier les transformations qui s'offrent de toute part à nos yeux, on a voulu remonter aux causes générales et à l'essence des choses, tandis qu'à peine on voyait quelques effets. Il était réservé aux derniers siècles de donner du système de l'univers une idée qui s'accordât avec tous les phénomènes ; et à des temps encore plus rapprochés de faire une science de la chimie, soit par les découvertes fameuses qui ont enfin porté la lumière dans cette partie de nos connaissances, soit par l'admirable nomenclature que l'on a substituée au chaos des dénominations anciennes : nomenclature qui découvre la généralité des principes, fait connaître la composition de chaque substance, et la range d'un seul mot dans la classe dont elle fait partie.

Ce que personne n'ignore aujourd'hui, c'est que nous habitons un globe d'environ trois mille lieues d'épaisseur, recouvert en grande partie d'une masse d'eaux dormantes, sillonné de rivières et de ruisseaux, et environné d'une couche d'air que l'on nomme atmosphère ; que le soleil, à trente ou trente-trois millions de lieues de distance, globe enflammé un million de fois plus gros que le nôtre, répand incessamment sur celui-ci la chaleur et la lumière ; enfin que la lune, autre globe cinquante fois plus petit que la terre, éclairé comme elle par le soleil, circule sans cesse autour d'elle à une distanee d'environ quatre-vingt mille lieues. Ainsi l'atmosphère, l'océan, la superficie du globe terrestre, une croûte très-mince de son épaisseur relativement à sa masse, tel est le théâtre connu des opérations de la nature ; mais les parties centrales de la terre sont-elles dans un état d'inertie ? ou de ses entrailles les plus profondes, la terre exerce-t-elle quelque influence sur tous les êtres qui couvrent sa surface? Ces questions, qui paraissent à jamais insolubles, et les systèmes établis par les plus profonds génies sur la formation des planètes, ne présentent que des conjectures sur lesquelles l'esprit erre quelquefois avec plaisir, mais qui ne laissent aucune certitude, parce qu'elles ont pour unique fondement des suppositions ingénieuses, qui ne s'appuient ni sur des phénomènes observés, ni sur des expériences possibles.

Quant aux autres corps célestes, nous ignorons également s'ils influent en quelque manière sur notre globe; mais quoiqu'on soit porté à croire que l'univers forme un ensemble dont toutes les parties sont liées, il ne paraît pas que les astres situés hors de notre système planétaire agissent sensiblement sur nous.

Ce qui semble démontré par la disposition et le mouvement des diverses parties de notre système, c'est qu'il existe une loi générale en vertu de laquelle les corps s'attirent réciproquement, en proportion de leurs masses. Ainsi le soleil, immobile au centre de notre univers, retient et fait circuler autour de lui onze planètes parmi lesquelles se trouve la terre: ainsi la terre elle-même exerce une action semblable sur la lune, et en raison de la supériorité de sa masse et de sa proximité, la contraint à tourner autour d'elle, en l'entraînant dans sa grande révolution annuelle.

Enfin, par une loi semblable, LA MASSE TERRESTRE RETIENT A SA SURFACE ET ATTIRE VERS SON CENTRE TOUS LES CORPS DONT ELLE EST COUVERTE. Cette loi se nomme PESANTEUR. Elle existe sans altération et sans interruption sans doute depuis la formation de la planète; et quoiqu'elle soit aussi admirable qu'incompréhensible, on s'est tellement accoutumé, dès les premiers instants où l'on distingue de soi-même les objets extérieurs, à voir se précipiter vers la terre tout corps abandonné à lui-même, que plusieurs de nos lecteurs s'étonneront sans doute que nous cherchions à attirer leur attention sur ce phénomène, tandis qu'il faudrait plutôt se demander pourquoi les corps prennent toujours cette direction, et pourquoi ils ne restent pas immobiles dans l'espace quand on les y abandonne?

Isolons-nous par la pensée du globe de la terre, et supposons que nous le voyions de loin : semblable à ces sphères qui le représentent, il nous paraîtra peut-être couronné d'une auréole d'azur qui est l'atmosphère. Un des effets de la pesanteur est déjà de retenir autour de la terre cette couche légère que la révolution rapide de la planète aurait bientôt dissipé dans l'espace. Ensuite, nous verrons les corps fixés sur la terre, s'y appuyer par leur base, et prendre la direction d'une ligne qui passerait par son centre; enfin, si la faiblesse de notre vue le permettait, nous verrions les corps abandonnés à eux-mêmes, venir s'appliquer contre le globe, en suivant cette même ligne; c'est-à-dire, TOMBER de haut en bas, obliquement, de droite à gauche, de gauche à droite, de bas en haut.

Cette attraction exercée par les masses est prouvée par le fait. On a observé que près du Chimboraço, montagne énorme qui fait partie des Cordillières, le pendule s'écarte de quelques secondes de la direction verticale, en s'inclinant vers la montagne.

Elle est mutuelle et réciproque, cette force attractive; elle se déploie avec d'autant plus d'énergie, que les parties d'un même corps sont moins adhérentes entre elles. Ainsi, en passant au-dessus des eaux, la lune exerce sur elles une puissante influence : l'Océan, ému jusques dans ses plus secrets abîmes, abandonne ses rivages pour élever vers la planète la masse immense de ses eaux, et ne les laisse retomber que quand cette influence a cessé par le changement de la situation respective des deux globes.

Si la terre pèse sur le soleil et tend à y tomber, si la lune est de même sollicitée à se précipiter sur la terre, pourquoi la réunion de ces sphères n'a-t-elle pas lieu, ainsi que nous voyons les corps abandonnés à eux-mêmes près de la surface de notre globe, s'y précipiter à l'instant? Ici la science se tait, et les astronomes n'ont pu jusqu'à présent que supposer une impulsion primitive, qui, dirigée d'occident en orient, entraînerait à jamais la planète dans les profondeurs de l'espace, si l'astre plus puissant qui l'attire, ne la retenait et ne la forçait à tourner autour de lui.

Nos lecteurs ne s'attendent pas sûrement à de plus longs détails sur un sujet en apparence fort différent de celui qui nous a occupés jusqu'ici. Quant aux étoiles, ils nous permettront de ne pas leur en parler; car la géométrie nous apprend qu'à une distance de moins de treize mille huit cent milliards de lieues de nous, il ne s'en rencontre encore aucune, et que la plupart d'entre elles peuvent être à cent trente-huit mille milliards de lieues de nous; de sorte que la lumière dont elles frappent nos yeux aujourd'hui, s'en est élancée il y a trente ans. Au moins cette effrayante immensité doit suffire pour effacer toute idée d'influence sur nous de la part de ces astres, que l'astrologie avait faits les arbitres de nos destinées. Cependant il ne faut pas douter que la succession alternative du jour et de la nuit, et que la vicissitude des saisons, produites par les rapports de la terre et du soleil, n'aient sur les corps animés une puissante influence; enfin, on ne peut nier que beaucoup de phénomènes de la vie, surtout ceux qui ont un retour périodique, soit dans l'état de santé, soit dans l'état de maladie, ne paraissent suivre la périodicité des phases de la lune. Tels sont l'écoulement des menstrues et la grossesse; tels sont l'état du malade, autre la nuit que le jour, et les intermittences périodiques des accidents, etc. La lumière, l'attraction réciproque, accélérant ou retardant les fonctions vitales, jouent sans doute un grand rôle dans ces effets. Quant aux étoiles, il nous est permis de croire que, vu leur éloignement, elles n'influent pas plus sur le physique que sur le moral.

On ne doit pas non plus confondre avec les rêveries astrologiques, les observations que l'on a faites sur l'influence physique des planètes. L'attraction doit y jouer un grand rôle : car il n'est pas possible que Jupiter, Saturne, Herschell, malgré leur prodigieux éloignement, n'exercent en vertu de leurs masses, un effet bien remarquable sur notre globe. « On a toujours regardé les aspects de Saturne, de Jupiter et « de Mars, comme très-mauvais, annonçant et occasionnant des maladies dangereuses, et la peste même, « suivant la remarque de Zeisius : cette idée ne peut « être partie que de quelque observation. La fameuse « peste qui parut en 1127, et qui par le grand nombre « des morts, dépeupla pour ainsi dire le monde, fut « précédée, et selon les astrologues, produite par la « conjonction de Jupiter et de Saturne. Boccace et « Gui de Chauliac ont écrit que celle qui avait régné « en 1348, devait son origine à l'aspect de Saturne, « Jupiter et Mars, etc. » Cette citation, tirée de l'encyclopédie, nous prouve d'abord qu'aucune connaissance physique n'est étrangère à la médecine; ensuite, que ces différents aspects et leurs effets sur les maladies, devraient être observés avec soin. Quelque fluide inconnu, l'électricité peut-être agit dans ces phénomènes si peu connus; et si les relations mystérieuses de ces mondes éloignés avec le nôtre, restent enveloppées de ténèbres, au moins peut-on mieux observer celles de la terre avec ce globe voisin, entraîné dans les mêmes révolutions.

La loi qui fait circuler ces grands corps dans l'espace, et qui attache à notre demeure ces fluides si légers, si subtils, exerce aussi son empire sur les *molécules* des corps, c'est-à-dire, sur les particules élémentaires et infiniment petites dont ils sont composés; alors on la nomme AFFINITÉ.

Ainsi l'AFFINITÉ est cette force qui tend à rapprocher les dernières particules des corps, la puissance en vertu de laquelle les molécules constituantes de ces mêmes corps sont réunies, et persistent dans cet état d'union.

L'affinité d'agrégation est celle qui réunit et attache entre elles les molécules homogènes, c'est-à-dire, semblables; l'affinité de composition ou de combinaison est celle qui s'exerce entre les éléments d'espèces différentes.

Comme l'affinité de combinaison ne peut s'exercer qu'en combattant celle d'agrégation, elle a peu d'activité entre les masses solides de deux corps différents: pour qu'elle agisse, il faut que l'un des deux au moins soit fluide; mais s'ils le sont tous deux, ou si l'un est fluide et l'autre réduit en très-petites parties, les lois de l'affinité ont alors leur plein effet.

Trois causes connues mettent en jeu l'affinité de composition: ce sont le FEU, la LUMIÈRE et le FLUIDE ÉLECTRIQUE. Deux questions occupent aujourd'hui les physiciens: la première est de savoir si ces trois causes sont des substances particulières, ou de simples modifications des corps: la seconde, si ces trois sortes de phénomènes ne seraient point dus à un même fluide diversement modifié. On incline assez généralement vers cette dernière opinion; c'est-à-dire que l'on est porté à considérer le feu, la lumière et le fluide électrique comme une seule et même substance.

Ce qu'il y a de certain, c'est que les rayons lumineux, émanés du soleil, paraissent entretenir en même temps la chaleur à la surface de la terre; que ces mêmes rayons concentrés par réflexion, soit au moyen du miroir concave, soit par réfraction au moyen de la lentille, produisent au point de réunion une chaleur à laquelle peu de substances résistent; que le feu se développe presque toujours avec lumière; enfin que l'étincelle électrique obtenue par notre faible puissance n'est que brillante, tandis que l'etincelle foudroyante du tonnerre, est à la fois électrique, brûlante et lumineuse.

A quelque point que ces recherches doivent piquer la curiosité, nous sommes forcés de nous borner à décrire les effets les plus importants de ces trois causes sur les corps, qu'elles soumettent à des métamorphoses si nombreuses et si variées.

L'effet général du calorique est, en s'insinuant dans les corps, d'écarter les molécules qui les composent, et par conséquent d'augmenter leur volume, ou de les *dilater* : or, de cette plus ou moins grande dilatation résultent les trois aspects sous lesquels plusieurs substances se présentent à nos yeux, et dont toutes peut-être sont susceptibles.

Personne n'ignore, par exemple, que la GLACE est un corps dur et solide, et qu'elle doit son existence à la privation d'une certaine quantité de FEU ou de CALORIQUE.

Exposez cette masse solide à l'action du feu, vous la verrez se FONDRE; c'est-à-dire que ses molécules se désuniront et rouleront les unes sur les autres, lorsqu'il y aura assez de calorique interposé pour en interrompre la cohésion, ou la faculté de tenir ensemble;

vous obtiendrez ce qu'on appelle vulgairement de l'EAU.

Soumettez cette eau à une chaleur plus forte ; si cette chaleur est tout-à-coup très-violente, le fluide se transformera en une vapeur visible que vous nommez FUMÉE, et qui s'élève, comprimée de tous côtés par l'air qui est beaucoup plus pesant qu'elle : l'augmentation de la chaleur est-elle moins sensible ? L'eau se convertit en une vapeur inaccessible à nos yeux, mais dont l'existence est prouvée par la diminution assez rapide de la quantité d'eau qui subit l'actiou de la chaleur.

On a donné le nom de liquides aux corps dont les molécules désunies roulent les unes sur les autres en obéissant à la pesanteur : tels sont l'eau, les huiles, le mercure : il y a différents degrés de liquidité.

Parvenu à une division de parties qui le rend presque inaccessible au toucher, souvent même à la vue, et en apparence affranchi des lois de la pesanteur, le corps est à l'état de vapeur.

Le corps en vapeur retient le nom de GAZ, s'il est permanent dans cet état, c'est-à-dire, si nous ne le voyons jamais sous une autre forme. Ainsi l'air est un gaz.

Tous les corps qui existent à la surface de notre planète ne prennent pas avec la même facilité ces trois différentes formes. Les uns ne passent pas à l'état de liquide, même sous l'action de la plus grande chaleur que nous puissions produire : tel est, par exemple, le quartz ou caillou : d'autres, tels que l'air, conservent la forme de gaz, même sous l'influence du plus grand froid ; enfin il est des liquides qu'on ne peut solidifier qu'avec une extrême difficulté.

Mais comme on peut se procurer la chaleur ou le froid à un degré bien supérieur à celui que produisent les phénomènes des saisons sous quelque climat que ce soit, les physiciens en concluent qu'il n'est point de substance simple, ou du moins homogène, qui, par l'addition du calorique, ne puisse successivement devenir liquide ou gaz, et que par la soustraction de ce même agent, tous les gaz peuvent se convertir en liquides et même se solidifier.

La dilatation d'un corps par l'effet du calorique est sensible, tant que ce corps reçoit le feu dans ses pores sans changer d'état. Ainsi que l'on pose une vessie flasque, mais hermétiquement fermée, sur un corps échauffé: l'air contenu se dilatera promptement, et distendra la vessie au point de la rompre avec bruit. La main appliquée sur le tube d'un thermomètre fait tout-à-coup, par sa chaleur, monter de plusieurs degrés le liquide qu'il contient. Enfin une verge de métal, fortement chauffée, acquiert un accroissement sensible de longueur.

Mais il faut observer qu'il y a généralement deux sortes de corps ou d'agrégation de parties. Les uns, dits homogènes, sont ou composés de parties élémentaires d'une même nature, par exemple les métaux; ou formés de plusieurs éléments, mais si intimement unis, que formant une masse uniforme, ils subissent sans se séparer l'action des agents les plus puissants : telle est l'eau, qui fut regardée si long-temps comme simple. Les autres, composés d'éléments faiblement unis, et d'ailleurs très-différents par leur nature, sont nommés hétérogènes; tels sont, par exemple, les êtres organisés. Si un corps de cette nature est exposé à l'action du feu, la partie la plus prompte à se volatiliser disparaît en vapeur; plusieurs principes peuvent même s'échapper sous cette forme, et la masse, au lieu d'augmenter de volume, est sensiblement diminuée.

Enfin il ne faut pas confondre la simple augmentation

de chaleur ou addition de feu, avec la COMBUSTION, qui décompose les corps en produisant un composé nouveau: nous expliquerons bientôt ce phénomène.

Nous ne jugeons de la présence ou de l'absence du feu que d'après nos sensations. Si nous touchons un corps, nous le nommons CHAUD OU FROID selon que renfermant plus ou moins de calorique que notre main, il nous en donne ou nous en enlève. Mais cela ne signifie point qu'une substance soit ou tout-a-fait saturée, ou tout-à-fait privée de feu. Une masse de fer que nous trouvons froide même en été, l'est encore plus en hiver; elle l'est moins cependant sous notre ciel, que dans ces rudes climats où elle enleverait la peau, où les lèvres s'y attacheraient.

Il y a lieu de croire que si notre globe se trouvait absolument privé de feu, tout, jusqu'à l'air, se convertirait en une masse solide, et que l'immobilité de la mort régnerait dans toute la nature. Mais un tel état de choses paraît être impossible: en effet, un corps fût-il instantanément privé de feu, il en recevrait aussitôt de ceux qui l'entourent.

Et une preuve qu'il n'existe aucun corps privé de calorique, c'est que la compression rapide, de quelque manière qu'elle s'exerce, dégage de la chaleur. Ainsi, les gaz comprimés tout-à-coup, deux solides frottés avec vitesse l'une contre l'autre, le choc brusque du briquet contre une pierre à feu, produisent une grande chaleur; enfin si deux substances se combinent rapidement et d'une manière assez intime pour que les molécules de l'une s'insinuent dans les pores de l'autre, il y a émission de chaleur, et souvent même de lumière.

Ainsi, les combinaisons intimes, rapides et sans cesse renouvelées qui rendent à chaque instant aux corps vivants ce qu'ils ne cessent de perdre, sont une cause de dégagement de chaleur qui ne peut finir qu'avec l'exercice des fonctions de la vie. Nous reviendrons sur ce sujet, que nous ne pouvons développer ici.

Au contraire, toute substance qui de solide devient liquide, ou qui de ce dernier état passe à celui de gaz sans l'application du calorique, en enlève aux corps environnants par l'écartement de ses molécules, et cette ABSORPTION produit du froid. C'est ce qui arrive à la glace fondue par l'addition des sels, ou aux liquides évaporés par un mouvement rapide : les substances qui s'y trouvent plongées éprouvent un refroidissement proportionné à la quantité du calorique absorbé.

Il est des substances, soit alimentaires, soit médicamenteuses, dont les unes sont dites échauffantes, quoique prises froides; d'autres rafraîchissantes, quoique employées fort chaudes. On appelle *échauffantes*, les substances qui, en stimulant l'estomac, et accélérant la circulation, augmentent la chaleur animale : quant aux boissons très-chaudes, ou même très-froides, elles deviennent stimulantes par la différence extrême de température qui existe entre elles et nos organes. Ainsi, supposez qu'une boisson, d'ailleurs très-peu stimulante, soit prise à un degré de chaleur inférieur à celle des organes intérieurs dans l'état d'inflammation, elle diminuera l'intensité de cette inflammation, et sous ce rapport sera regardée avec raison comme *rafraîchissante*. Mais une trop grande différence de température causerait une surexcitation. On regarde encore comme échauffantes les substances qui paraissent déterminer la constipation. Il résulte de là que le sucre passe pour être échauffant, et le poivre pour rafraîchissant. Ces préjugés suffisent pour donner une idée de l'absurdité des opinions médicales populaires.

LA LUMIÈRE ne joue pas un rôle moins important dans

la nature que le calorique. Souvent son influence suffit pour développer certaines affinités. Un grand nombre de corps sont modifiés d'une manière sensible par sa présence.

Les corps organisés ont presque toujours besoin de l'influence de la lumière. S'ils en sont privés, ils languissent et finissent par perdre la vie. On remarque surtout la tendance qu'affectent les parties vertes des végétaux à se rapprocher de la lumière. En son absence, les plantes deviennent longues et grêles, et tombent dans l'état que l'on nomme étiolement.

Enfin il est encore un fluide qui ne semble se laisser apercevoir que pour s'échapper aussitôt, et qui, quelquefois seul, souvent combiné avec le calorique et la lumière, offre une foule de phénomènes surprenants, et ne nous apprend rien sur sa nature : c'est le FLUIDE ÉLECTRIQUE, dont tous les corps de la nature sont imprégnés.

Selon l'opinion la plus généralement reçue, cette substance est composée de deux fluides qui produisent des effets opposés, et qui, s'ils sont réunis, se neutralisent de façon à se trouver en équilibre ; mais qui produisent chacun les plus puissants effets, si l'on réussit à les séparer.

Le premier phénomène qui fit soupçonner une substance, ou du moins une action jusqu'alors inconnue, ce furent les attractions et les répulsions que le verre, l'ambre, les résines et autres substances semblables exerçaient sur les corps légers soumis à leur action, et une faible lueur que le frottement dégageait de ces substances.

On observa ensuite que certains corps transmettent le fluide électrique, et que d'autres refusent de le propager ; on ressentit avec surprise l'effet que produit sur les êtres animés ce pouvoir intérieur dont l'énergie était inconnue : on soupçonna que ces expériences, déjà étonnantes sous nos faibles mains, s'exécutaient en grand dans le vaste laboratoire de la nature, et bientôt l'explosion de la foudre fut reconnue pour un phénomène de l'électricité.

La commotion produite par le contact des corps imprégnés d'un fluide électrique surabondant, l'effet singulier qu'exerce sur nous le nuage orageux, en décomposant probablement le fluide électrique contenu en nous, et en isolant un de ses éléments, ont fait conclure qu'il exerce sur les êtres animés une action puissante, subite et pénétrant dans l'intimité des corps ; mais quelque évidente que soit cette action, l'art médical a fait jusqu'à présent de vains efforts pour en diriger les effets. Pour arriver à ce but, il faudrait sans doute connaître les ressorts secrets de l'organisation et la nature de cette substance qui agit aussi rapidement que la foudre, puisque c'est la foudre elle-même.

Mais comment ces fluides, tellement subtils qu'on leur accorde à peine une existence propre, n'échapperaient-ils point à nos recherches, si presque jusqu'à nos jours on a ignoré la nature de l'air et de l'eau, quoique ces fluides nous entourent, se décomposent et se recomposent sous nos yeux, et que tant d'habiles physiciens en eussent fait de tout temps l'objet de leurs recherches ?

L'Air est un corps ; quoiqu'invisible et inodore au moins pour nous, puisque nous y sommes plongés dès notre naissance, il se rend assez sensible par les vents qui ne sont que des colonnes de ce fluide, entraînées par un mouvement plus ou moins rapide.

L'air est un corps élastique, c'est-à-dire susceptible d'être comprimé ou resserré en un plus petit volume, mais doué d'une tendance toujours également puissante à revenir à son premier état. Un physicien avait soumis un certain volume d'air à une forte compression ; au bout d'un grand nombre d'années il lui rendit la liberté : le fluide agit avec le même ressort que s'il venait d'être comprimé.

On appelle ATMOSPHÈRE la couche d'air qui enveloppe de toute part notre globe. De la faculté que possède l'air de se comprimer, il résulte que les couches voisines de la terre, pressées par le poids des couches supérieures, ont infiniment plus de consistance : au contraire, à mesure qu'on s'élève, l'air devient de plus en plus rare, de sorte qu'au sommet des hautes montagnes, il suffit à peine à la respiration.

Comme on ignora long-temps les lois de la pesanteur, on crut qu'il y avait des corps essentiellement légers ; l'air fut dans ce nombre. En vain l'on voyait les vapeurs les plus épaisses, comprimées de toute part par la masse atmosphérique, s'elever à une assez grande hauteur : le préjugé l'emportait sur une preuve aussi palpable.

Enfin l'invention de la machine pneumatique conduisit à la connaissance certaine de cette propriété. Au moyen de cette pompe, on extrait presque en totalité l'air contenu dans un vase : de sorte qu'ayant pesé successivement un ballon plein d'air et un ballon vide, on ne put se refuser à l'évidence.

Mais c'est surtout par ses effets chimiques sur tous les êtres de la nature, qu'il intéresse particulièrement la science médicale.

L'air, considéré long-temps comme une substance élémentaire ou indécomposable, fut enfin reconnu par les expériences de Priestley et de Scheele, en 1774, comme composé de deux principes : l'OXIGÈNE et l'AZOTE.

Oxigène signifie générateur des acides, et azote, impropre à la vie. Nous allons donner une idée des propriétés qui ont valu ces dénominations aux deux principes constitutifs de l'air.

L'oxigène se combine avec la plupart des substances connues. Lorsque le résultat de cette combinaison n'est point un liquide acide ou un gaz, on le nomme oxide. La plupart des oxides résultent de l'action lente de l'oxigène sur les métaux. Ainsi la rouille est un OXIDE de fer : le vert-de-gris est un oxide de cuivre; le minium un oxide de plomb, etc. Si le composé a une saveur analogue à celle du vinaigre, on le nomme ACIDE.

C'est surtout comme générateur des acides que l'oxigène joue un grand rôle dans la nature. On croit aujourd'hui que certains acides peuvent se former sans le concours de l'oxigène; mais il n'en est pas moins incontestablement le créateur de la plupart de ceux qui nous sont connus. Je n'entreprendrai pas de définir les acides; on ne définit pas une sensation.

La combinaison d'un acide avec une autre substance forme un SEL. Ainsi la combinaison de l'oxigène et du soufre forme l'acide de soufre ou ACIDE SULFURIQUE : la combinaison de ces acides avec le cuivre forme un sel que par cette raison on nomme SULFATE DE CUIVRE; c'est ce qu'on appelait vitriol bleu.

Tous les végétaux naissent et croissent sous l'action immédiate de l'air : aussi l'oxigène se combine avec leurs parties les plus délicates; les feuilles, les fleurs et les fruits sont imprégnés de cet élément, et présentent généralement, dans leur état de vigueur, une saveur plus ou moins acide. Nous sommes redevables à cette légère acidité de la saveur exquise que nous présentent la plupart des fruits, et de la salubrité d'un nombre infini de plantes légumineuses. Et comme tout se lie dans les sciences naturelles, nous sommes encore obligés d'anticiper en disant que ces acidules stimulent légèrement l'estomac, rafraîchissent même, terme, qui relativement à ce que nous éprouvons, exprime souvent un degré modéré d'énergie ajouté aux facultés vitales.

Mais tels ne sont point les acides, lorsque leurs molécules, au lieu d'être infiniment écartées sous la forme gazeuze, ou délayées dans quelque liquide, ou enfin neutralisées par quelque substance qui enchaîne leur activité, se trouvent rapprochées, concentrées en un petit volume, et dégagées de tout ce qui pouvait affaiblir leur action. Alors leurs pointes pénétrantes percent et détruisent tout ce qu'elles rencontrent; et s'ils sont en contact avec les tissus délicats qui composent les organes, une mort presque inévitable, précédée de douleurs atroces, est le résultat de leur présence.

Une des causes les plus fréquentes et les plus efficaces de la décomposition des corps, c'est la COMBUSTION, ce phénomène si frrappant et si peu remarqué, par lequel un corps BRÛLE, c'est-à-dire se détruit sous nos yeux avec développement de chaleur et de lumière. Ce phénomène a pour cause la combinaisou rapide et occasionnée le plus souvent par une grande chaleur, de l'oxigène avec une substance simple ou composée. Dans ces deux cas, la combinaison intime, et pour ainsi dire, la solidification de l'oxigène en chasse à l'instant la grande quantité de calorique qui lui était nécessaire pour se maintenir à l'état gazeux, et une vive lumière, nommée FLAMME, apparaît en même temps. Si la substance brûlée est simple, elle se combine entièrement avec l'oxigène, et disparaît, formant avec lui un gaz composé : nous observerons cependant que le même degré de chaleur n'est pas suffisant pour opérer la combustion complète de toutes les substances; ainsi, pour volatiliser un métal, il faudrait une tout autre chaleur que pour brûler du soufre, de l'huile, etc.

Si la substance soumise à la combustion est composée, elle se décompose graduellement selon les degrés de chaleur qu'elle éprouve: ainsi un morceau de bois vert laisse long-temps échapper sous la forme de vapeur les parties aqueuses qu'il contient : l'huile ou la résine sert ensuite de premier aliment à la flamme: le carbone (ou charbon) allumé se volatilise, formant avec l'oxigène l'acide carbonique; enfin, comme passé ce terme, on n'a ordinairement aucun motif de prolonger l'action de la chaleur, les portions salines, alcalines, terreuses, restent pour résidu de la combustion, et forment ce que nous appelons la cendre. Nous dirons bientôt pourquoi cette dernière partie est plus rebelle à l'action de l'oxigène.

Mais le phénomène le plus intéressant que présente l'air, ce phénomène qui commence avec la vie de l'être animé et ne finit qu'avec elle, c'est la RESPIRATION dont nous ne pouvons guère que soupçonner le mécanisme. Ici, comme dans tout ce qui tient essentiellement à l'action vitale, nous voyons à peine les effets. Un besoin impérieux nous force à attirer l'air; c'est ce que nous appelons INSPIRATION. Dans une portion de temps indivisible, nous le repoussons au-dehors; c'est l'EXPIRATION. Mais le gaz que nous expirons ne contient plus d'oxigène : c'est en partie cet azote, second principe de l'air, et de l'acide carbonique, ou mélange d'une portion d'oxigène avec du carbone.

La portion d'air qui ne s'échappe point par l'expiration, se combine avec le sang, d'une manière inconnue, à son passage du côté droit au côté gauche du cœur; c'est-à-dire des veines, ou de la veine cave qui reçoit toutes les autres dans l'artère pulmonaire : là, il quitte la couleur foncée qu'il avait dans les veines pour prendre une couleur vermeille. Ainsi le sang des veines se nomme SANG NOIR ; et celui qui en entrant dans l'artère a reçu l'action de l'oxigène, est nommé SANG ROUGE.

Cette combinaison se faisant dans le moment rapide qui s'écoule entre l'inspiration et l'expiration, elle fait passer l'oxigène de l'état gazeux à l'état liquide : un changement si prompt, si considérable, rapprochant les unes des autres les molécules auparavant si écartées, chasse tout-à-coup le calorique que le gaz renfermait, et le répandant sans cesse aux environs, est une des sources de la chaleur animale.

Un des produits les plus long-temps ignorés de l'oxigène, c'est l'EAU, le liquide le plus abondamment répandu dans la nature, ou du moins dans notre globe.

Des amas de matières animales ou végétales en décomposition putride, de la surface des eaux marécageuses, s'élève un gaz qui fut d'abord nommé AIR INFLAMMABLE, parce qu'il prend feu très-facilement. Uni au phosphore, il forme ces feux follets, long-temps l'effroi de la superstition.

Vers la fin du siècle dernier, quelques chimistes avaient observé qu'en faisant brûler de l'air inflammable, il se déposait de l'eau sur les parois des vases au-dessous desquels on opérait la combustion ; que quand on avait fait détonner dans un vase de verre un mélange d'oxigène et d'air inflammable, le vase était humide après la détonation ; enfin que des oxides de métaux plongés chauds dans ce même gaz reprenaient leur état ordinaire de métal par la perte de l'oxigène qui se combine avec l'autre gaz, et qu'alors on trouvait de l'eau. Toutes ces observation ayant enfin mis sur la voie, on répéta les expériences avec la précision et les précautions convenables pour un but particulier, et l'on s'assura enfin que l'EAU est composée d'environ un tiers d'OXIGÈNE sur deux tiers d'HYDROGÈNE; car tel fut dès lors le nom imposé à l'air inflammable : nom qui signifie GÉNÉRATEUR DE L'EAU, retrace la principale fonction de ce gaz, et rappelle une des plus belles découvertes dont s'honore la physique moderne.

Enfin, on s'éleva bientôt à l'idée trop générale peut-être, mais bien digne de la simplicité des lois de la nature, que les substances auxquelles l'oxigène ne peut se combiner, ne demeurent rebelles à son action que parce qu'elles en sont déjà imprégnées.

Ainsi les pierres, le sable, les terres pures qui ne sont que des pierres brisées ou pulvérisées, et ces substances plus ou moins âcres et brûlantes que l'on nomme ALCALIS, ont été soumises à l'analyse, et reconnues pour des oxides, c'est-à-dire, des mélanges non acides d'oxigène avec des métaux jusqu'alors inconnus. Et voilà pourquoi ces substances, ainsi que l'eau, sont incombustibles, c'est-à-dire inaccessibles à une nouvelle combinaison avec l'oxigène.

Ces découvertes ont considérablement augmenté le nombre des corps élémentaires. Autrefois on n'en reconnaissait que quatre, le feu, l'air, l'eau et la terre. Aujourd'hui les substances simples, ou du moins que la chimie n'a pu décomposer jusqu'à présent, sont divisées en trois classes.

1.° Les fluides impondérables et incoërcibles, ou qu'on ne peut ni peser ni retenir dans un vase; ce sont le feu, la lumière et le fluide électrique, qui peut-être ne sont que trois modifications d'une même substance extrêmement subtile.

2.° Les substances simples non métalliques, savoir:

l'oxigène, l'hydrogène, l'azote, le soufre, le phosphore, le carbone, le chlore, l'iode, le bore et le sélénium.

3.° Les métaux. Métaux anciennement connus : l'or, l'argent, le mercure, le cuivre, le fer, l'étain et le plomb : le platine, beau métal blanc et précieux, découvert assez récemment dans les mines de l'Amérique. Métaux que l'on nommait demi-métaux, comme ne jouissant pas de toutes les propriétés métalliques : l'arsenic, l'antimoine, le bismuth, le cobalt, le manganèse, le molybdène, le nickel, le tungstène, le chrôme. Métaux nouvellement découverts dans les pierres et les alcalis, ou dans les mines d'autres métaux : le potassium, le sodium, le silicium, le calcium, le magnésium, l'aluminium, l'ammonium, le cadmium, le barium, le strontium, le tellure, le colombium, le palladium, le cérium, l'irridium, l'osmium, l'yttrium, le glucinium, le zirconium, le thorinium, l'urane, le titane, le lithium.

On ne peut définir les métaux; on ne peut que les décrire par leurs propriétés les plus remarquables. En général, ils sont très-lourds et très-denses; car le platine est 31 fois plus lourd que l'eau, et le potassium, le plus léger de tous, pèse les $\frac{86}{100}$, c'est-à-dire à peu près les $\frac{9}{10}$ d'un égal volume d'eau.

Ils sont brillants dans leurs plus petites parties, opaques ou imperméables à la lumière, susceptibles d'être mis par la fusion sous toute sorte de formes, d'être étendus, amincis indéfiniment, d'être travaillés au marteau, et c'est ce qui les rend si précieux pour tous les besoins de la vie.

Mais aucun d'eux n'est propre à servir d'aliment. Au contraire, tous les oxides, toutes les préparations métalliques exercent de funestes effets sur l'économie animale : nous aurons lieu de dire avec quelle circonspection le médecin doit en user comme médicament, ou plutôt s'il ne doit pas s'efforcer d'en éviter l'emploi.

On raconte que dès les premiers temps de la découverte du métal qui fournit l'émétique, un prieur de couvent en fit prendre à des porcs, qui après une violente purgation, devinrent excessivement gras : il fit ensuite le même essai sur ses moines; mais ceux-ci moururent tous. Cet accident valut au métal nouvellement découvert le nom d'antimoine.

Les alcalis, dont nous devons parler comme ayant les métaux pour base, abondent dans la cendre des végétaux, dans les matières animales et surtout dans les urines, à la surface et dans l'intérieur de la terre, dans la plupart des pierres et dans la terre végétale. On en compte maintenant huit : l'ammoniaque, naturellement à l'état gazeux; la potasse, la soude, la chaux, la magnésie, la baryte, la lithine et la strontiane.

La saveur âcre et brûlante de ces substances décèle leur activité, et explique l'effet des lessives et même des savons où l'alcali est tempéré par des substances grasses. Très-utiles dans les arts, ils ne sont pas plus convenables que les métaux comme nourriture ou même comme médicaments. Les plus caustiques sont des poisons; et si l'on ingère impunément la magnésie dans l'estomac, c'est qu'étant inodore, insipide, insoluble, elle ne produit d'autre effet que d'absorber les matières humides par sa sécheresse particulière, et de les entraîner par son poids : c'est encore en vertu des mêmes propriétés qu'on a recommandé la terre ou plutôt l'oxide nommé alumine. Cependant ces procédés ont leur inconvénient. Ces substances étant insolubles, restent inertes dans le corps, et peuvent y séjourner fort long-temps. Un Anglais qui en avait fait abus, offrit à l'ouverture de son cadavre une masse concrète de magnésie d'environ six livres qui occupait le boyau.

Quant aux métaux nouvellement connus, qui servent de base aux alcalis, à l'alumine ou argile pure, et au silex ou caillou, ce n'est que par les moyens les plus puissants de la chimie moderne qu'on les a découverts. Et il ne faut pas s'étonner qu'on ne les rencontre nulle part à l'état de pureté ; car le potassium, le sodium, le calcium purs étant exposés à l'air à la température ordinaire, se détruisent ou s'enflamment sur le champ, tant ils ont d'affinité ou plutôt d'avidité pour l'oxigène.

Cet exposé rapide fait voir quelles fonctions importantes remplissent dans la nature l'oxigène, l'hydrogène, l'azote et le carbone, mis sans cesse en action par le calorique et sous l'influence puissante sans doute, mais peu connue de la lumière et de l'électricité ; car c'est par l'étincelle électrique que l'on a décomposé plusieurs oxides alcalins. Combiné avec l'azote, l'oxigène forme l'air atmosphérique : plus intimement uni avec la plupart des corps simples, il produit les oxides et les acides ; ceux-ci, joints à une troisième substance, forment les sels.

C'est l'oxigène qui opère la combustion des corps, et qui, par la respiration, donne à tous les êtres animés la chaleur et la vie.

Entrant pour un tiers dans la formation des eaux, il ne règne pas moins dans l'immensité de l'océan qu'à la surface du globe ; enfin, pénétrant dans les entrailles de la terre, il y saisit à une grande profondeur ces métaux que nous ne rencontrons qu'à l'état d'oxide.

L'Azote, ce principe de l'air que nous avons dit être impropre à la respiration, s'exhale principalement des matières animales ; et quoique les animaux et les végétaux plongés dans ce gaz y périssent promptement, il paraît entrer essentiellement dans la formation de la fibre musculaire, c'est-à-dire, de la chair des animaux : beaucoup de substances végétales en contiennent.

Le CARBONE est très-répandu dans la nature. Il doit son nom au CHARBON qui est le résultat de la combustion interrompue de tous les corps animaux ou végétaux. Mais le charbon contient le carbone combiné avec différents principes, et surtout avec l'hydrogène.

Le carbone est le corps qui subit les plus étonnantes transformations. Combiné avec l'oxigène, il forme l'acide carbonique à l'état de gaz dans l'atmosphère. Enchaîné dans l'eau à laquelle on l'unit assez facilement, il devient liquide. Lorsqu'il est le résultat d'une combustion commencée, le charbon est solide, noir, cassant. Moins pur encore, on le trouve au sein de la terre, combiné avec des matières huileuses et métalliques; alors on le nomme HOUILLE : quelquefois il y existe à peu près pur sous le nom d'ANTHRACITE : enfin on le voit extrêmement pur et condensé dans le DIAMANT.

Ainsi le diamant, dont la dureté est si considérable qu'il raie tous les corps et n'est rayé par aucun, n'est que du charbon à l'état de pureté. L'expérience a prouvé que par l'action du feu le diamant se convertit tout entier, et sans résidu, en acide carbonique.

Le gaz acide carbonique est cette vapeur qui asphyxie, lorsqu'on se trouve dans un lieu fermé où du charbon est en combustion. Ce gaz est d'ailleurs très-répandu dans la nature. Il existe dans l'atmosphère; combiné avec la chaux, il forme le carbonate de chaux ou la craie et toutes les pierres calcaires, dont le marbre fait partie.

Il se trouve presque pur au fond de certaines grottes ou cavités creusées dans les terrains calcaires et volcaniques. Il ne faut donc pas s'étonner si dans la grotte du Chien, près de Naples, grotte où ce gaz s'élève à une hauteur d'environ un mètre, les chiens périssent et les flambeaux s'éteignent au-dessous de cette hauteur : c'est que tout autre gaz que l'oxigène est impropre à la respiration et à la combustion.

Le PHOSPHORE doit son nom, qui signifie porte-lumière, à la lumière qu'il développe toujours dans l'obscurité, pourvu qu'il ait le contact de l'air : pour peu qu'on élève la température, qu'on le frotte, ou même qu'on le comprime, il s'enflamme en dégageant une quantite énorme de chaleur et de lumière. Il fut découvert en 1669 ; mais la préparation n'en fut connue qu'en 1737. L'urine contient beaucoup de phosphore. Les os ne sont que du phosphate de chaux, c'est-à-dire le résultat de la combinaison de l'acide phosphorique et de la chaux. On l'a trouvé aussi dans presque toutes les matières animales, dans les substances végétales, et même dans le règne minéral, mais toujours à l'état de sel. Cependant le phosphore pur est un poison violent, qui, introduit dans l'estomac, occasionne l'inflammation et la gangrène.

Le SOUFRE est une substance que tout le monde connaît et que la nature a comme prodiguée dans les trois règnes. Il est inodore et insipide, mais très-inflammable ; quand on le brûle, il se convertit entièrement par son mélange avec l'oxigène, en une vapeur suffocante qui est l'acide sulfureux. La découverte du soufre se perd dans la nuit des temps. C'est un irritant, néanmoins très-employé en médecine. On le trouve dans quantité de matières végétales, et combiné avec l'hydrogène dans les gaz qui s'échappent du corps.

Le CHLORE est un gaz qui doit son nom à sa couleur verdâtre, et on l'a nommé d'abord acide muriatique oxigéné, c'est-à-dire, résultat de la combinaison de l'acide tiré du sel marin avec un surcroît d'oxigène. Cette subtance a la faculté de former des acides, n'éteint point d'abord la bougie qu'on y plonge; mais, loin d'être propre à la respiration, tue promptement les animaux qui le respirent. Ce gaz est extrêmement répandu, mais toujours enchaîné par un ou plusieurs autres corps.

L'IODE est un élément nouvellement découvert, et qui doit son nom à la belle couleur violette de sa vapeur. On le rencontre dans la plupart des fucus et des algues marines, ainsi que dans les éponges : c'est des eaux-mères de la soude qu'on l'extrait. L'iode, pris à l'intérieur, est un poison corrosif : il ne détruit pas la vie quand on l'applique à l'extérieur. On l'emploie avec succès contre le goître. Au reste, c'est encore une de ces substances que l'on doit administrer avec la plus grande circonspection.

Le BORE est une substance solide pulvérulente, d'un brun-verdâtre, inodore, insipide, plus pesante que l'eau, infusible et insoluble dans l'eau, dans l'alcool, dans l'éther et dans les huiles. On tire le bore du borax, ou acide borique : il est d'ailleurs sans usage. On le croit susceptible de former un acide sans le concours d'oxigène.

Ce que nous avons dit sur les métaux, suffisant pour l'objet que nous nous sommes proposé, nous allons nous occuper de quelques-unes des substances composées les plus importantes à connaître.

C'est aux découvertes de la chimie moderne que la science doit cette classification si régulière et cette belle nomenclature au moyen de laquelle on reconnaît, par le seul nom d'une substance, les éléments dont elle est composée. Ainsi chaque acide est caractérisé par un adjectif terminé en IQUE, formé du nom de la substance oxigénée; et pour former le nom des sels, on change cette terminaison en ATE, en y ajoutant le nom de la substance réduite à l'état de sel. Si l'acide est faiblement oxigéné, la terminaison IQUE se change en EUX ; et pour les sels qui en sont formés, ATE se change en ITE.

Ainsi, l'acide formé du soufre se nomme ACIDE SULFURIQUE, et les sels qui en sont formés, SULFATES : le soufre, plus faiblement oxigéné, forme L'ACIDE SULFUREUX, et les sels qu'il produit sont des SULFITES.

Dans le tableau qui suit nous joignons aux dénominations anciennes, sous lesquelles nos lecteurs peuvent connaître la plupart des subtances, les dénominations modernes qui présentent les éléments dont elles sont composées.

# TABLEAU

## DES SUBSTANCES ÉLÉMENTAIRES ET DE LEURS PRINCIPAUX COMPOSÉS.

### ÉLÉMENTS NON MÉTALLIQUES.

OXIGENE, gaz générateur des acides, agent de la respiration et de la combustion.

AZOTE, gaz qui entre dans la composition des substances animales; principe nutritif.

HYDROGÈNE ou AIR INFLAMMABLE, aujourd'hui LE GAZ ; générateur de l'eau.

CARBONE, substance très-répandue dans la nature sous toutes les formes.

SIMPLE MÉLANGE de 21 parties d'oxigène et de 79 d'azote; AIR ATMOSPHÉRIQUE.

DEUTOXIDE D'AZOTE, combinaison intime de 100 parties d'oxigène sur 44.55 d'azote : gaz acide nitreux.

ACIDE D'AZOTE, combinaison intime d'oxigène 100; azote 35.40; ACIDE NITRIQUE, EAU FORTE.

ACIDE CARBONIQUE, combinaison d'oxigène et de carbone; gaz presque toujours mêlé dans l'air atmosphérique, très-répandu dans la nature : autrefois AIR FIXE, ACIDE CRAYEUX, parce qu'il s'échappe de la craie et des pierres calcaires; ACIDE MÉPHITIQUE, parce qu'il asphyxie : il s'échappe du charbon enflammé, de la Grotte-du-Chien près de Naples, etc.— Au reste, convenable aux voies digestives, nutritif, donne à l'eau et à certains vins le pétillement et la fraîcheur qui les rend si agréables, d'ailleurs légers et salutaires.

CARBURE D'AZOTE, combinaison de carbone 44.69, azote 51.66. Ce gaz doit à la couleur bleue ou pourpre que prend sa flamme, le nom de CYANOGÈNE : il n'existe point dans la nature, et il tue très-promptement.

CARBURE D'HYDROGÈNE, combinaison de carbone et d'HYDROGÈNE : c'est le CHARBON ordinaire.

HYDRURE D'AZOTE, combinaison de 100 parties d'azote et 21 d'hydrogène; c'est l'AMMONIAQUE, nommé autrefois ALCALI VOLATIL, et ALCALI VOLATIL FLUOR.

ACIDE CYANIQUE, combinaison de l'oxigène, avec le cyanogène, ou le carbure d'azote.

PROTOXIDE D'HYDROGÈNE, c'est l'EAU : combinaison d'une partie d'oxigène et de deux d'hydrogène.

DEUTOXIDE D'HYDROGÈNE, OU EAU OXIGÉNÉE : elle attaque l'épiderme.

CARBURE D'HYDROGÈNE, OU HYDROGÈNE CARBONÉ : se dégage de la vase des marais et des eaux stagnantes, des mines de houille : est insipide, incolore, inodore, prend feu et détonne à l'air par l'approche d'un corps emflammé. Il est très-dangereux de le respirer.

CHLORE, substance élémentaire répandue dans les trois règnes et surtout dans l'étendue des mers, où il forme le sel commun; doit son nom à sa couleur jaune-verdâtre, se combine avidement avec l'hydrogène, et désinfecte promptement l'air, en absorbant l'hydrogène combiné avec des gaz putrides délétères : irrite excessivement les membranes muqueuses ; forme, dit-on, des acides sans le concours de l'oxigène.

ACIDE CHLORIQUE, combinaison de l'oxigène et du chlore.

SOUFRE, substance élémentaire très-combustible : à petite dose, il stimule faiblement et souvent d'une manière utile les voies digestives. A l'extérieur, il active les inflammations de la peau, et peut produire une secousse favorable : très-irritant à une forte dose.

ACIDE SULFUREUX, ESPRIT DE SOUFRE, oxigène 15, soufre 85 : gazeux, très-irritant, respiré pur, cause promptement la mort : se dégage quand on brûle du soufre.

ACIDE SULFURIQUE, oxigène 46, soufre 54. HUILE DE VITRIOL, liquide, deux fois plus pesant que l'eau, poison très-caustique. Très-étendu d'eau, acidule astringent, utile en médecine. On doit rejeter les vinaigres où entrent cet acide ou les autres acides minéraux.

PHOSPHORE, substance élémentaire, lumineuse au contact de l'air, irrite violemment les voies digestives. Il produit la mort en déterminant l'inflammation et la gangrène. Il entre dans un grand nombre de substances animales.

ACIDE PHOSPHORIQUE, oxigène et phosphore. Cet acide paraît exister dans plusieurs liquides animaux, surtout dans l'urine.

IODE, cette substance élémentaire doit son nom à la belle couleur violette qu'il présente dans l'état gazeux : poison corrosif, extrait des plantes marines, des éponges. Spécifique contre le GOÎTRE, par la violente révulsion qu'il exerce sur le système reproducteur.

ACIDE IODIQUE, sans usage.

BORE, substance élémentaire, sans usage: l'ACIDE BORIQUE, autrefois nommé SEL VOLATIL NARCOTIQUE DE VITRIOL, et SEL SÉDATIF à cause de sa prétendue vertu tempérante, agit, quand il est très-affaibli, à peu près comme tous les acidules. Aussi n'est-il plus en usage.

## ACIDES OU ENTRENT L'HYDROGÈNE ET LE CHLORE; CHLORURES; HYDRURES.

ACIDE HYDROCHLORIQUE, qui porta successivement les noms d'ACIDE OU ESPRIT DE SEL MARIN, ACIDE MARIN, ESPRIT DE SEL, ACIDE MURIATIQUE. Regardé aujourd'hui comme uniquement composé de quantité égale d'hydrogène et de chlore, sans oxigène; se trouve pur, dit-on, dans certaines eaux voisines des volcans.

CHLORURE D'AZOTE, se forme par le contact de ses deux éléments à l'état de gaz naissant: autrement ils restent simplement mêlés. Ce composé fulmine très-facilement.

ACIDE CHLOROCYANIQUE, combinaison de chlore, d'azote et de carbone sans oxigène.

ACIDE CHLOROPHOSPHORIQUE, CHLORURE D'IODE, sans oxigène.

ACIDE HYDROCYANIQUE, hydrogène 3.65, carbone 44.69, azote 51.66, nommé aussi ACIDE PRUSSIQUE parce qu'on le tire du bleu de Prusse. Se trouve dans les feuilles de pêcher, du laurier-cerise, dans les amandes amères. Concentré, tue presque à l'instant. Très-étendu d'eau, on l'emploie comme calmant; ce qui semble prouver qu'il agit particulièrement sur les nerfs.

ACIDE HYDROSULFURIQUE, ou SULFURE D'HYDROGÈNE; combinaison de soufre et d'air inflammable, très-vénéneux: s'exhale des œufs pourris, de la vase des marais, des déjections animales, des corps en putréfaction.

## MÉTAUX ET LEURS OXIDES; ACIDES, ET COMPOSÉS NON SALINS.

OR, sans usage en médecine, ainsi que ses oxides, qui n'existent pas dans la nature.

CHLORURE D'OR, combinaison de chlore et d'or. Dissous dans les huiles volatiles, il constitue les GOUTTES DU GÉNÉRAL DE LA MOTTE, autrefois si célèbres. A doses très-modérées, ce chlorure ne cause qu'une augmentation dans les urines et la transpiration; mais en poussant la dose trop loin, il cause la fièvre, l'inflammation, et devient enfin un poison corrosif.

ARGENT, sans usage en médecine, ainsi que ses oxides.

CUIVRE, à l'état métallique, n'exerce aucune action sur l'être animé; mais tous ses composés sont vénéneux.

FER, à l'état métallique, sans effet sur l'économie animale.

OXIDE DE FER, n'est autre chose que la ROUILLE; DEUTOXIDE DE FER, OU ETHIOPS NATIF, FER MAGNÉTIQUE; TRITOXIDE DE FER, c'est l'OCRE ROUGE OU HEMATITE; enfin l'OXIDULE DE FER est l'AIMANT.

CARBURE DE FER, c'est l'ACIER: le PERCARBURE DE FER, ou mélange avec une plus grande quantité de carbone est la PLOMBAGINE.

CHLORURE, IODURE, SULFURE DE FER; ces mélanges n'offrent rien d'intéressant en médecine. Les préparations ferrugineuses ou les MARTIAUX sont en général toniques, astringents même: ces médicaments favorisent la digestion, soit avant, soit après le repas. Mais à une trop haute dose, dans l'état d'irritation, et aux sujets pléthoriques, les martiaux causent une stimulation très-dangereuse.

ÉTAIN, à l'état métallique n'a point de propriétés vénéneuses. On l'a prescrit à tort contre les vers.

DEUTOXIDE D'ÉTAIN, OU POTÉE D'ETAIN, vénéneux: c'est l'état sous lequel on le rencontre ordinairement dans les mines.

PLOMB, aujourd'hui sans usage en médecine. Autrefois employé sans raison comme réfrigérant, et très-imprudemment en balles contre les coliques, pour vaincre de prétendus obstacles mécaniques.

PROTOXIDE DE PLOMB, c'est dans le commerce, la LITHARGE D'OR OU LITHARGE D'ARGENT selon sa teinte jaune ou blanchâtre.

DEUTOXIDE DE PLOMB, il est d'un rouge-jaunâtre: c'est le MINIUM.

SULFURE DE PLOMB, il existe dans la nature, c'est même presque la seule mine que l'on exploite : on le nomme GALÈNE.

CHLORURE DE PLOMB, blanc, sucré, astringent, inaltérable à l'air; se nommait PLOMB CORNÉ. Toutes les préparations, tous les composés de ce métal sont dangereux. La paralysie, la difficulté de respirer, le tremblement, attaquent les ouvriers qui se servent du plomb ou des préparations où il entre.

MERCURE ou VIF-ARGENT, à l'état métallique n'est guère utile que dans les arts. Introduit dans le tube alimentaire, il n'agit qu'autant qu'un long séjour lui permet de se diviser : alors il exerce l'effet d'un poison.

DEUTOXIDE DE MERCURE, c'est le PRÉCIPITÉ ROUGE, poison violent: employé à l'extérieur pour ronger des excroissances ou brûler des chairs.

PROTOCHLORURE DE MERCURE, ou CALOMÉLAS,

nommé aussi MERCURE DOUX, usité en médecine. Remède favori des Anglais et des Allemands. A une faible dose, il provoque une simple stimulation; à la dose de 10 grains, il occasionne des coliques et des évacuations.

DEUTOCHLORURE DE MERCURE ou SUBLIMÉ CORROSIF. Il a une saveur excessivement âcre et caustique : c'est un des agents médicinaux les plus énergiques, et dont on abuse malheureusement le plus. Il détermine promptement la mort, soit introduit dans le canal digestif, soit injecté dans les veines, soit mis en contact avec le tissu cellulaire. On l'administre cependant dans la proportion de 16 grains sur 2 livres d'eau.

PROTOSULFURE DE MERCURE OU ETHIOPS MINÉRAL, est noir.

DEUTOSULFURE DE MERCURE, est le CINABRE, qui, réduit en poudre, donne le VERMILLON. Ces composés sont également vénéneux.

ANTIMOINE : ce métal pur est sans usage en médecine. On a depuis long-temps oublié les petites balles antimoniales, prétendues purgatives, et qu'on nommait PILULES PERPÉTUELLES.

ACIDE ANTIMONIEUX, connu sous le nom de POUDRE DE LA CHEVALERAYE, D'ANTIMOINE DIAPHORÉTIQUE; employé comme sudorifique; mais son action est peu constante.

SULFURE D'ANTIMOINE, nommé, selon ses proportions avec l'oxide, VERRE D'ANTIMOINE, SAFRAN DES MÉTAUX, FOIE D'ANTIMOINE. Le soufre d'antimoine servait à la préparation de beaucoup de médicaments. L'un des plus célèbres était le FONDANT DE ROTROU. Son effet est l'irritation, le vomissement, la purgation : tous sont tombés dans l'oubli.

CHLORURE D'ANTIMOINE, auquel son apparence onctueuse a fait donner le nom de BEURRE D'ANTIMOINE, est un des caustiques les plus violents que l'on connaisse. Il ne s'emploie qu'à l'extérieur et sous forme liquide : il détruit à l'instant les tissus avec lesquels on le met en contact.

ARSENIC, métal qui approche de la couleur de l'acier : brillant, grenu, très-volatil.

OXIDE D'ARSENIC, il est noir : on le nomme ARSENIC NOIR, et il sert à faire la POUDRE AUX MOUCHES. Il est très-vénéneux, et quand les mouches sont très-nombreuses, les aliments même, couverts de leurs cadavres, peuvent en être infectés.

ACIDE ARSÉNIEUX, c'est l'ARSENIC BLANC, ou simplement l'ARSENIC du commerce. Cette substance, qui est d'un grand usage dans les arts, est très-vénéneuse : c'est un des plus violents poisons que l'on connaisse. A très-petites dose réitérées, il cause lentement la mort avec les plus tristes accidents. Le fameux poison napolitain, nommé ACQUA TOFFANA, paraît n'être qu'une préparation de l'acide arsénieux.

BISMUTH, ce métal est presque aussi rare que l'or : son oxide est le BLANC DE PERLE, BLANC DE FARD.

CHROME, ce métal doit son nom à ses composés, qui sont presque tous colorés : ses oxides, d'ailleurs sans usage, entrent dans la composition de l'émeraude et d'autres pierres précieuses.

COBALT, son oxide est le SAFRE : les oxides et les composés sont sans usage.

MANGANÈSE, les chimistes tirent ordinairement l'oxigène de son oxide.

PLATINE, ce métal très-rare, presque aussi blanc que l'argent, est précieux en ce qu'il est le moins altérable des métaux ; par cette raison, il mérite d'être employé pour les ustensiles de chimie et les instruments de chirurgie.

ZINC, son mélange avec le cuivre, forme le cuivre jaune ou laiton.

OXIDE DE ZINC, employé comme antispasmodique : à une dose un peu forte, excite des nausées, des vomissements, la diarrhée.

## MÉTAUX RÉCEMMENT DÉCOUVERTS DANS LES PIERRES, LES TERRES ET LES ALCALIS.

ALUMINIUM, encore presque inconnu.

OXIDE D'ALUMINIUM OU ALUMINE ; terre qui sert de base à l'ARGILE, presque pure dans le rubis, le saphir, la topaze. Recommandée comme absorbant.

BARIUM, s'oxide et se pulvérise au contact de l'air.

OXIDE DE BARIUM, c'est la BARYTE ou TERRE PESANTE. Alcali très-caustique, qui se dissout dans l'eau avec un grand développement de calorique.

CALCIUM, très-argentin, se détruit au contact de l'air.

OXIDE DE CALCIUM ou CHAUX, alcali caustique, se dissout dans l'eau avec beaucoup de chaleur. Ses sels abondent dans les trois règnes.

GLUCINIUM, regardé par avance comme base de la GLUCINE ; poudre blanche, insipide, formant des sels sucrés.

MAGNÉSIUM. Ce métal est gris-foncé, brûle avec une flamme rouge.

OXIDE DE MAGNÉSIUM, MAGNÉSIE, terre pulvérulente, blanche, inodore, insipide, absorbante, sans autre action sur les tissus vivants que celle de son poids : utile dans les empoisonnements, en neutralisant les acides.

POTASSIUM, très-brillant, mou comme la cire ; exposé à l'air, se ternit, se fond et s'enflamme.

OXIDE DE POTASSIUM OU POTASSE : cet alcali, si utile dans les arts, ne se trouve jamais pur.

SILICIUM, très-éclatant, plus blanc que l'argent.

OXIDE DE SILICIUM OU SILICE, terre qu'on ne trouve jamais pure, à moins que ce ne soit dans ce quartz transparent, nommé QUARTZ HYALIN OU CRISTAL DE ROCHE. Elle est la base des pierres nommées SILEX, QUARTZ, SABLE, CAILLOUX.

SODIUM, métal blanc, mou comme la cire, absorbe rapidement l'oxigène, et brûle avec un grand éclat.

OXIDE DE SODIUM OU SOUDE : ses sels sont très-répandus dans les trois règnes.

STRONTIUM, son oxide est la STRONTIANE : alcali sans usage.

YTTRIUM, métal peu connu : son oxide est l'YTTRIA, terre blanche, inodore, formant des sels sucrés.

ZIRCONIUM, très-peu connu : son oxide est la ZIRCONE, terre découverte dans l'hyacinthe.

**PRINCIPAUX ACIDES VÉGÉTAUX, OU CARBURES D'HYDROGÈNE OXIGÉNÉS TRÈS-SALUTAIRES, ÉTENDUS D'EAU.**

ACIDE ACÉTIQUE, oxigène 44, carbone 50, hydrogène 6. SEL DE VINAIGRE.

ACIDE ACÉTEUX, OU VINAIGRE DISTILLÉ. Ces deux acides sont tirés des vins, de la bière, du cidre.

ACIDE MALIQUE, oxigène 55, carbone 28, hydrogène 17 : tiré des pommes, des fruits acidules en général.

ACIDE GALLIQUE, oxigène 38, carbone 57, hydrogène 5 : tiré de la noix de galle.

ACIDE CITRIQUE, oxigène 60, carbone 34, hydrogène 6, extrait du citron, du limon et fruits analogues.

ACIDE OXALIQUE, oxigène 71, carbone 26, hydrogène 3 : poison très-violent, fourni par l'oseille.

ACIDE BENZOÏQUE, oxigène 20, carbone 75, hydrogène 5 : tiré du benjoin ; FLEURS DE BENJOIN.

ACIDES SUBÉRIQUE, MÉNISPERMIQUE, MORIQUE, FONGIQUE, KINIQUE, MÉCONIQUE, SUCCINIQUE : tirés du liége, du ménispermium, du mûrier, du champignon, du quinquina, du pavot, du succin.

ACIDE TARTRIQUE, oxigène 69 $\frac{1}{2}$, carbone 24, hydrogène 6 $\frac{1}{2}$ : du tartre.

ACIDE MUCIQUE, oxigène 62 $\frac{1}{2}$, carbone 34, hydrogène 3 $\frac{1}{2}$ : du mucilage des plantes.

ACIDE OLÉIQUE, oxigène 16, carbone 70, hydrogène 12 : tiré des huiles.

**SUBSTANCES VÉGÉTALES, OU LE CARBONE DOMINE, LA PLUPART NUTRITIVES.**

MANNITE, oxigène 53 $\frac{1}{2}$, carbone 38 $\frac{1}{2}$, hydrogène 8 : de la manne en larmes, fraîche et sucrée.

ASPARAGINE, tirée des jeunes pousses d'asperges.

AMIDINE, AMIDON, oxigène 43, carbone 45, hydrogène 6 : peu d'azote.

MUCILAGE, oxigène 48, carbone 46, hydrogène 5 $\frac{1}{2}$, azote $\frac{1}{2}$. Ces deux principes servent de base aux FARINES, FÉCULES, SAGOU, etc.

SUCRE, oxigène 41, carbone 42, hydrogène 7 : tiré de la canne à sucre.

SUCRE DE RAISIN, oxigène 56, carbone 37, hydrogène 7. Le sucre, mêlé avec le double de son poids d'un liquide, forme les SIROPS.

HUILE D'OLIVE, oxigène 9, carbone 77, hydrogène 13 ; D'AMANDES DOUCES, oxigène 11, carbone 77, hydrogène 11, azote $\frac{1}{3}$ ; DE NOIX, oxigène 9, carbone 80, hydrogène 10, azote $\frac{1}{2}$.

SAVONS, formés de la combinaison d'huile et d'alcali ; SAVON ORDINAIRE, soude, 4 parties $\frac{6}{10}$, huile 50, eau 45. — SAVON MARBRÉ, soude 6, huile 64, eau 36; — SAVON VERT, potasse 9, huile 44, eau 36.

CIRE, oxigène $4\frac{1}{2}$, carbone 82, hydrogène $12\frac{1}{2}$. Le mélange de cire et d'huile d'olive forme le CÉRAT. Les huiles avec excès de carbone forment les ESSENCES et les RÉSINES.

ESSENCE DE ROSE, etc., oxigène 4, carbone 82, hydrogène 13; RÉSINE DE PIN, oxigène 13, carbone 77, hydrogène $9\frac{1}{2}$.

CAMPHRE, oxigène $14\frac{1}{2}$, carbone 74, hydrogène $10\frac{1}{2}$, azote $\frac{1}{3}$: cette substance que peuvent nous donner abondamment la sauge, la lavande, le romarin, est tirée d'un laurier des Indes; on l'a employée longtemps comme tonique: très-irritante.

ALCOOL, produit des liqueurs qui ont subi la fermentation spiritueuse; oxigène $34\frac{1}{3}$, carbone 52, hydrogène $13\frac{3}{4}$. Dans cette proportion, il se nomme aussi ESPRIT.

EAU-DE-VIE; c'est l'alcool étendu d'eau: unie à des substances sucrées, l'eau-de-vie produit les LIQUEURS.

ÉTHER; c'est l'alcool privé de la quantité d'oxigène et d'hydrogène qui forme l'eau.

VINS; alcool dans la proportion très-variée de 7 à 25 parties sur 100 d'eau, acide tartrique, petite quantité d'acide malique: huile essentielle.

**ALCALIS VÉGÉTAUX, SALIFIABLES, AYANT POUR PRINCIPES L'OXIGÈNE, L'HYDROGÈNE, L'AZOTE, DÉGAGÉS D'AMIDINE ET DE MUCILAGE.**

BRUCINE, de la brucée ou fausse-angusture: très-amère, vénéneuse; quelques grains causent le tétanos.

DAPHNINE, du daphne alpina; DELPHININE, de la staphysaigre.

DIGITALINE, de la digitale; principe calmant à une

faible dose: excitant et vénéneux à une dose plus élevée. Employé pour modérer les palpitations.

MORPHINE, extrait du pavot, base de l'OPIUM.

PICROTOXINE, des amandes de la coque du Levant, horriblement amère : poison subtil.

QUININE, du cinchona, arbre de l'Amérique méridionale : base du QUINQUINA, ce spécifique fameux des fièvres intermittentes.

STRYCHNINE, de la noix vomique, ou fève S.[t]-Ignace : très-amère, très-vénéneuse ; administrée cependant comme médicament à une très-faible dose.

VÉRATRINE, de l'ellébore blanc, de la cévadille, de la colchique. Appliquée sur les tissus, les enflamme : à une certaine dose, provoque le tétanos.

CAFÉINE, extraite dn café, a, selon quelques-uns, les propriétés de la quinine, et pourrait remplacer le quinquina.

### SUBSTANCES ANIMALES.

FIBRINE, oxigène $19\frac{3}{4}$, carbone $53\frac{1}{4}$, hydrogène 7, azote 20 : solide, blanche, insipide, inodore.

ALBUMINE, oxigène 24, carbone 53, hydrogène $7\frac{1}{2}$, azote $15\frac{1}{2}$ : répandue dans toute l'économie animale.

GÉLATINE, oxigène 27, carbone $47\frac{3}{4}$, hydrogène $7\frac{9}{10}$, azote 17 : COLLE, tirée des parties molles.

OXIDULES où le carbone domine :

GRAISSE DE PORC, oxigène $8\frac{1}{20}$, carbone $78\frac{3}{4}$, hydrogène $12\frac{1}{4}$, azote $\frac{1}{2}$.

SUIF ; oxigène 14, carbone 62, hydrogène 24.

BEURRE ; oxigène 14, carbone 68, hydrogène 18.

BLANC DE BALEINE ; oxigène 6, carbone 81, hydrogèn 13 : peu d'azote.

FROMAGE OU PRINCIPE CASÉEUX ; oxigène 11, carbon 60, hydrogène $7\frac{1}{2}$, azote $21\frac{1}{3}$.

SUCRE DE LAIT; oxigène 54, carbone 39, hydrogène 7.

ACIDES SÉBACIQUE, tiré du suif: MARGARIQUE, des substances animales; CASÉIQUE, du fromage; LACTIQUE, du lait.

URÉE, principe de l'urine; oxigène 26, carbone 19½, hydrogène 10¾, azote 44.

ACIDES URIQUE, PURPURIQUE, ROSACIQUE, tirés de l'urine.

### SELS, OU COMBINAISON DES ACIDES AVEC UNE BASE SALIFIABLE.

---

## NITRATES.

NITRATE D'ARGENT, OU PIERRE INFERNALE; ce sel brûle les chairs à l'instant même de son application: poison violent. On a osé l'employer comme médicament à l'intérieur.

NITRATE DE BISMUTH, très-styptique et caustique; c'est le BLANC DE FARD, cosmétique trop employé, et qui rend la peau rugueuse: vénéneux.

NITRATE DE CUIVRE; on en forme les CENDRES BLEUES, employées dans la fabrication des papiers peints.

NITRATE DE MERCURE; c'est le REMÈDE DU DUC D'ANTIN, L'EAU DES CAPUCINS, autrefois si vantée dans le traitement des maladies vénériennes. En y versant de l'ammoniaque goutte à goutte, on obtenait le MERCURE SOLUBLE D'HAHNEMANN, qui jouissait de la même réputation.

NITRATE DE POTASSE; c'est le NITRE OU SALPÊTRE: très-usité en médecine comme diurétique. En petite quantité, il agit directement sur les reins, et augmente la sécrétion de l'urine; à grande dose, c'est un poison caustique.

## CARBONATES.

CARBONATE (SOUS-) D'AMMONIAQUE, caustique, piquant, de saveur urineuse; SEL D'ANGLETERRE, ALCALI VOLATIL CONCRET, substance un peu moins forte que l'ammoniaque pure, mais très-irritante.

CARBONATE (SOUS-) DE BARYTE : c'est un poison comme tous les sels barytiques.

CARBONATE (SOUS-) DE CHAUX; c'est une des substances les plus abondamment répandues; c'est lui qui constitue la CRAIE, la PIERRE A BATIR, le MARBRE, l'ALBATRE; il forme la base des terreins cultivés, et les parties dures de tous les animaux invertébrés.

CARBONATE (SOUS-) DE CUIVRE, ce sel peut être bleu; c'est l'AZUR DE CUIVRE, ou vert, et c'est ce qu'on nomme FLEURS DE CUIVRE VERTES; vanté dans les affections cancéreuses, scrofuleuses; il doit être sévèrement banni de la médecine interne.

CARBONATE (SOUS-) DE FER, autrefois SAFRAN DE MARS APÉRITIF : il a les propriétés ferrugineuses.

CARBONATE (SOUS-) DE PLOMB, poison; administré seulement à l'extérieur comme répercussif.

CARBONATE (SOUS-) DE POTASSE; c'était l'ALCALI FIXE, l'ALCALI VÉGÉTAL, le SEL DE TARTRE. Ce sel est nommé végétal, parce qu'on l'obtient de la lessive des cendres des végétaux; sel de tartre, parce qu'on le tire aussi de la lie de vin desséchée, ce qu'on nomme CENDRES GRAVELÉES. Ce sel concentré est un poison qui enflamme, perfore et détruit les tissus. Affaibli, masqué, pris à très-petites doses, il peut agir utilement comme stimulant.

CARBONATE (SOUS-) DE SOUDE, OU ALCALI MINÉRAL, se trouve à l'état solide, ou dissous dans l'eau de certains lacs, ou par la combustion de plantes marines. Il agit de même, et doit être administré de la même manière que le sous-carbonate de potasse.

CARBONATE DE PLOMB et CARBONATE DE CHAUX; ce mélange se nomme PLOMB SPATHIQUE, CÉRUSE, CRAIE DE PLOMB, MÉPHITE DE PLOMB : substance très-vénéneuse. Usité dans les arts, il entre seulement dans quelques onguents.

## SULFATES.

SULFATE D'ALUMINE ET DE POTASSE, nommé vulgairement ALUN. Ce sel, si utile dans les arts, est aussi employé en médecine : il irrite les voies aériennes et digestives, provoque la toux : à très-petites doses, il ne produit qu'une constipation opiniâtre. Chauffé jusqu'au rouge avec du charbon très-divisé, il donne naissance au PYROPHORE, qui s'enflamme spontanément au contact de l'air.

SULFATE DE BARYTE; vénéneux. On s'en sert en Angleterre pour faire mourir les rats.

SULFATE DE CHAUX; insipide, existe en masses énormes dans la nature : c'est le PLATRE; absorbe l'humidité : se trouve dans les eaux de puits, qu'il rend fades et irritantes.

SULFATE DE CUIVRE, c'est le VITRIOL OU COUPEROSE BLEUE; puissant excitant : vénéneux comme toutes les préparations cuivreuses.

SULFATE DE CUIVRE ET D'AMMONIAQUE, appelé aussi CUIVRE AMMONIACAL, est le spécifique antépileptique de Weissmann : employé avec succès contre les leucorrhées ou flueurs blanches, la blennorrhée, les céphalalgies. On le prend d'abord à la dose d'un quart de grain en pilules, ou dissous dans un liquide gommeux.

SULFATE DE FER, appelé aussi VITRIOL VERT OU COUPEROSE VERTE : employé comme tonique.

SULFATE DE MAGNÉSIE, très-répandu dans les eaux de la mer et dans une foule d'eaux minérales : on l'a nommé SEL D'ANGLETERRE, SEL D'EPSOM, SEL DE SEDLITZ : purgatif.

SULFATE DE MERCURE, autrefois TURBITH MINÉRAL ; employé, mais rarement, comme vomitif, antivénérien, antipsorique. Sa violence exige qu'on en use avec circonspection.

SULFATE DE POTASSE, autrefois SEL DE DUOBUS, SEL POLYCHRESTE DE GLASER ; jadis très-usité dans les fièvres, la pierre et le scorbut. A haute dose, il est purgatif.

SULFATE DE SOUDE ; c'était le SEL ADMIRABLE DE GLAUBER, purgatif le plus usité, ou excitant des voies digestives, et comme on disait jadis : fondant et incisif.

SULFATE DE ZINC OU VITRIOL BLANC, COUPEROSE BLANCHE ; rarement employé à l'intérieur ; à l'extérieur en injections, lotions et collyres.

SULFATE DE QUININE ; il remplace avec avantage le quinquina, en ce qu'il produit le même effet à des doses incomparablement plus petites, et épargne ainsi le dégoût et le vomissement.

## CHLORATES.

CHLORATE DE POTASSE ; on en prépare des BRIQUETS OXIGÉNÉS, dont les allumettes, garnies d'un mélange d'une partie de soufre et de deux de ce sel légèrement gommé, prennent feu quand on les plonge dans de l'acide sulfurique concentré.

## PHOSPHATES.

PHOSPHATE D'AMMONIAQUE ; saveur fraiche, salée, piquante, amère : purgatif non encore usité.

PHOSPHATE DE CHAUX ; forme la base des os, entre dans les tissus et les liquides animaux. Employé comme absorbant les acides développés dans l'estomac. Très-peu efficace.

PHOSPHATE DE FER ; vanté comme un puissant topique sédatif dans le cancer ulcéré.

PHOSPHATE DE MAGNÉSIE ; il entre dans plusieurs céréales, dans le lait, le sang, les os, les matières fécales.

PHOSPHATE DE MERCURE ; autrefois employé contre les maladies vénériennes, les rhumatismes. Abandonné.

PHOSPHATE DE POTASSE ; il existe dans les graines de plusieurs céréales.

PHOSPHATE DE SOUDE ; il existe dans le sérum du sang, dans l'urine ; c'est un des plus doux laxatifs connus. On en prend de 6 gros à 2 onces, dans l'eau pure, ou le bouillon aux herbes : ne cause ni nausée ni vomissement.

PHOSPHATE DE SOUDE ET D'AMMONIAQUE ; existe dans l'urine et la salive. On l'a employé sous le nom de SEL MICROCOSMIQUE, SEL NATIF, SEL FUSIBLE DE L'URINE, quoiqu'on n'en connaisse ni les effets ni les propriétés.

## BORATES.

BORATE (SOUS-) DE SODIUM ; formé d'acide borique et d'un grand excès de soude : c'est le BORAX. Tiré du Pérou, du Thibet, où il existe en grandes masses. Formé de toutes pièces par nos chimistes ; très-utile pour souder les métaux et en faciliter la fusion. Prétendu efficace pour accélérer l'écoulement des règles, l'accouchement, la sortie de l'arrière-faix. Vu sa nature alcaline, on doit le ranger parmi les excitants : presque abandonné aujourd'hui.

## HYDROCHLORATES.

HYDROCHLORATE D'AMMONIAQUE, autrefois SEL AMMONIAC; se trouve au voisinage des volcans, dans l'urine de l'homme, dans les excréments du chameau, d'où on le tire. Ingéré dans l'estomac, il cause la mort; appliqué sur la peau, il fait lever des boutons: à petites doses, quand l'estomac n'est ni impressionable ni irrité, il est sudorifique, et met en jeu la sympathie de l'estomac avec la peau; dans le cas contraire, il devient vomitif. Dose, 6 ou 8 grains.

HYDROCHLORATE (SOUS-) DE PROTOXIDE D'ANTIMOINE, autrefois POUDRE D'ALGAROTH OU MERCURE DE VIE, servait à faire le tartre stibié dont nous parlerons ci-après.

HYDROCHLORATE DE BARYTE, autrefois TERRE PESANTE et MURIATE DE BARYTE: très-vénéneux, comme tous les composés barytiques. Imprudemment recommandé en médecine, même à petites doses, cause des vertiges, des coliques, etc. : aujourd'hui inusité.

HYDROCHLORATE DE CHAUX; il existe dans les matériaux salpêtrés. On l'emploie pour produire des froids artificiels : il était employé comme fondant. Peu usité aujourd'hui.

HYDROCHLORATE DE FER; tonique et stimulant comme tous les martiaux.

HYDROCHLORATE D'OR; styptique et astringent. On l'a cru efficace contre les maladies vénériennes.

HYDROCHLORATE DE POTASSE, autrefois SEL FÉBRIFUGE DE SYLVIUS; piquant, amer: il passait pour fondant et fébrifuge. Inusité aujourd'hui.

HYDROCHLORATE DE SOUDE; c'est le SEL DE CUISINE, dont les usages sont connus de tout le monde. Il augmente l'action dérivative des bains de pieds : à certaines doses, il devient purgatif.

## HYDROSULFATES.

HYDROSULFATE D'AMMONIAQUE ; très-volatil et très-soluble dans l'eau : employé comme réactif.

HYDROSULFATE (SOUS-) D'ANTIMOINE, anciennement KERMÈS MINÉRAL ; substance soluble, veloutée, brun-pourpre, très-usité, quoique ses propriétés ne soient pas assez connues : 4 ou 6 grains provoquent tantôt le vomissement, tantôt les selles. Comme stimulant, il facilite l'expectoration ; comme dérivatif, il transporte à l'estomac l'irritation des poumons ; mais il devient nuisible quand la maladie a pris un caractère plus aigu : ainsi, dans tous les cas, les doses doivent être faibles, éloignées, et ne jamais causer d'évacuation. On l'administre delayé dans de l'eau sucrée, dans du sirop, et par cuillerées.

HYDROSULFATE SULFURÉ D'AMMONIAQUE ; autrefois LIQUEUR FUMANTE DE LIBAVIUS : répand d'épaisses vapeurs blanches.

HYDROSULFATE (SOUS-) SULFURÉ D'ANTIMOINE, substance solide, jaune orangé ; SOUFRE DORÉ D'ANTIMOINE. Il agit de même que le kermès ; on ne l'emploie cependant que comme altérant, ce qui signifiait dérivatif, dans les rhumatismes, les exanthèmes, les scrofules. Il serait difficile d'expliquer pourquoi on ne l'emploie pas aux mêmes usages que le kermès.

## ACÉTATES.

ACÉTATE D'AMMONIAQUE. Ce sel est connu sous le nom d'ESPRIT DE MINDÉRERUS. Il se trouve tout formé dans les eaux de certains fumiers, dans le bouillon gâté, dans les urines pourries, etc. Il exalte la vitalité et excite la fonction exhalante de la peau d'une manière modérée : il hâte ou fait reparaître les éruptions.

ACÉTATE DE CUIVRE, autrefois CRISTAUX DE VÉNUS; VERDET CRYSTALLISÉ, utile dans la peinture et la teinture : employé comme stimulant et cathérétique, c'est-à-dire très-modérément caustique. Il doit être donné à très-petites doses, d'un quart de grain au plus à la fois. Il peut causer une révulsion utile par son action puissamment irritante sur l'estomac et les intestins. Il fait la base du COLLYRE DE LANFRANC, de l'EMPLATRE DIVIN, de l'ONGUENT ÉGYPTIAC, du CÉRAT D'ACÉTATE DE CUIVRE, du BASILICON VERT, qui ne diffèrent guère que par la quantité qu'ils contiennent de ce sel. Plus il y en a, plus le composé ronge et détruit promptement. Vénéneux.

ACÉTATE DE CUIVRE AMMONIACAL; proposé pour remplacer le sulfate de cuivre ammoniacal contre l'épilepsie. Peut-être le succès obtenu n'est dû qu'à une dérivation funeste sur l'estomac, c'est-à-dire, à une gastrite chronique.

ACÉTATE DE CUIVRE POTASSÉ; peut être substitué au sel précédent.

ACÉTATE (SOUS-) DE CUIVRE; c'est le VERT DE GRIS ou VERDET du commerce, un peu moins vénéneux que l'acétate : employé, comme excitant, pour la résolution des tubercules du poumon, et contre les scrofules pour stimuler le système lymphatique; mais presque toujours les coliques et les vomissements forcent d'en interrompre l'usage.

ACÉTATE DE MERCURE. Cru efficace contre les maladies vénériennes. Oublié aujourd'hui.

ACÉTATE DE PLOMB, autrefois SEL DE SATURNE, SUCRE

DE PLOMB, SUCRE DE SATURNE, CRISTAUX DE PLOMB; poison dangereux, surtout à cause de sa douceur perfide: en petite quantité cependant, il stimule légèrement l'estomac, et y tarit la sécrétion et l'exhalation. Il a souvent arrêté des flux de ventre anciens. Il faut en suspendre l'usage au moindre symptôme de gastrite.

ACÉTATE (SOUS-) DE PLOMB. Dissous dans de l'eau distillée, on le nomme EXTRAIT DE SATURNE OU DE GOULARD; étendu dans 75 parties d'eau distillée et 4 d'alcool à 12 degrés, c'est l'EAU DE GOULARD OU VÉGÉTO-MINÉRALE. Dans l'eau ordinaire, le produit est lactescent, et se nomme EAU BLANCHE; il est répercussif, empêche le développement des inflammations causées par les brûlures, les piqûres d'insectes, les contusions, les remèdes caustiques; mais dans les érésypèles, les dartres, les rougeurs, l'usage en est dangereux, parce que la révulsion peut avoir lieu sur le poumon ou l'estomac.

ACÉTATE DE POTASSE, autrefois TERRE FOLIÉE DE TARTRE, SEL DIURÉTIQUE OU SEL DIGESTIF DE SYLVIUS, vanté comme apéritif, fondant, diurétique: stimule les voies digestives, et devient ainsi, selon la dose, diurétique, laxatif ou purgatif violent. Il paraît activer l'absorption et a produit d'heureux effets dans l'hydropisie, les maladies de foie, les engorgements.

ACÉTATE DE SOUDE, autrefois TERRE FOLIÉE MINÉRALE, TERRE FOLIÉE CRISTALLISÉE. Il passe pour diurétique, et s'emploie comme le précédent, mais à plus grande dose.

ACÉTATE DE MORPHINE, dont la base, comme nous l'avons dit, est le principe narcotique de l'opium. Calmant qui produit à une très-petite dose, l'effet de l'opium et de ses composés. Très-usité.

## OXALATES.

OXALATE DE CHAUX. Ce sel, complétement insoluble, existe dans un très-grand nombre de racines et de bulbes employées en médecine. Il constitue certaines concrétions vésicales, c'est-à-dire, des calculs ou pierres que leurs aspérités et leur dureté rendent redoutables.

OXALATE ACIDE DE POTASSE; c'est le SEL D'OSEILLE, qui n'est usité que dans les arts.

## TARTRATES.

TARTRATE DE MERCURE, employé, mais rarement, dans le traitement de la syphilis.

TARTRATE DE POTASSE, autrefois SEL VEGÉTAL, TARTRE TARTARISÉ, TARTRE SOLUBLE. Amer et désagréable; ce qui empêche souvent d'user de ses propriétés purgatives.

TARTRATE ACIDE DE POTASSE; c'est la CRÊME DE TARTRE. On le retire du dépôt tartareux des vins; il est employé assez souvent, tantôt comme purgatif, tantôt comme rafraîchissant.

TARTRATE DE POTASSE ET D'ANTIMOINE; c'est l'ÉMÉTIQUE ou TARTRE STIBIÉ. Administré à la dose de 1 grain à 4, il produit le vomissement; de $\frac{1}{2}$ grain à 1 grain, les coliques et les selles; en plus grande quantité, de vives douleurs au bas-ventre et à la poitrine, une superpurgation, l'agitation, l'oppression, les convulsions, les syncopes et même la mort. Appliqué à l'extérieur en onguent, il est révulsif. Le SEL DE GUINDRE, qui est le mélange de l'émétique avec le sel de Glauber, dans la proportion de $\frac{1}{2}$ grain d'émétique avec 6 gros de sel de glauber, a l'avantage d'être purgatif sans causer le vomissement.

TARTRATE DE POTASSE ET DE CUIVRE. En cristaux bleus ou en poudre d'un vert bleuâtre, connue sous le nom de VERT DE BRUNSWICK. Usité dans la peinture; très-peu en médecine.

TARTRATE DE POTASSE ET DE FER; c'est le TARTRE MARTIAL. Concentré et mêlé de quelques centièmes d'alcool, c'est la TEINTURE DE MARS TARTARISÉE; évaporée, elle laisse l'EXTRAIT DE MARS : ce sel forme aussi les BOULES DE MARS ou de NANCY. La dissolution de celles-ci dans l'eau se nomme EAU DE BOULE. Comme toutes les préparations ferrugineuses, ce sel et ses produits sont toniques, astringents : ils peuvent être administrés à l'extérieur; mais, comme on ne peut toujours en préciser la dose, il faut les employer à l'intérieur avec une extrême réserve.

TARTRATE DE POTASSE ET DE SOUDE, autrefois SEL DE LA ROCHELLE, SEL DE SEIGNETTE, SEL POLYCHRESTE SOLUBLE. Il a une saveur salée. C'est un purgatif assez agréable; on le prend à la dose de 1 gros à 1 once et davantage.

## PRODUITS VÉGÉTAUX CONSIDÉRÉS COMME MÉDICAMENTS.

GOMME, substance solide, incristallisable, inodore, insipide ou très-fade, formant dans l'eau une gelée que l'on nomme MUCILAGE. Cent parties, soumises au feu, ont fourni 3 parties de carbonate de chaux, un peu de phosphate de chaux et de fer. Elle est alibile : en Afrique les hommes s'en nourrissent. C'est le meilleur émollient que possède la médecine; elle est la base de toutes les pâtes adoucissantes et des JULEPS. Enfin elle corrige les médicaments irritants. Les principales gommes sont la GOMME ARABIQUE, la GOMME DU SÉNÉGAL, la GOMME DU PAYS; la GOMME ADRAGANT est très-émolliente, mais rare.

**GOMMES-RÉSINES.** Ce sont des mélanges de résine, d'huile essentielle, de gomme et de diverses autres matières végétales. Toutes fournissent une certaine quantité d'ammoniaque quand on les distille : ce qui prouve que l'azote entre dans leur composition. Les principales sont l'ALOÈS, le GALBANUM, la GOMME-GUTTE, la MYRRHE, l'OLIBAN ou ENCENS, l'OPOPONAX, le SAGAPÉNUM, la SARCOCOLLE et la SCAMMONÉE. Toutes exercent une action stimulante sur les tissus vivants.

**ALOÈS.** Cette substance, très-usitée dans les arts, ne l'est pas moins en médecine. Appliqué sur les tissus dénudés, ou, selon l'expression vulgaire, sur la chair au vif d'un cautère, d'un vésicatoire, d'un ulcère, il occasionne des selles. A petite dose, il excite l'estomac, augmente l'appétit, accélère les digestions ; à une plus forte dose, il stimule peu l'estomac, mais provoque les selles en agissant particulièrement sur le rectum, et surtout vers le voisinage de l'anus : ce qui en rend l'usage dangereux quand l'estomac ou les intestins sont irrités, et quand il existe des hémorroïdes. Au contraire, quand l'estomac manque de ton, l'aloès peut l'activer, et diminuer la masse lymphatique en occasionnant une sécrétion abondante.

GOMME-GUTTE, gomme-résine qui vient ou d'Asie ou d'Amérique. Elle est composée, suivant Braconnot, de 20 parties de gomme et de 80 de résine. Elle irrite au plus haut degré les tissus vivants : mise en contact avec une plaie saignante, elle détermina une inflammation vive et profonde qui gagna les intestins, et causa la mort. C'est un des plus violents purgatifs, ou plutôt un poison.

CAOUTCHOUC OU GOMME ÉLASTIQUE, gomme-résine qui

découle par incision de l'HÉVÉ, et de quelques autres arbres de l'Amérique. Le suc blanchâtre concrété et appliqué sur des moules, prend la forme et la consistance que nous lui voyons. Utile en chirurgie pour faire des sondes, des canules, etc.

MYRRHE. Il paraît que cette substance contient plus de parties gommeuses que de parties résineuses; on y trouve en outre une huile essentielle. Elle nous est apportée des rivages de l'Arabie-Heureuse, sous forme de larmes concrètes, d'une odeur forte, mais agréable, d'une saveur amère. On la combine quelquefois avec les martiaux pour le traitement de beaucoup de maladies chroniques.

La myrrhe entre dans une multitude d'élixirs; les plus fameux étaient l'ÉLIXIR DE PROPRIÉTÉ, inventé par Paracelse, et composé d'aloës, de myrrhe et de safran; et l'ÉLIXIR DE LONGUE VIE, qui en diffère peu. Stimulant et tonique à faible dose, et purgatif à une dose plus élevée.

JALAP, sorte de liseron, originaire des contrées chaudes de l'Amérique. Sa racine, la seule partie usitée en médecine, renferme, sur 500 grammes, eau, 24; résine, 50; extrait gommeux, 220; amidon, 12,5; albumine végétale, 12,5; principe ligneux, 145; phosphate de chaux, 4,02, hydrochlorate de potasse, 8,118; de chaux, 0,2; sous-carbonate de potasse, 1,882; carbonate de chaux, 2; de fer, 0,105; silice, 2,7; quelques traces de sulfate de chaux, carbonate de magnésie, acide acétique, sucre et matière colorante; perte 16,975 : sans odeur et sans saveur; c'est un des purgatifs les plus violents. Il ne doit être administré que délayé dans du bouillon coupé, de l'eau de veau, du bouillon aux herbes, du thé léger ou du petit-lait. En poudre, 30 ou 40 grains, et en résine, 4 à 8 grains sont les limites des doses, qu'il est toujours prudent de diviser.

SCAMMONÉE. Cette gomme-résine, qui vient du Levant, est aussi tirée d'une espèce de liseron. L'analyse a découvert dans celle d'Alep : résine 60 ; gomme 3 ; extrait 2 ; débris de végétaux 35. Cette substance, connue dès la plus haute antiquité, passe encore aujourd'hui pour un des plus violents purgatifs. Elle ne doit être administrée qu'avec une extrême prudence.

C'est de ces gommes-résines que l'on a composé diverses préparations excessivement purgatives ; nous n'en parlons ici que pour prévenir le funeste abus qu'on en fait.

La scammonée et le jalap, dissous dans l'alcool, faisaient la base de l'EAU-DE-VIE ALLEMANDE. Ce purgatif violent, dont on a fait anciennement usage, a été recommandé dans l'hydropisie ; légèrement modifié, il a repris faveur il y a quelques années sous le nom de MÉDECINE DE LE ROY. Ce médicament imprudemment livré au peuple, peut être quelquefois utile entre les mains d'un médecin judicieux.

Enfin, autant nous recommandons à nos lecteurs l'usage des gommes proprement dites, autant nous leur conseillons de ne point user, sans l'avis d'un médecin, des médicaments où entrent les gommes-résines dont nous avons parlé.

## ANALYSE CHIMIQUE DE DIVERSES SUBTANCES.

### SUBSTANCES VÉGÉTALES.

FLEURS D'ORANGER et analogues. Huile volatile, albumine, gomme, substance jaune et amère, acide acétique, acétate de chaux.

FARINE DE SEIGLE, albumine 126 parties; gluten 364; mucilage 426; amidine 2345; sucre 126; enveloppe 245.

FARINE DE FROMENT, résine jaune 1; gomme et sucre 12; gluten 12 $\frac{1}{2}$; amidon, 74 $\frac{1}{2}$.

FARINE D'ORGE, résine jaune, 1; gomme et sucre, 9; gluten, 3; amidon 32; hordéine, ou acide oxalique et acétique et principe amer, 55.

RIZ, amidine 96; sucre 1; huile 1 $\frac{1}{2}$; albumine $\frac{1}{5}$; sels divers.

POIS, albumine 66; sucre 81; mucilage 249, amidon fibreux 840; matière volatile 540; amidon 1265; matière végéto-animale 559; sels divers 11.

FÈVES, plus d'amidon, moitié moins albumine et mucilage, sucre 0, sels 37, amidine et enveloppe 1000.

AMANDES DOUCES, eau 3 $\frac{1}{2}$; pellicule 5; huile fixe 54; albumine 24; sucre 6; gomme 3; fibrine 4; acide acétique $\frac{1}{2}$.

AMANDES AMÈRES, enveloppe 8 $\frac{1}{2}$; huile grasse 28; matière caséeuse 30; sucre 6$\frac{1}{2}$; gomme 3; fibrine 5; huile volatile, acide hydrocyanique.

POMMES DE TERRE, fécule 28; albumine colorée, citrate de chaux, asparagine, résine amère, phosphate de potasse et de chaux, citrate de potasse et acide citrique; matière azotée d'une saveur analogue à celle des champignons.

JEUNES POUSSES D'ASPERGE, asparagine, fécule, albumine, matière sucrée, phosphate et acétate de potasse et de chaux.

OPIUM, préparation qui renferme méconate de morphine, matière extractive, mucilage, fécule, résine, huile, caoutchouc, substance végéto-animale. C'est le plus puissant des calmants; mais son action est passagère, à moins qu'il ne fasse cesser la vie. Les doses varient à l'infini, selon la disposition et la tempérament du sujet : les effets ne varient pas moins. L'habile praticien qui l'a bien étudié peut produire des effets surprenants. Il ne doit jamais être employé comme tonique ; car il diminue l'appétit au lieu de l'exciter. Mais ne calmât-il que momentanément les douleurs, il sera toujours invoqué par l'être souffrant. On commence à renoncer aux nombreuses préparations où il entre, pour y substituer l'ACÉTATE et le SULFATE DE MORPHINE.

## SUBSTANCES ANIMALES.

OSMAZÔME, principe animal ; on le croit composé de lactate de soude et d'une substance animale aromatique ; se trouve dans les chairs brunes et savoureuses, fait le bon bouillon, et donne à la distillation toutes les matières animales.

SANG : eau, albumine, fibrine, substance colorée, petite quantité de graisse, hydrochlorate de potasse et de soude, phosphate de chaux, carbonate de soude, de chaux, de magnésie, oxide de fer.

CHYLE : ôtez du sang la matière colorante, et ajoutez-y de la graisse, vous aurez la substance qui s'assimile à la nôtre.

CHAIR MUSCULAIRE OU VIANDE : fibrine, albumine, acide lactique, substance passant à l'état de gélatine, les sels précédents, osmazôme.

OS : azote et gélatine, 50 ; phosphate de chaux, 37 ; carbonate de chaux, 10 ; phosphate de magnésie, $1\frac{3}{10}$ ; un peu d'alumine, de silice, d'oxide de fer et de manganèse.

LAIT : eau, 929 ; matière caséeuse, 28 ; sucre de lait, 35 ; hydrochlorate et phosphate de potasse, 1 ; acide lactique, acétate de potasse, 6.

LAIT DE FEMME; plus de sucre et moins de matière caséeuse.

LYMPHE : eau, un peu d'albumine et matières salines.

SYNOVIE, liquide qui lubréfie les articulations : eau, 80; albumine, $4\frac{1}{2}$; fibrine 12; sel marin $1\frac{3}{4}$; un peu de carbonate de soude et de phosphate de chaux.

MUCUS ANIMAL, eau 933; matière muqueuse, 53; hydrochlorate de potasse et de soude, $5\frac{1}{2}$; lactate de soude, 3; phosphate de soude, $3\frac{1}{2}$; un peu de soude et d'albumine.

SALIVE, eau 992; matière animale, 3; mucus, $1\frac{2}{5}$; hydrochlorates alcalins, $1\frac{7}{20}$; un peu de lactate de soude. La nature nous fournit en elle un EXCELLENT DÉTERSIF ET RÉSOLUTIF. Cependant, en état de maladie, elle subit diverses altérations.

SUEUR : eau où sont dissous hydrochlorate de potasse et de soude, un peu d'acide acétique, phosphate terreux, oxide de fer.

BILE : eau, résine, matière jaune contenant sous-carbonate d'ammoniaque, charbon, etc.; soude, phosphate, sulfate, hydrochlorate de soude; hydrochlorate de potasse; phosphate de chaux et de magnésie.

URINE : eau 933; urée, 30; sulfate de potasse et de soude, 7; phosphate de soude, sel marin, phosphate et hydrochlorate d'ammoniaque, 107; matière animale et urée, 1; acide urique, mucus, silice, phosphate terreux.

MATIÈRE FÉCALE : eau 73; débris de végétaux et d'animaux, 7; matière visqueuse composée de résine, de bile, d'une matière particulière et de résidu insoluble.

---

Dans ce tableau nous nous sommes surtout attachés à faire connaître les propriétés des composés minéraux employés comme médicaments; notre but a été de persuader aux hommes que si ces agents redoutables sont précieux entre des mains habiles, ils sont presque toujours des instruments de mort entre celles du vulgaire, qui n'a souvent d'autre guide qu'une grossière imitation; et qu'ils sont plus terribles et plus perfides encore, quand le charlatanisme ose les offrir comme des remèdes universels.

On y verra que tous ces remèdes héroïques produisent à-peu-près les mêmes effets; et comme les matières qui nous occupent font un tout tellement indivisible qu'on ne peut entrer dans aucun détail sans anticiper, le lecteur reviendra sur ses pas quand il aura lu ce que nous avons à dire sur les fonctions vitales, et comprendra mieux ce que l'ordre des choses nous a conduits à exposer sur les effets médicamenteux des principaux composés.

On voit aussi que la plupart des substances élémentaires isolées sont douées d'une force d'affinité surprenante; et que les composés en quelque sorte incomplets que l'art produit, jouissent pour la plupart de la même énergie; c'est en vertu de cette avidité de se combiner qu'ils pénètrent, rongent et divisent tout ce qui les approche. Incomplets, car il en existe peu dans la nature; et dans les métamorphoses continuelles et innombrables que subissent les corps, les combinaisons et les décompositions se succèdent jusqu'à ce que les éléments se soient en quelque sorte SATURÉS l'un de l'autre. Alors ils ont perdu leur foudroyante activité: ainsi l'oxigène abondamment délayé dans l'azote est respirable: ainsi son mélange avec l'hydrogène, gaz si pénétrant, forme l'EAU, composé absolument neutre et nécessaire à tous les êtres organisés ; c'est au milieu de cet état de choses que naissent et vivent les êtres animés : c'est ainsi qu'ils sont, comme nous l'avons dit d'abord, en harmonie avec le système de l'univers.

Les composés métalliques et minéraux sont vénéneux : aussi sont-ils ou produits par nos arts, ou cachés au sein de la terre. Plusieurs végétaux ont des qualités malfaisantes : mais ils repoussent ordinairement les sens, et les animaux eux-mêmes savent les distinguer des plantes propres à les nourrir.

Ainsi, loin de livrer nos organes à ces impressions violentes, et de changer en quelque sorte nos relations naturelles avec l'ordre de l'univers, en tournant contre nous-mêmes les forces qui agissent pour créer les composés nécessaires à notre existence, évitons, autant qu'il est possible, le contact immédiat de ces agents redoutables mis à nu : n'en usons, puisque l'état actuel de l'homme en exige l'emploi, qu'avec une extrême réserve, et guidés surtout par la prudence des hommes versés dans l'art de guérir.

Nous allons maintenant exposer en peu de mots ce que ces compositions naturelles offrent de plus général.

L'oxigène, l'hydrogène, le carbone et l'azote, combinés dans une variété infinie de proportions, donnent naissance à la plupart des composés, et entrent l'un ou l'autre dans tous les composés métalliques. Le chlore, répandu avec profusion dans l'immensité des mers, y forme l'hydrochlorate de soude, ou ce composé d'hydrogène de chlore et de soude, qui n'est autre chose que le sel de cuisine.

Quoique l'oxigène soit indispensable à la vie des animaux, il développe d'une manière redoutable l'énergie dont il est doué, lorsqu'il domine dans un composé où il est concentré : ainsi l'acide sulfurique, composé d'oxigène et de soufre, est un poison violent.

Les substances les plus appropriées à notre nature sont celles dont les principes se neutralisent, c'est-à-dire, sont combinées dans une proportion telle que leur force se détruit ou plutôt s'enchaîne mutuellement. L'eau, l'air, le sucre, le sel de cuisine en offrent des exemples bien remarquables; chacun des éléments qui composent ces substances ne pourrait être pris ou respiré pur sans causer la mort.

De là on peut inférer combien est ridicule l'erreur de ceux qui font entrer dans un prétendu médicament une foule d'ingrédients dont les uns neutralisent l'effet des autres : et comme dans notre profonde ignorance de la nature intime des choses, nous ne voyons que des résultats, sans qu'il nous soit possible de prévoir ce que produira un mélange fait dans une proportion donnée, ce n'est qu'avec la plus grande circonspection, et après de nombreux essais, qu'on peut introduire un composé comme médicament.

Le carbone et l'hydrogène oxigénés forment presque tous les produits végétaux. L'hydrogène et l'oxigène sont en quantités à peu près égales dans les farines et les fécules. Le carbone domine extrêmement dans les substances grasses. Enfin le carbone entre pour moitié, l'oxigène pour $\frac{1}{3}$, et l'hydrogène pour le reste dans l'alcool ou esprit.

Un mélange peu connu de ces trois éléments et d'un peu d'azote produit les alcalis végétaux, dangereux et même vénéneux.

Dans les substances animales, le carbone entre pour moitié, l'oxigène pour un cinquième et souvent plus d'un quart, l'azote pour près d'un cinquième : il s'y trouve très-peu d'hydrogène.

Quant aux graisses, elles sont très-analogues aux huiles végétales; quelques-unes contiennent un peu d'azote.

Mais qui peut voir sans étonnement que les métaux mêmes entrent dans la composition des végétaux et des animaux ? Les cendres végétales donnent en abondance la potasse et la soude ; la chaux, le phosphore, la potasse, la magnésie, la silice, le fer, le manganèse existent dans les os ; le lait contient du chlore, du phosphore et de la potasse ; enfin de l'hydrochlorate de potasse et de soude, des traces d'oxide de fer se présentent dans la sueur.

Au lieu de se récrier sur l'absurdité de la doctrine de Thalès et de quelques philosophes qui regardaient l'eau comme l'élément unique de tout ce qui existe, on doit donc, au contraire, admirer avec quelle sagacité ces hommes célèbres, dénués de toute observation antérieure, privés de tous les moyens d'interroger la nature, s'étaient approchés de la vérité.

Le germe végétal, déposé dans le sein de la terre, se développe et s'accroît aux dépens de l'atmosphère qui l'entoure, et des sucs qui pénètrent ses racines ; car ce n'est point à l'état solide que les divers principes s'assimilent à sa substance ; il était donc permis de penser que l'air et l'eau en étaient les seuls aliments. Cet air lui-même était regardé comme une émanation de l'Océan. Enfin si l'on considère que les végétaux servent de nourriture aux êtres animés dont les animaux carnassiers font leur proie à leur tour ; que la terre paraît n'être composée que de débris d'êtres organisés ; on en conclura que Thalès et ses sectateurs avaient fait un grand pas vers la vérité.

Ce qu'il y a de certain, c'est que les principes de l'eau entrent comme éléments constitutifs dans tous les êtres organisés, et dans une grande partie des composés inorganiques ; que l'eau elle-même est un dissolvant actif, qui, divisant dans toute l'étendue de sa masse les corps qui y sont plongés, tempère leurs effets en proportion de cette division même, change les poisons les plus terribles en agents médicamenteux, et quelquefois même en fait des boissons agréables : plus ou moins chargée des parties nutritives qu'on y met en dissolution, et n'étant point alimentaire par elle-même, elle est le véhicule le plus utile pour transmettre à l'estomac irrité ou affaibli la quantité de nourriture nécessaire à l'entretien de l'existence, et supportable dans l'état de maladie : que par elle-même, soit agissant en vertu de son propre poids, soit absorbant ou les sucs nuisibles ou le calorique en excès, elle est le digestif le plus prompt, l'adoucissant ou le rafraîchissant le plus sûr.

Les aliments que la nature nous présente contiennent l'eau en grande proportion. Sur mille parties, le lait, le sang, la chair, le mucus animal en contiennent plus de 900 d'eau; les fruits ne sont que du mucilage, du sucre et divers acides très-étendus d'eau : et nous n'obtenons les eaux-de-vie qu'en éliminant des sucs végétaux une grande partie de l'eau qu'ils renferment.

Ne cherchant dans les substances ou élémentaires ou composées que leurs rapports avec l'économie animale, nous les considérerons successivement comme nutritives et comme médicamenteuses; mais avant d'entrer dans ces détails, il est indispensable de donner une courte description des organes et de leurs fonctions : nous pourrons ensuite rendre raison, jusqu'à un certain point, des effets que produisent les différents corps sur les êtres animés, et en particulier sur l'homme.

## DE LA VIE ET DES FONCTIONS VITALES.

Ainsi les composés dont nous avons fait connaître la formation sont le résultat immédiat de l'attraction ou de l'affinité. L'art a su mettre en jeu cette loi de la nature : on décompose l'eau, l'air, un grand nombre d'oxides, d'acides et de sels ; et selon l'expression des chimistes, on peut les recomposer de toutes pièces. Mais il est des opérations d'un autre ordre, dont nos observations n'ont pu surprendre le secret. Dans certaines circonstances, dont les plus importantes, ou plutôt les seules qui ne nous échappent point, sont l'humidité et la chaleur, on voit naître des végétaux qui n'ont été produits par aucune semence, et des animaux qui n'ont point de parents. Et ce ne sont point seulement ces êtres microscopiques dont la vie est encore un problème ; les champignons, les animaux parasites, soit extérieurs, soit intérieurs, apparaissent souvent tout-à-coup, et loin d'êtres semblables qui eussent pu les produire.

De cette force productrice et jusqu'à présent profondément ignorée et inimitable, résultent des composés dont toutes les parties tendent à un seul but, la conservation de l'ensemble. Réunis de toute part, les éléments de la nature la plus diverse se concentrent en un seul tout, et de leur réunion résulte un être hétérogène quant aux principes dont il est composé, essentiellement UN dans son ensemble. Tout ce que nous savons, c'est que pendant la portion si courte de l'éternité que ces divers éléments sont réunis, ils forment un être dont les différentes parties sont LES INSTRUMENTS de l'existence qui leur est commune. Ces instruments se nomment ORGANES ; l'être qu'ils composent se nomme ÊTRE ORGANISÉ ; enfin l'exercice non interrompu des organes dans leurs rapports mutuels, se nomme LA VIE.

Mais cette action continuelle n'a lieu que par le concours des affinités extérieures. Le corps vivant reçoit et perd sans cesse, surtout pendant la première période de son existence ; il s'accroît aux dépens de ce qui l'entoure ou de ce qu'il peut atteindre ; il s'approprie et assimile à sa substance tout ce qui est propre à l'accroître, à l'entretenir ou à le régénérer. Mais comment cette assimilation s'opère-t-elle ? quelle force appelle certaines molécules plutôt que d'autres à opérer cette régénération ? ce sont des mystères encore cachés sous un voile impénétrable.

Des êtres organisés, les uns, invariablement fixés au lieu qui les a vus naître, reçoivent le tribut de l'air, de la terre et des eaux ; les autres, doués de la faculté de se transporter d'un lieu à un autre, sont obligés de pourvoir eux-mêmes à leurs besoins. Ainsi les animaux ont cette connaissance des impressions extérieures que l'on nomme SENSIBILITÉ, et en vertu de laquelle ils désirent, craignent, recherchent, évitent, saisissent ou rejettent les différents objets, selon l'effet utile ou pernicieux dont leurs sensations les avertissent. Selon toute apparence, les végétaux ne sont pas doués de cette faculté, ou du moins elle semble leur être inutile ; car pourquoi éprouveraient-ils le désir de ce qu'ils ne peuvent atteindre, ou connaîtraient-ils des maux qu'il leur serait impossible de fuir ?

Les êtres organisés les plus simples des deux règnes présentent une ressemblance frappante. C'est un tissu partout semblable à lui-même, et dans les cellules duquel coule un fluide. Probablement quelque élément, jusqu'à présent inaccessible à l'analyse chimique, donne à cet ensemble la force d'attirer à soi et de s'approprier ce qui est nécessaire à sa subsistance. Une des propriétés essentielles de ce tissu, c'est de se produire et de se régénérer. Voilà pourquoi la plupart des végétaux, et les animaux qui occupent le premier degré de l'échelle organique, croissent par bouture; c'est-à-dire que si on les divise, chacune de leurs parties peut devenir un TOUT VIVANT. Ne voyons-nous pas les vers de terre, dont l'organisation est beaucoup plus composée, conserver la vie dans chaque tronçon, lorsqu'on les a divisés transversalement?

Quelque simple que soit cette organisation, la science n'a aucun moyen de l'imiter. Mais dès que nous passons des animaux microscopiques à ceux dont la vie résulte d'organes divers dans leur structure, nous trouvons que la vie a différents points de concentration nécessaires à l'unité de l'ensemble. L'insecte le plus vil périra, ainsi que l'homme, si on le prive d'un des organes essentiels : l'un et l'autre pourra subsister après avoir perdu une ou même plusieurs de ces parties qui ne sont point le siége de l'action vitale.

Cependant le tissu élémentaire organique se retrouve dans l'homme ainsi que dans l'animal microscopique : il le compose même presque entièrement; et dans les premiers moments de son existence au sein maternel, ce n'est encore qu'une masse gélatineuse, composée des éléments que nous avons indiqués dans la formation de la gélatine et de l'albumine.

Partout ce tissu, composé des mêmes principes, a des propriétés analogues; partout il est doué de la force attractive, mais modifiée selon la grande variété d'organisation qui règne dans les animaux d'un ordre supérieur. Chez ceux-ci, il multiplie ses fonctions : il est à la fois l'agent et le véhicule des différentes transformations que subissent les fluides.

Ses usages résultent probablement de sa structure

intime. Il est composé de filets entrecroisés, entrelacés de mille manières différentes, et laissant entre eux des interstices ou mailles de forme irrégulière que l'on a comparées à des cellules : ce qui lui a valu le nom de TISSU CELLULAIRE.

Les fils qui le forment, ayant quelque analogie avec de petites cordes, ont reçu le nom général de FIBRES.

Le tissu cellulaire n'a pas la même consistance partout. En certains endroits, là où il enveloppe extérieurement ou intérieurement les organes, il se resserre, s'aplatit, s'étend et forme diverses sortes de toiles organisées que l'on nomme MEMBRANES ; celles-ci à leur tour ont reçu des noms relatifs a leurs fonctions et aux autres éléments qui concourent à les former.

Ici nous nous bornerons à citer LA MEMBRANE FIBREUSE, extrêmement ferme, serrée, et qui semble spécialement destinée, soit à servir d'enveloppe à certains organes, soit à former d'autres tissus.

Une portion de la membrane cellulaire est particulièrement modifiée de manière à absorber les subtances destinées à entretenir l'individu : cette opération se nomme NUTRITION ; nous y reviendrons par la suite. Il suffit de dire ici que LE SANG en est le premier résultat. Ce liquide, fourni d'abord par les organes que la nature donne momentanément à la mère pour alimenter le fœtus, s'est déjà creusé des canaux dès le commencement du second mois, puisqu'à cette époque on voit battre le cœur, qui en est déjà rempli. Dès que l'homme a vu le jour, ce fluide absorbe l'oxigène que la respiration lui apporte : ce genre de nutrition lui donne et la couleur vermeille qui le fait nommer SANG ROUGE, et une qualité particulière qui le rend propre à l'entretien de la vie. Il part du cœur comme un torrent rapide, contenu dans un vaste canal nommé ARTÈRE : de là il se divise dans les ramifications innombrables de ce vaisseau, dont les dernières branches portent, à cause de leur extrême petitesse, le nom de VAISSEAUX CAPILLAIRES; de ceux-ci, dont les extrémités échappent à nos recherches, naît, dit-on, une nouvelle ramification inaccessible à nos sens, mais dont la nécessité semble prouver l'existence. C'est le système des VAISSEAUX ABSORBANTS, où le sang se décompose et s'assimile aux parties qu'il baigne, ou abandonne à chacune les principes qui lui sont propres. Dans cette opération il a considérablement perdu en quantité et en qualité; et ce qui n'a pas été employé à l'assimilation ou aux sécrétions, entre dans un nouveau système de vaisseaux qu'on appelle VEINES, et dont l'origine nous échappe ainsi que la fin du SYSTÈME ARTÉRIEL. Le sang reçu dans les veines a perdu avec son oxigène sa couleur vermeille et ses propriétés vitales; sa teinte foncée l'a fait nommer SANG NOIR. Reporté au cœur par un cours rapide avec le chyle que la nutrition alimentaire a fourni, il y reprend l'oxigène et ses propriétés vitales pour rentrer rouge dans les artères: ainsi paraît s'opérer LA CIRCULATION DU SANG.

Les vaisseaux qui renferment le sang sont formés d'une membrane fibreuse très-facile à rompre.

Mais quelle est cette machine si composée, à chacune des parties de laquelle le sang fournit sa nutrition propre? et par quelle suite de décompositions s'opèrent ces nutritions partielles? c'est ce que nous allons examiner, en donnant une idée sommaire de la structure du corps humain.

Une colonne creuse, composée de vingt-quatre pièces solides nommées VERTÈBRES, placées les unes au-dessus des autres, communiquant par sa partie supérieure à un vaste réservoir également solide nommé le CRANE, et par son extrêmité inférieure à une large capacité nommée LE BASSIN, composée de pièces de même nature; douze paires de longs arcs minces nommés CÔTES, emboîtés de part et d'autre dans les vertèbres d'où ils semblent partir; enfin deux paires de longs assemblages d'une substance semblable, naissant aussi la première vers la partie supérieure de la colonne, la seconde du bassin, et se rayonnant à leurs extrémités en cinq divisions nommées LES DOIGTS; tel est l'ensemble des os, ou LE SYSTÈME OSSEUX : telle est la charpente du corps vivant dans les plus nobles espèces, et en particulier chez l'homme.

La membrane fibreuse qui recouvre les os se nomme PÉRIOSTE; le périoste intérieur du crâne se nomme LA DURE-MÈRE.

A l'endroit où les os s'emboîtent les uns dans les autres, leur surface est recouverte d'une couche solide, organique, flexible, d'une consistance moins dure et moins compacte que l'os, élastique et d'un blanc laiteux: c'est ce qu'on nomme CARTILAGE.

Les extrémités des os, la partie solide du nez, du gosier, du canal respiratoire, sont aussi des cartilages. Les extrémités des os qui s'emboîtent sans se mouvoir l'un sur l'autre sont aussi munies d'un cartilage, mais qui est plus mince, et très-disposé à s'ossifier.

On appelle ARTICULATIONS les endroits où les os s'emboîtent; les unes sont mobiles, les autres immobiles.

Quant au cartilage, il est formé d'une grande quantité de gélatine, interposée dans un tissu cellulaire très-fin.

Une substance molle, divisée en deux parties, l'une blanche, l'autre grise, remplit la colonne vertébrale et le réservoir supérieur. Le long de la colonne on la nomme MOELLE ÉPINIÈRE; dans le réservoir elle prend le nom de CERVEAU; celui-ci n'est qu'une expansion, une efflorescence de la moëlle épinière. L'organisation de cette substance est si délicate, que l'anatomie peut à peine en décrire quelques parties, et encore moins indiquer l'usage de celles qu'elle a décrites : la sensibilité en est si exquise, qu'on la regarde comme le siége ou la cause matérielle de la vie : enfin l'importance telle, que la moindre lésion qu'elle éprouve au haut de la colonne cause à l'instant la mort, et que les blessures des portions inférieures, paralysant d'abord les organes voisins, ont presque toujours des suites funestes. (*)

Une enveloppe formée de tissu cellulaire enferme le cerveau et s'alonge en tube autour du cordon médullaire. Des deux côtés de la colonne, entre les vertèbres, entre les os du crâne, partent de la moëlle et du cerveau des filaments cylindriques et blanchâtres : ce sont LES NERFS. Ils se ramifient à l'infini dans toutes les parties du corps, et vont se terminer à l'intérieur des organes en extrémités d'une telle ténuité, que l'anatomie n'a pu encore les atteindre.

Ainsi des filaments de même nature que les fibres médullaires, réunis en cordons plus ou moins blancs, et partis, comme nous venons de le dire, de la moëlle épinière ou du cerveau, constituent LE TISSU NERVEUX.

Ministres d'une communication mutuelle, mais dont le mode nous sera toujours inconnu, d'un côté les nerfs reçoivent de la substance grise de la moëlle épinière, où ils prennent profondément racine, l'impulsion qui anime les organes correspondants : de l'autre, ils transmettent à leur origine les impressions reçues, et affectent l'être vivant d'une manière agréable ou pénible, selon que ces impressions sont ou non proproportionnées à la force de l'organe qui les reçoit.

Des masses arrondies, ordinairement oblongues, et

(*) Il faut bien se garder de confondre la moëlle épinière avec la moëlle sécrétée à l'intérieur des os. Ces deux substances n'ont ni communication ni ressemblance.

composées de faisceaux de filets qui se séparent les uns des autres jusqu'à un degré indéfini de petitesse, forment LES MUSCLES, ou ce qu'on appelle vulgairement la CHAIR. Le système cérébro-spinal, c'est-à-dire, les nerfs et leurs ramifications y pénètrent, s'y partagent en filets innombrables qui croisent perpendiculairement la fibre musculaire, occupent les muscles dans toute leur étendue, et leur impriment, en les douant d'une vive sensibilité, ce mouvement par lequel ils se contractent ou s'étendent. Quant à la fibre musculaire, inerte par elle-même, elle paraît ne remplir que l'office d'une corde tendue ou dirigée par l'action des fils nerveux. Les muscles sont enveloppés d'une membrane fibreuse qui les contient, empêche leur déplacement, et donne ainsi de la solidité aux membres.

Assujétis aux différents points de la charpente osseuse par de forts ligaments nommés TENDONS, les muscles en se contractant et en s'étendant, font tourner les os sur leurs articulations, et produisent ainsi les mouvements du corps.

Tous les muscles n'obéissent pas à l'empire de la volonté : leur mode d'action dépend des portions du système nerveux qui les animent.

En effet les nerfs s'entrelacent en certains endroits, et forment des réseaux nommés PLEXUS : en d'autres, ils s'unissent, s'agglomèrent, se croisent de mille manières différentes, et produisent des masses nommées GANGLIONS.

Ces appareils nerveux, concentrant sur différents points l'action vitale, soustraient quelques parties du système total à l'influence immédiate des nerfs primitifs, et empêchent l'individu d'être informé des mouvements qui se passent habituellement dans les parties auxquelles ils envoient leurs ramifications. Ce sont comme les centres des actions qui se passent dans certaines sphères : actions qui ont lieu sans interruption pendant tout le cours de la vie, qui ne sont susceptibles que des changements occasionnés par les différentes périodes de l'existence, et dont l'être vivant n'a que fort confusément la conscience dans l'état de maladie.

Tous ces ganglions, unis les uns aux autres par un grand nombre de cordons nerveux, forment un système secondaire que l'on a nommé NERF GANGLIONNAIRE, parce qu'il est composé de ganglions nombreux et considérables : NERF TRISPLANCHNIQUE, parce qu'il se ramifie à l'infini dans les trois cavités du cerveau, de la poitrine et du ventre, dites cavités splanchniques : enfin GRAND SYMPATHIQUE, parce que formant un système lié dans toutes ses parties, il en résulte entre les organes qu'il anime, une correspondance, un accord parfait d'affections.

Il se partage en deux moitiés, à peu-près symétriques, étendues sur les côtés et la face antérieure de la colonne vertébrale, le long du cou, de la poitrine et du bas-ventre.

Dans son trajet, il préside aux mouvements purement organiques de l'estomac, du foie, de la rate, des intestins, des reins et de l'appareil génital, en attachant à chacun d'eux des lacis nerveux ou ganglions d'où partent une infinité de filets qui les pénètrent intimement, aboutissent à leur surface interne, s'y épanouissent en quelque sorte, et rendent cette surface sensible à l'action des corps étrangers.

Les organes appelés SENS, parce que nous les croyons exclusivement doués de la faculté de nous procurer des sensations, reçoivent à la vérité de la substance cérébrale, les cordes nerveuses qui retentissent jusqu'à l'âme, et la mettent en relation avec les objets extérieurs : mais de fortes et nombreuses attaches partant du GRAND SYMPATHIQUE, les pénètrent, ne leur permettent point de s'isoler de l'organisme général, et les modifient suivant les différents états de l'individu, de manière à donner des indices presque infaillibles sur sa situation : enfin il étend cette influence si nécessaire jusque dans le cerveau même.

Ainsi tous les nerfs, de quelque tronc qu'ils partent, président à une action vitale, ou plutôt eux seuls donnent le mouvement, le sentiment ou la vie.

Des fonctions vitales qui s'exercent sans que la volonté y prenne part, les plus importantes sont LES SÉCRÉTIONS : on nomme ainsi l'opération par laquelle divers fluides se séparent du sang. Les organes destinés à ce travail sont des corps mollasses, grenus, lobuleux, que que l'on nomme GLANDES, et formés, comme tout le reste, de tissu cellulaire. Le sang s'y porte par un nombre infini de vaisseaux capillaires, y subit une élaboration particulière, produite sans doute par l'action encore inconnue d'une multitude de filets nerveux que leur fournit le grand sympathique, et qui entrent dans leur tissu.

On ignore complétement pourquoi les fluides sécrétés par les différentes glandes ne sont pas de même nature. En effet, les glandes salivaires fournissent la salive : les mammaires, le lait ; les lacrymales, les larmes ; le foie, la bile ; les reins, l'urine ; le pancréas, le fluide pancréatique ; les testicules, la liqueur séminale ; les ovaires, un fluide particulier ; enfin les innombrables glandes sébacées, situées dans l'épaisseur de la peau et de divers autres tissus, sécrètent la graisse.

De ces glandes, quelques-unes ont leurs CAPSULES ou réservoirs. Ainsi la bile tombe du foie dans LA VÉSICULE DU FIEL ; les reins versent l'urine dans LA VESSIE.

Des fluides que fournissent les glandes, les uns ne sont nullement destinés à la conservation de l'individu chez qui ils se forment; telles sont les substances fournies par les mammaires, les ovaires et les testicules: d'autres sont rejetés comme inutiles, comme l'urine; d'autres jouent un rôle plus ou moins important dans l'économie, telles sont la salive, la bile et la graisse.

Certains fluides sont sécrétés dès l'époque de la naissance; ce sont la salive, la bile, l'urine: les autres ne paraissent que pendant une certaine portion de notre existence, et dans des circonstances particulières.

Au reste, il ne faut pas croire que ces organes soient isolés et indépendants: bien loin de là, il faut les considérer comme diverses modifications d'un organe général, qui présente aux impressions extérieures toute la surface de l'être animé.

En effet, nous voyons le corps extérieurement recouvert d'un tégument nommé LA PEAU, et sensible dans tous les points de sa surface. Personne n'ignore qu'à la bouche, au nez, aux yeux, enfin à tous les orifices, naît une peau plus sensible encore, et continuellement humectée; cette peau, nommée MEMBRANE MUQUEUSE à cause du MUCUS ou liquide qui en sort continuellement, se prolonge intérieurement pour former d'un côté le canal respiratoire, de l'autre, le tube alimentaire, dont le prolongement forme le canal intestinal d'une part, et les voies génito-urinaires de l'autre.

Toute cette surface, tant intérieure qu'extérieure, est comme formée d'un nombre infini de glandes, les unes très-volumineuses, les autres d'une grosseur médiocre, mais la plupart d'une petitesse qui échappe à l'œil nu. Ces glandules se réduisent en petites cavités qui s'ouvrent à l'extérieur, ce qui leur a valu le nom de FOLLICULES.

La membrane muqueuse non-seulement est un tissu cellulaire modifié en glandules, mais encore elle pénètre dans les glandes les plus secrètes, et les met ainsi en communication avec l'extérieur.

Toute la membrane est hérissée de papilles nerveuses, extrémités des nerfs qui la traversent dans tous ses points. Ces papilles nerveuses, destinées à recevoir les impressions extérieures, semblent produire un double effet : 1.° d'exciter les différents modes de sensibilité ; 2.° de réagir sur les vaisseaux sanguins qui affluent dans les glandes et les follicules, et d'y opérer les diverses sécrétions.

Nous avons nommé les fluides sécrétés par les huit sortes de glandes : fluides destinés à être portés au dehors.

En outre, les follicules sécrètent une MUCOSITÉ qui humecte sans cesse la surface muqueuse, et la préserve sans doute des impressions trop vives que lui causerait son excessive sensibilité. Quant au tégument extérieur, il conserve le nom de PEAU. Ce tissu, beaucoup plus composé que la membrane muqueuse, est formé de quatre couches. La plus interne est LE DERME, membrane fibro-cellulaire d'un tissu blanc, ferme et solide.

Le derme est hérissé, ainsi que la membrane muqueuse, de PAPILLES formées par les extrémités des vaisseaux et des filets nerveux qui le traversent ; et c'est en quelque sorte, le prolongement de la membrane muqueuse : elles sont soutenues par la troisième couche nommée LE RÉSEAU, tissu cellulaire très-fin, dont les interstices, semblables à de petites gaînes, emboîtent les papilles nerveuses. Enfin le tout est recouvert à l'extérieur de L'ÉPIDERME, membrane mince, demi-transparente, adhérente aux autres couches par des liens très-solides.

Ainsi la peau n'est que la continuation de la membrane muqueuse, soutenue par le derme, et préservée du contact immédiat par deux autres tissus; cependant elle conserve encore assez d'excitabilité pour être sensible, autant que l'exige la conservation de l'individu, aux impressions des objets. Le tégument total, tant intérieur qu'extérieur, forme donc un organe général, un TOUCHER UNIVERSEL modifié selon l'organisation de ses différentes parties. Ainsi, sur toute la peau extérieure, réside le toucher proprement dit : la peau muqueuse des narines, celle du palais, reçoivent les impressions d'où résultent L'ODORAT et LE GOÛT : l'intérieur de l'oreille, sensible aux vibrations de l'air, renferme L'OUIE : enfin la rétine, membrane sensible aux moindres effets de la lumière même dans des choses qui jouissent à peine de la corporéité, est comme la toile où viennent se peindre les objets : là réside le sens de LA VUE.

Mais c'est surtout dans l'intérieur que la membrane muqueuse remplit d'importantes fonctions. Elle tapisse entièrement la trachée artère ou le canal respiratoire, qui semblable à un arbre creux, se divise en un nombre infini de ramifications nommées bronches, et va porter l'air dans la substance intime du poumon. Cet organe, d'un tissu cellulaire extrêmement léger, absorbe l'air, et en pénètre les vaisseaux sanguins dont il est traversé dans tous les sens, pour L'ARTÉRIALISER : c'est-à-dire pour l'introduire rouge dans les artères. C'est à la membrane muqueuse qui n'abandonne aucune de ces ramifications, et qui se prolonge même au-delà, que nous devons cette sensation indéfinissable de plaisir ou de douleur, ce besoin de respirer auquel nous ne pouvons résister.

Dans le canal alimentaire, elle revêt entièrement l'estomac, ou plutôt elle en est la partie essentielle et sensible : en effet elle y est comme veloutée, à cause du nombre infini de papilles nerveuses dont elle est recouverte : et si l'on s'arme d'un microscope, on y aperçoit une multitude de petites cloisons, présentant l'aspect des cellules d'uu gâteau d'abeilles.

C'est dans l'estomac que s'opère LA DIGESTION, c'est-à-dire, la transformation des aliments en CHYME, sorte de bouillie, composée non-seulement des aliments, mais encore de tous les liquides sécrétés par la membrane muqueuse, depuis la bouche jusqu'à l'estomac : ensuite s'opère l'absorption de ce suc nourricier qui prend alors le nom de CHYLE, absorption qui a lieu encore à la surface muqueuse intestinale : et par une suite nécessaire, long-temps ignorée et surtout très-remarquable des lois naturelles, LE CHYLE EST EN GÉNÉRAL LE MÊME DANS TOUS LES ANIMAUX D'UNE MÊME ESPÈCE, QUELLE QUE SOIT LA SUBSTANCE DONT ON LES A NOURRIS.

Le foie est un organe glandulaire, qui couvre à gauche l'estomac, et presque toujours à droite le rein tout entier. Tout le monde en connaît la forme et la consistance. Il reçoit beaucoup de nerfs, et il est parcouru par un nombre prodigieux de vaisseaux.

Une grosse veine, nommée la VEINE PORTE, entre dans le foie, et s'y divise en une quantité innombrable de rameaux, qui se perdent et disparaissent enfin dans la substance même de ce viscère.

La surface interne et muqueuse du foie laisse échapper sans cesse un liquide nommé LA BILE OU LE FIEL : cette sécrétion est le résultat de la décomposition du sang qui y afflue. Tout ce que l'on sait de la bile, c'est qu'elle est indispensable à la digestion, pour la formation du suc nutritif et des matières fécales. Mais nous ignorons profondément quel rôle elle joue dans cette fonction.

La membrane muqueuse se prolonge dans un sac

ou réservoir qui reçoit la bile, et que par cette raison on nomme CHOLÉCYSTE OU VÉSICULE DU FIEL.

Près de l'estomac et du foie se trouve LA RATE, viscère d'une consistance bien moindre que les autres glandes, et qui semble n'opérer aucune sécrétion. Cet organe, fort compliqué, ne présente au premier aperçu que des vaisseaux sanguins, soutenus par un tissu et des membranes cellulaires. Comme les vaisseaux veineux de la rate se jettent dans la veine porte, où ils dégorgent un sang très-foncé en couleur, il est aisé d'en conclure que le sang y subit une élaboration particulière, qui le prépare à la sécrétion de la bile dans le foie.

La glande nommée PANCRÉAS sécrète, par sa surface muqueuse, un liquide qui a beaucoup d'analogie avec la salive, et que l'on suppose nécessaire pour l'accomplissement de la digestion. Comme toutes les glandes, le pancréas est traversé de nerfs et de vaisseaux.

Les REINS sont deux glandes situées à une grande profondeur dans la cavité du bas-ventre, et dont la fonction est de sécréter l'urine. Le canal par où elle se rend des reins dans le vaste réservoir nommé VESSIE, la vessie elle-même et le canal urinaire par où l'urine s'échappe, sont revêtus, comme tous les autres organes, de cette même membrane muqueuse, qui enfin va tapisser les canaux excréteurs des glandes spermatiques.

Quant aux GLANDES MAMMAIRES, c'est aussi à la peau muqueuse qu'elles déposent le LAIT, résultat de leur sécrétion : mais à l'extérieur, par des orifices où la peau quittant sa triple enveloppe, laisse à nu la surface muqueuse.

Toutes les glandes, d'après ce qu'on vient de dire, ont des CONDUITS EXCRÉTEURS, c'est-à-dire qui portent au dehors les fluides séparés du sang : tout l'intérieur de la glande est traversé de ces canaux, qui reçoivent les sécrétions partielles. Dans les unes, ces canaux sont parallèles, et aboutissent chacun à la membrane muqueuse : dans celles qui sont plus profondément situées, ces ramuscules se réunissent de toute part, pour former de leur réunion un seul tronc où passe le produit total de la sécrétion.

Ainsi on doit regarder la membrane muqueuse comme le grand canal excréteur, à la surface duquel aboutissent les liquides séparés du sang. Une fois entrés dans les cavités ou conduits à surface muqueuse, on peut les considérer comme séparés de l'individu. Cependant le MUCUS sécrété depuis la bouche jusqu'à la partie inférieure de l'estomac n'est point continuellement rejeté : une grande partie se combine aux aliments, commence à les animaliser, et rentre ainsi dans les éléments nutritifs. D'un autre côté, nous ne rejetons pas toute la salive dont la bouche est sans cesse humectée ; nous la retenons au contraire presque toute : ce qui prouve, en passant, que la propreté des dents et de la bouche n'est point une précaution purement cosmétique, mais une mesure de santé.

Le grand tégument muqueux qui forme successivement le gosier, l'ésophage, l'estomac et l'intestin ou boyau, est revêtu, derrière la membrane muqueuse, de couches ou bandes musculaires minces, qui, à l'aide des nerfs envoyés par le grand sympathique, impriment à chaque portion de cet organe général le mouvement nécessaire pour remplir les fonctions auxquelles elle est destinée. Le canal respiratoire, la vessie, sont aussi garnis d'une membrane musculaire.

Quant au système circulatoire, ce n'est qu'au centre même de son action qu'il est animé par un muscle nommé LE COEUR, creux dans son intérieur, et composé de quatre cavités, dont deux chassent le sang vers les poumons et vers toutes les parties du corps : les deux autres, beaucoup moins épaisses et moins charnues, reçoivent le sang des poumons et de tout le corps, te le versent dans l'intérieur des précédentes.

Dans le reste du système, les artères sont formées d'une membrane fibro-cellulaire, et les veines d'un tissu à peu près semblable, mais beaucoup moins ferme. Les unes et les autres sont animées par des filets nerveux qui les accompagnent.

Ici se présente une question importante : comment les organes et les muscles se meuvent-ils les uns sur les autres sans se froisser mutuellement, sans même se gêner, pourvu toutefois que ces mouvements ne soient ni forcés, ni contraires au jeu naturel de la machine?

Le tissu cellulaire, dont tous les autres paraissent être des modifications, mais qui sous sa forme propre est extrêmement répandu dans les corps vivants, règne sous toute l'étendue de la peau, soit extérieure, soit muqueuse; enveloppe les organes, les sépare, s'insère entre leurs diverses parties, se glisse entre les masses musculaires, et comme nous venons de le dire, entre dans la formation des chairs, et même dans la composition des os : enfin se retrouve partout où la délicatesse de l'organisation ne s'oppose point aux recherches anatomiques.

Doué d'une grande extensibilité, il se prête à tous les mouvements naturels, et empêche le contact et le frottement des parties.

C'est encore en vertu de cette même extensibilité qu'il reçoit le tissu graisseux.

En effet, dans certains endroits, les rameaux artériels et les rameaux veineux se subdivisant au point de n'être perceptibles qu'au microscope, se terminent en vésicules remplies d'un suc huileux, auxquelles ces ramuscules sanguins servent de pied, et où ils s'insèrent et déposent ce suc. Ces lobes infiniment petits s'agglomèrent deux à deux, et forment enfin les pelotons blancs, sillonnés de vaisseaux sanguins, qui constituent LA GRAISSE. Ainsi la graisse est encore le produit d'une sécrétion.

Le derme, ou la partie interne et fibro-cellulaire de la peau, est lui-même rempli d'un tissu graisseux nommé GLANDES SÉBACÉES (*) c'est-à-dire grasses, et alimenté sans doute par les vaisseaux innombrables qui le traversent.

Enfin les os absorbent une matière grasse qui pénètre dans leur dur tissu, les imbibe et forme au dedans un cordon graisseux nommé MOELLE, sécrété par une membrane interne à l'os, mais d'une telle ténuité, que l'existence n'en est pas encore bien constatée.

Telles sont les diverses sécrétions fournies par le sang. La graisse, qui est généralement regardée comme un luxe de nutrition, comme le résultat d'une surabondance de santé, n'en est cependant point la suite nécessaire. En général, on conçoit que l'état de santé n'a lieu qu'autant qu'il existe entre les opérations vitales, une harmonie d'action, un équilibre tel, qu'aucune fonction ne porte obstacle aux autres par excès d'énergie.

Les fluides que font abonder une digestion rapide et des sécrétions promptes, servent, dans la première jeunesse, à l'accroissement de l'individu, et, dans l'état adulte, à la conservation des facultés physiques.

Cependant, à toutes les époques de la vie, une portion considérable de ces fluides s'échappe par la peau. Cette exhalation se nomme TRANSPIRATION, et le plus souvent elle est gazeuze et invisible; on la nomme alors transpiration insensible : lorsqu'en vertu de quelque disposition particulière du corps, ou par suite

(*) *Sebum*, suif.

de quelque exercice violent, elle parait sous la forme fluide, elle prend le nom de SUEUR.

Mais c'est surtout à l'intérieur que le tissu cellulaire, véhicule de tous les fluides, tour à tour exhalant et absorbant, produit les principales révolutions auxquelles le corps animé est soumis.

Ce tissu, organe primitif de la vie dans les animaux les plus simples comme dans l'homme, est doué en effet d'une force absorptive aussi indéfinissable que réelle. Elle règne même à la surface de la peau, quoique extrêmement modérée par l'épiderme; et en général elle y est le plus souvent préjudiciable, la peau n'étant point un organe nutritif: c'est la limite sensitive qui nous met en rapport avec les objets extérieurs, c'est un vaste excréteur des fluides surabondants. Mais la scène est bien différente à l'intérieur.

Le tissu cellulaire, extrêmement condensé et réduit en grandes lames, forme diverses couches qui revêtent les organes, par dessus la membrane fibreuse et la bande musculeuse : ces membranes cellulaires, douées au plus haut point de la faculté d'absorber, rejettent au dehors, sous la forme de vapeur ou de rosée, les liquides qu'elles ont reçus du sang qui remplit les organes qu'elles recouvrent : et comme ces liquides se nomment en général SÉROSITÉS, on a nommé MEMBRANES SÉREUSES les tissus qui les absorbent d'une part pour les exhaler de l'autre.

En effet, ni dans l'âge de l'accroissement, âge auquel la nutrition est exigée aussi impérieusement que les fonctions vitales sont actives et rapides, ni à plus forte raison lorsque le corps vivant est entièrement développé, le sang ne peut être entièrement épuisé par les sécrétions glandulaires de la membrane muqueuse; et l'exhalation des membranes séreuses, absorbée à l'instant par le tissu cellulaire intermédiaire aux organes, est reçue dans un ordre particulier de vaisseaux où elle prend le nom de LYMPHE ; ce qui a fait donner à ces vaisseaux celui de LYMPHATIQUES. Tous les organes, les muscles mêmes fournissent des vaisseaux lymphatiques. Ceux qui naissent aux intestins, paraissent charrier outre la lymphe, le chyle qu'ils absorbent. On les appelle, par cette raison, VAISSEAUX CHILIFÈRES OU LACTÉS.

L'origine des vaisseaux lymphatiques échappe, par leur extrême ténuité, aux meilleurs instruments d'optique. En général, c'est dans le tissu cellulaire qu'ils prennent naissance ; de distance en distance ils s'introduisent en certain nombre dans des renflements glanduleux nommés ganglions ou glandes lymphatiques, ressortent et se ramifient de nouveau, et se rendent la plupart de toutes les régions du corps dans deux troncs ou canaux qu'on appelle THORACHIQUES, parce qu'ils sont voisins de la poitrine ; enfin ces deux canaux vont verser chacun leur masse liquide dans une veine. Ainsi la lymphe va se mêler avec le sang noir pour aller recevoir l'action de l'oxigène et rentrer dans le système artériel.

Dans ce cercle d'opérations, tout ce qui n'est pas chassé au-dehors par les sécrétions muqueuses, ou par la transpiration, est aussitôt résorbé par le tissu cellulaire, entraîné par les vaisseaux lymphatiques, et reporté avec le chyle dans la masse du sang.

Entraînés par la rapidité de cette courte description, nous n'avons pu qu'indiquer l'existence des membranes séreuses, sur lesquelles nous croyons devoir entrer dans quelque détail.

La membrane muqueuse est continue à elle-même dans tous les points de sa surface, quoique présentant une si grande diversité d'organisation.

Les membranes séreuses, au contraire, sont isolées et appropriées chacune à l'organe qu'elles enveloppent. « Toute membrane séreuse, dit Bichat, représente un sac sans ouverture, déployé sur les organes respectifs qu'elle embrasse, enveloppant ces organes de manière qu'ils ne sont point contenus dans sa cavité, et que, s'il était possible de les disséquer sur leur surface, on aurait cette cavité dans son intégrité. Ce sac offre, sous ce rapport, la même disposition que ces bonnets reployés sur eux-mêmes, et dont la tête est enveloppée pendant la nuit. »

Ainsi les membranes séreuses ne s'ouvrent jamais pour livrer passage aux vaisseaux et aux nerfs, mais elles se replient, les accompagnent et leur forment une sorte d'étui qui les empêche de pénétrer entre les deux couches de la membrane, ce qui empêche l'infiltration de la sérosité dans les organes: infiltration qui aurait lieu, si les membranes séreuses étaient percées de trous, comme les fibreuses, pour livrer passage aux vaisseaux et aux nerfs.

Les membranes séreuses, ou lymphatiques puisqu'elles fournissent la lymphe, occupent donc l'extérieur de la plupart des organes dont les membranes muqueuses tapissent l'intérieur : voici celles qui existent dans l'état normal.

L'ARACHNOÏDE, qui s'applique sur le cerveau; LE PÉRICARDE qui enveloppe le cœur; LES PLÈVRES, qui revêtent chaque côté de la poitrine, et qui se réfléchissent de là sur le poumon correspondant; LE PÉRITOINE, qui enveloppe tous les viscères de la région du ventre, à l'exception de la partie la plus inférieure du bassin; enfin LA TUNIQUE VAGINALE DU TESTICULE.

1. Entre LA DURE-MÈRE, cette membrane fibreuse qui revêt intérieurement le crâne dont elle est le pé-

rioste, et LA PIE-MÈRE, s'étend L'ARACHNOÏDE. La pie-mère mérite à peine le nom de membrane: c'est un tissu cellulaire lâche et transparent, dans lequel il ne s'amasse jamais de graisse, et qui soutient un assemblage de vaisseaux sanguins entrelacés. La pie-mère adhère partout au cerveau, le suit dans toutes ses anfractuosités, et se prolonge en forme de fourreau autour du cordon médullaire de la colonne vertébrale. Elle est continuellement humectée par une exhalation perspiratoire.

Entre ces deux membranes s'étendent les deux feuillets de l'arachnoïde. Celui qui correspond à la dure-mère y adhère d'une manière si intime, qu'on ne peut parvenir à l'en détacher: celui au contraire, qui revêt la surface de la pie-mère, n'entre en contact avec elle qu'aux parties les plus saillantes, et l'abandonne dans ses anfractuosités ou renfoncements, au-dessus desquels elle s'étend en forme de pont.

On n'a pas découvert de vaisseaux sanguins dans l'arachnoïde: on assure y avoir trouvé des vaisseaux lymphatiques.

Comme toutes les membranes séreuses, elle exhale une vapeur qui en lubréfie les deux surfaces.

2. LE PÉRICARDE est aussi un sac membraneux, mais dont le feuillet extérieur est fibreux: le feuillet séreux est interne, et a beaucoup plus d'étendue que l'autre: cette face interne est humectée continuellement par une exhalation séreuse, qui probablement n'est que vaporeuse dans l'état de santé. Il est presque inutile d'ajouter que cette humeur exsude entre les deux feuillets.

3. La poitrine, que tapissent LES PLÈVRES, est la partie du tronc comprise entre le cou et la région du ventre, ou abdomen: elle est destinée à loger et à protéger les principaux organes de la respiration et de la

circulation, les poumons et le cœur. Elle est circonscrite postérieurement par les vertèbres, sur les côtés par les côtes et les omoplates, en avant par l'os nommé sternum, en haut par la clavicule, os sur lequel tourne l'épaule, et qui s'articule au sternum; enfin dans sa partie inférieure, la poitrine est séparée du ventre ou abdomen, par un muscle nommé DIAPHRAGME, auquel nous consacrerons un article particulier.

C'est dans toute cette cavité que s'étend chaque plèvre, tapissant intérieurement les côtes, passant sur les nerfs et les muscles intercostaux dont elle est séparée par une couche graisseuse plus ou moins épaisse: s'appliquant sur le diaphragme, se jetant sur les côtés du péricarde, et se réfléchissant sur la partie postérieure des vaisseaux pulmonaires, ainsi que sur les poumons eux-mêmes.

Les plèvres n'ont pas des adhérences également fortes avec les parties qu'elles recouvrent. Ainsi elles se séparent sans peine du sternum et des côtes, mais elles adhèrent intimement aux poumons.

Les plèvres contiennent une immense quantité de vaisseaux lymphatiques, mais on n'y a pas encore découvert de filets nerveux.

4. L'abdomen est la partie que revêt LE PÉRITOINE. Cette vaste cavité inférieure, vulgairement nommée le ventre, et séparée comme nous venons de le dire, de la poitrine par le diaphragme, renferme l'estomac, le foie, la rate, les reins, les intestins, les vaisseaux lymphatiques et chylifères qui aboutissent au canal thoracique, la vessie, et une partie des organes génitaux.

LE PÉRITOINE est la membrane séreuse qui enveloppe tous ces viscères. Dans son trajet très-compliqué, il forme, en passant d'un organe à l'autre, un grand nombre de replis. C'est encore un sac sans ouverture, dont le feuillet externe s'attache à toutes les parois de la cavité abdominale : savoir, sur la surface inférieure du diaphragme, aux aponévroses et aux muscles qu'il rencontre ; il se réfléchit sur le foie qu'il tapisse tout entier, sur l'esophage et l'estomac, sur la rate, sur la vessie, sur les muscles de la partie inférieure du bas-ventre.

Quant au feuillet interne du péritoine, il s'étend à la surface des viscères abdominaux, mais il n'y adhère pas uniformément. Il en est qu'il tapisse d'une manière immédiate, il en est qu'il ne fait qu'unir au feuillet externe en se repliant sur lui-même.

Ceux de ces replis qui s'étendent du feuillet externe au tube intestinal, sont nommés MÉSENTÈRES. Ceux qui s'étendent du feuillet externe à d'autres organes se nomment LIGAMENTS.

Nous observerons ici que l'intestin qui, très-replié sur lui-même, a six ou huit fois la longueur de l'homme entier, est composé :

1° De la membrane séreuse, qui n'est que le péritoine replié sur l'intestin, et formant derrière lui les mésentères qui le suspendent ;

2° De deux couches musculaires, qui impriment à ce canal les mouvements qui lui sont propres ;

3° De la membrane muqueuse, partie externe de tous les organes.

5. Nous avons peu de chose à dire de la tunique vaginale du testicule ; son nom indique assez son emploi.

Le DIAPHRAGME, tapissé d'un côté par la plèvre, de l'autre par le péritoine, est un muscle aponévrotique ou tendineux vers son centre, et charnu à sa circonférence ; il prend ses tendons ou attaches au bas du sternum, aux côtes, aux vertèbres ; en deux endroits, on aperçoit un espace par lequel le tissu cellulaire de l'abdomen communique avec celui de la poitrine. D'autres ouvertures livrent passage aux veines.

Le diaphragme est le principal muscle intérieur qui obéisse à l'empire de la volonté. Il est un des principaux agents de la respiration; c'est lui qui donne la faculté de pousser les sons de la voix, d'odorer ou flairer, de soupirer, de tousser, de vomir, de chasser les excréments, l'urine ou le fœtus.

## DE LA SENSIBILITÉ ET DE SES PHÉNOMÈNES RELATIVEMENT A L'ÉTAT DE SANTÉ OU DE MALADIE.

La description abrégée que nous venons de donner du corps humain a pour résumé ce passage de Bichat: « tout organe en général est un assemblage, 1° de tissu cellulaire qui en est comme le moule, le canevas; 2° d'une matière particulière qui se dépose dans ce canevas, par exemple, de gélatine pour les cartilages, de gélatine et de phosphate de chaux pour les os, de fibrine pour les muscles, etc.; 3° de vaisseaux apportant et rapportant cette matière de la nutrition; 4° de nerfs. Ce qui rapproche les organes, ce sont donc L'ORGANE CELLULAIRE, LES VAISSEAUX et LES NERFS; ce qui les distingue, c'est LA MATIÈRE NUTRITIVE. » Mais cette matière nutritive, que chaque organe s'approprie selon sa manière d'agir ou sa structure moléculaire, a d'abord été absorbée, appelée à l'intérieur, et animalisée par le tissu muqueux, sous la forme liquide et souvent même gazeuze. Elle consiste, 1° dans l'oxigène qui se combine avec le sang; 2° dans les substances reçues par l'estomac, et que l'action de ce viscère, change en chyme et en chyle; 3° dans l'absorption opérée par la surface de la peau, surtout dans l'enfance.

Le contact de ces substances avec la surface muqueuse ou peau intérieure, met en jeu la faculté d'EXCITATION, c'est-à-dire LA SENSIBILITÉ dont les papilles nerveuses sont éminemment le siége. Le sang dans son passage, dans ses transformations, dans les décompositions qu'il subit, fait éprouver à chaque organe, à chaque partie solide, le genre d'EXCITATION ou de VIE dont elle est susceptible. Les fluides sécrétés, les matières rejetées, exercent dans leur passage ou dans leur séjour une action semblable. Enfin nos organes sensoriaux sont frappés presque sans interruption par les objets extérieurs capables d'affecter la portion de la membrane muqueuse où se termine l'appareil de chacun de nos sens.

Ainsi la vie n'est qu'une excitation continuelle de la sensibilité nécessaire à chaque portion de notre être, pour exercer les fonctions qui lui sont propres.

Tant que cette excitation est suffisante pour opérer la nutrition de chaque organe, et pour expulser les matériaux inutiles, tant qu'elle ne passe pas les bornes prescrites pour l'accomplissement des fonctions vitales, enfin tant que les impressions extérieures ne sont pas de nature à léser les organes, le corps est en état de SANTÉ.

Si cet accord d'action et de réaction est troublé jusqu'à un certain point, l'état de MALADIE a lieu.

Cette harmonie peut être troublée, 1° par une nutrition vicieuse; 2° par des impressions trop fortes sur les organes des sens, par des lésions purement mécaniques, etc.; 3° par une organisation particulière, reçue avec la vie, et qui exigerait des soins auxquels on songe ordinairement trop tard; 4° enfin par les passions, qui elles-mêmes ont une triple cause: l'organisation, les impressions extérieures et la nutrition.

Si l'on est forcé d'avouer que l'embryon est formé du fluide animalisé fourni par les sucs du sein maternel, on conviendra que l'organisation de l'enfant qui vient de naître, et par conséquent les passions qui se développeront en lui, sont encore le fruit de la nutrition.

Il faut observer que nous employons ici le mot nutrition dans le sens le plus général dont il soit susceptible: nous entendons parler non seulement de l'absorption de l'oxigène par le poumon et de la formation du sang par le chyle, mais encore des divers tributs que dans ses décompositions si nombreuses, il apporte au tissu cellulaire, au tissu graisseux, aux muscles, aux os, etc.

Or, dans ces différents cas, ou l'organe reçoit immédiatement une surexcitation, ou toute impression cause une surexcitation à l'organe lésé, trop faible, mal conformé, ou enfin il éprouve le contact de substances qui ne sont point propres à être en rapport avec lui.

Lorsqu'une surexcitation de sensibilité a lieu, il en résulte dans l'organe stimulé, au-delà du degré suffisant pour le maintien de la vie, cet état que l'on nomme IRRITATION.

On conçoit que c'est à la surface muqueuse de l'appareil respiratoire, de l'appareil digestif, ou enfin à la surface de la peau, que se passe la première scène de l'irritation; mais pourquoi le contact ou l'absorption peut-elle exciter, irriter l'organe? c'est demander pourquoi et comment nous sommes sensibles.

L'irritation est-elle forte et durable? le mécanisme organique acquiert plus d'énergie: le sang, naturellement appelé par l'action vitale, arrive d'autant plus abondamment que cette action s'accroît; les sécrétions sont plus rapides et plus abondantes; cette activité extraordinaire de décomposition développe une plus grande chaleur; enfin un sentiment douloureux résulte de la secousse violente qu'éprouve l'organe: ces phénomènes constituent l'état d'INFLAMMATION.

Pourquoi les vaisseaux capillaires font-ils affluer le sang ou la lymphe vers la partie irritée? On a émis sur ce phénomène les opinions les plus absurdes : on l'a attribué, par exemple, à une sorte de colère du principe sensible, réunissant ses forces vers le point où l'harmonie est troublée.

En général, le cours naturel et la sécrétion des fluides étant mis en action par les stimulants nécessaires à l'exercice de la sensibilité, les effets doivent augmenter en raison des causes; ainsi plus le stimulant est actif, plus la circulation et la sécrétion sont promptes relativement à la partie trop excitée.

Ainsi, avec Pujol, nous définirons l'inflammation toute exaltation locale des mouvements organiques, assez considérable pour troubler l'harmonie des fonctions, et désorganiser le tissu où elle est fixée.

Or, l'exaltation d'une fonction quelconque ne pouvant avoir lieu que dans les fluides, toute partie du corps où coulent des vaisseaux capillaires est susceptible d'inflammation.

Je dis des vaisseaux capillaires, car ce ne sont point les gros vaisseaux qui agissent immédiatement sur les chairs et les solides; ce sont les ramifications presque imperceptibles qui y pénètrent.

On appellera donc STIMULANTS tout agent interne ou externe qui, exaltant la sensibilité, produit l'irritation ou l'inflammation.

Les stimulants externes sont l'air, le feu, la lumière, le fluide électrique, les aliments, les boissons, certains contacts, une lésion mécanique.

Les internes sont la réaction des organes sur les tissus qui les entourent et les liquides que fournissent ces organes : nous avons déjà parlé de ces deux sortes de stimulants.

L'air, les gaz, les aliments, les boissons stimulent les surfaces muqueuses qui les absorbent, tant par leur action physique et chimique sur les organes, que par le travail de ceux-ci dans l'acte de l'absorption et de l'assimilation.

Le calorique tenant désunies les molécules des liquides et des gaz, écartant celle des solides, favorise les décompositions et les combinaisons qui s'opèrent sans cesse dans la nature, et surtout dans le corps animé. Il n'est donc pas étonnant que l'augmentation de chaleur surexcite l'action vitale.

Si, comme on le présume, la lumière et le fluide électrique sont de même nature que le feu, il est évident qu'ils doivent produire des effets analogues. La lumière change la couleur de la peau, l'épaissit, la durcit; son action modérée réveille l'activité des organes: ainsi elle est tonique et stimulante.

L'électricité, appliquée à petite dose, facilite toutes les fonctions vitales, augmente la force musculaire, et donne plus d'énergie aux absorptions. Ainsi on doit la mettre au rang des excitants. Mais ce stimulant redoutable peut causer la mort sur le champ, comme il arrive à ceux qui sont foudroyés.

Toute friction à la peau, donnant un exercice continu à la sensibilité, y exalte l'action vitale, irrite par conséquent, et peut enfin, selon sa force et sa durée, produire l'inflammation.

Si le simple frottement produit cet effet, à plus forte raison doit-on l'attendre d'un choc violent, du déchirement des tissus.

Quant à l'irritation occasionnée par le contact de certains tissus vivants, elle dépend d'une sympathie d'organisation dont les effets sont aussi réels que la cause en est peu connue.

Trois phénomènes assez fréquents nous donneront des exemples de la réaction des organes: ce sont les effets d'un choc violent, de la compression et du froid.

Une contusion trop faible pour occasionner un déchirement extérieur ou un grand désordre au dedans, mais assez forte pour causer à l'instant même une vive douleur, est suivie d'engourdissement et de décoloration dans la partie affectée. Il semble que les fluides des vaisseaux capillaires soient repoussés à l'intérieur. Mais les liquides sans cesse reformés, sécrétés par l'action vitale, surmontant bientôt l'obstacle qui tendait à interrompre leur cours, se reportent en plus grande masse vers la partie lésée dont la sensibilité est doublement exaltée, et par l'atteinte que les glandes et les nerfs viennent de recevoir, et par l'afflux du sang qui augmente le travail d'organes déjà souffrants. Alors éclate l'irritation ou l'inflammation, selon la violence du coup.

Une compression assez forte sans être douloureuse, exercée sur un membre au moyen d'une bande, causera d'abord un engourdissement dans la partie comprimée: et si l'on fait cesser la compression, la peau, d'abord très-décolorée, prendra une teinte rouge, et il s'y développera plus de chaleur que n'en éprouvent les parties environnantes: c'est encore l'afflux du sang dans les vaisseaux où sa circulation avait été gênée, interceptée, qui donne lieu à ce phénomène.

Enfin le froid, ou l'absence du calorique, faisant cesser entre les molécules la dilatation nécessaire pour qu'elles exercent les mouvements et l'action qui résultent de leur nature, les resserre, les comprime les unes sur les autres, y gêne le mouvement circulatoire, et peut enfin l'arrêter. Il en résulte que ce mouvement augmente d'énergie au dedans; on voit donc déjà que le froid doit causer une irritation, et même une inflammation à l'intérieur. Mais si la cause qui enlevait la chaleur disparaît tout-à-coup, le sang afflue avec violence dans les vaisseaux qu'il paraissait avoir abandonnés, et il en résulte une irritation ou même une inflammation proportionnée à l'intensité du froid.

Tout contact des organes intérieurs avec l'air, avec des liquides, avec un corps étranger quelconque, gêne leur action, y cause une impression qu'ils ne doivent point recevoir, des absorptions auxquelles ils ne sont point destinés. Voilà pourquoi les liquides soit extérieurs, soit intérieurs, épanchés dans des parties du corps qui ne peuvent les admettre, y causent une inflammation violente, et d'autant plus dangereuse, qu'il est souvent difficile de hâter l'expulsion ou du moins l'absorption du liquide étranger: nous verrons que ces épanchements sont des causes très-fréquentes de maladies.

Mais de tous les agents de la sensibilité, les plus puissants, ceux dont l'action est le plus fréquemment répétée, ce sont les gaz introduits dans les voies respiratoires, et les substances alimentaires. Nous allons nous occuper de leurs effets sur l'organisme, et considérer les conditions nécessaires pour qu'ils maintiennent l'être animé en état de santé.

## DES SUBSTANCES ABSORBÉES ET ASSIMILÉES PAR NOS ORGANES.

On ne saurait contester que les êtres organisés n'exercent sur les corps qui les entourent et les pénètrent, une action qui dépend d'autres lois que de l'affinité chimique. Voyez ces végétaux qui poussent leurs racines dans le même sol, qui élèvent leurs tiges dans la même atmosphère : les germes imperceptibles d'où ils s'élancent, ont absorbé les mêmes gaz, les mêmes sucs; cependant quelle diversité dans leur forme, dans la composition de leurs principes et dans leurs propriétés? Pourquoi encore tant d'animaux qui respirent le même air, qui se nourrissent des mêmes aliments, offrent-ils des espèces si différentes? Pourquoi enfin la même nourriture ne convient-elle pas à tous? Si le chyle qu'ils forment était le même, leur chair, leurs produits, leurs excrétions seraient semblables. Ces différences sont nécessairement le résultat de l'action des organes sur les substances absorbées. L'assimilation des molécules extérieures avec un corps organisé, dépend donc de la contexture intime des organes; et l'action vitale dont ils sont susceptibles varie sans doute comme cette même contexture. Ces êtres organisés sont-ils privés de la vie? Purement passifs, ils rentrent sous l'empire de l'affinité, en obéissant comme tous les corps inorganiques, à tous les agents extérieurs qui les attaquent; il n'y a plus de leur part aucune réaction: de ces masses déformées, putréfiées, qui semblent rendre à la nature ce qu'elle leur a prêté, et qui ne nous inspirent plus que du dégoût et de l'horreur, il s'élève à la vérité des générations nouvelles, familles innombrables qui trouvent la vie au sein de la mort; mais ces productions passagères sont le dernier effort de la puissance génératrice.

Ainsi les corps vivants élaborent d'une manière inconnue, mais propre à l'organisation de chacun, les sucs et les gaz qu'ils absorbent. Mais il ne faut pas croire que l'action vitale des organes neutralise entièrement la puissance chimique des corps: il s'établit entre le tissu vivant et la substance en contact avec lui une lutte plus ou moins violente, dont le résultat n'est avantageux pour l'être animé, qu'autant que l'assimilation est prompte et facile.

Il est donc important d'examiner les effets que produisent sur les êtres vivants les substances absorbées, soit par la peau, soit par les voies respiratoires, soit enfin par les organes digestifs.

L'absorption cutanée n'est point une chimère; mais il est souvent difficile d'en reconnaître les effets, parce qu'elle se confond avec l'absorption respiratoire. La raison s'en conçoit facilement. Les mêmes gaz qui frappent la peau sont aussi absorbés par l'organe de la respiration; et les effets très-prononcés de cette dernière absorption, ne permettent point de calculer ceux de l'absorption cutanée, toujours beaucoup plus faible.

Cependant le gaz hydrogène sulfuré, et l'acide hydrocyanique, qui tuent par le simple contact, ne peuvent laisser de doute sur la réalité de l'absorption cutanée; où l'épiderme est le plus mince, comme aux lèvres, à la conjonctive, au gland, elle a plus d'activité: elle en a plus encore si l'on enlève l'épiderme, comme cela se pratique pour opérer l'intromission du virus variolique, vaccinique, etc. Enfin, plusieurs médecins célèbres assurent que l'absorption s'opère quelquefois avec assez d'activité par les bains, pour diminuer sensiblement le volume de l'eau: par cette raison ils sont interdits dans l'hydropisie, maladie où la peau acquiert une grande force attractive.

Cette absorption est propre à calmer la soif, s'il en faut croire les naufragés de la Méduse, qui apaisaient ce cruel besoin en s'appliquant sur la peau des linges imbibés d'eau de mer: elle a été même regardée comme alimentaire; mais ce doit être à un bien faible degré. C'est dans cette supposition qu'on a ordonné des bains de lait, de bouillon, etc.

Des gaz introduits dans les voies respiratoires, un seul est propre à entretenir la vie: c'est L'OXIGÈNE; cependant nous ne pourrions le respirer pur ; la chaleur salutaire développée par sa combinaison rapide avec le sang et l'excitation qui l'accompagne venant à doubler d'intensité, feraient bientôt naître une violente inflammation.

L'air atmosphérique que nous respirons est un mélange d'oxigène 21, azote 79 parties sur 100. A cela il faut ajouter du gaz acide carbonique, de l'eau vaporisée, et les émanations des corps qui nous entourent ; émanations souvent très-considérables, et que le vent peut nous apporter d'une grande distance.

Mais si le vent transporte au loin les émanations les plus malfaisantes, il les disperse et en affaiblit ou détruit presque entièrement l'effet. Un air immobile, au contraire, bientôt chargé des émanations que la chaleur et le jeu des affinités tire de tous les corps, deviendrait absolument impropre à la respiration, non-seulement par la nature délétère des gaz exhalés, mais encore à cause du peu d'oxigène que contiendrait l'atmosphère.

Quant aux émanations, elles peuvent être minérales, végétales, animales ; s'exhaler de corps animés en état de santé, de corps malades ou frappés de mort.

Dans tous ces cas, les émanations sont dangereuses, n'eussent-elles d'autre effet que de diminuer, dans un volume donné, la quantité d'air propre à la respiration.

Sous ce rapport, et relativement à la qualité particulière des gaz exhalés, le danger est d'autant plus grand que l'on est plus voisin du foyer d'exhalation, ou, ce qui est la même chose, que la masse des vapeurs est plus considérable.

Il serait difficile de décider quelles sont les plus nuisibles.

Les masses métalliques cachées au sein de la terre,

laissent échapper des oxides et des acides que leur état gazeux rend encore plus pénétrants : nous avons parlé dans le TABLEAU de leurs qualités vénéneuses ; nous avons déjà indiqué les propriétés délétères des composés cuivreux, arsénicaux, etc. Les sulfures, les composés d'acide carbonique, d'hydrogène, y prennent naissance et ne sont pas moins nuisibles.

Les grandes masses végétales, telles que les forêts, absorbent une grande quantité d'air, au détriment peut-être des êtres animés ; mais aussi elles absorbent beaucoup de gaz malfaisants.

La réunion d'un certain nombre d'hommes ou d'animaux resserrés dans un petit espace, produit bientôt une absorption complète de l'oxigène, tandis que l'azote, l'hydrogène carboné et sulfuré, l'acide carbonique s'échappent en abondance de tous ces corps animés. Ainsi plus le nombre des individus est considérable, le lieu resserré, et le renouvellement de l'air lent et difficile, plus le danger est grand : quand ces conditions ont lieu au plus haut degré, une prompte mort en est la suite inévitable.

Cependant, quoique le renouvellement fréquent de l'air ne soit pas moins agréable qu'il est utile, on est quelquefois négligent au point de se refuser un bien que la nature accorde si libéralement. Tantôt on s'établit dans de très-petites pièces qu'on laisse fermées presque hermétiquement ; tantôt une réunion d'individus entassés, pour ainsi dire, se forme et se fixe en un lieu peu aéré : quant à ces grandes villes où le commerce et l'industrie ont rassemblé une population immense, elles n'auront qu'à la longue, et peut-être n'auront-elles jamais des rues moins étroites, des maisons moins élevées, un emplacement plus sain, des mesures sanitaires mieux observées ; cependant on doit convenir que sous quelques-uns de ces rapports, notre capitale a éprouvé d'heureux changements.

Quelque obscures que soient encore aujourd'hui les notions que l'on possède sur la contagion, il reste certain que l'air dont les malades sont environnés est chargé de vapeurs très-malsaines. Il s'en faut de beaucoup que toutes les maladies soient contagieuses; mais les vases dont les malades se servent, leur linge et leurs habits sont imprégnés d'exhalaisons toujours dangereuses, et souvent même de liquides non moins impurs. Les précautions à prendre sont donc également utiles pour le malade et pour ceux qui l'entourent.

Placer le malade dans une pièce vaste et bien aérée; ne point l'ensevelir au fond d'une alcove obscure, au milieu d'une chaleur étouffante, sous un amas de couvertures et dans une chambre hermétiquement fermée, de sorte qu'il vaudrait mieux pour lui d'être abandonné en plein air au milieu des champs, que cloué sur ce lit de douleur : laisser assez près de lui des vases remplis d'eau souvent renouvelée, et qui offrant une vaste surface, puissent absorber les miasmes sans cesse reproduits, précaution dont nous avons reconnu l'utilité dans plusieurs maladies épidémiques; renouveler le linge et les vases aussi souvent qu'il sera possible; enlever très-promptement toutes les déjections, qui étant le plus souvent un produit de la maladie, contiennent un foyer de contagion : telles sont les mesures sanitaires que commande la prudence, et que tout le monde peut prendre au moins en ce qu'elles ont d'essentiel, savoir la propreté et le renouvellement de l'air; elles sont d'autant plus utiles, que quand la maladie est avancée, les sueurs abondantes, les déjections fétides et multipliées, les émanations ne diffèrent guère par leur nature et leurs effets, de celles qui s'échappent des corps en putréfaction.

Ces moyens sont tellement efficaces, que joints à l'emploi des rafraîchissants et à la diète, ils ont procuré la guérison d'inflammations très-graves.

Sans entreprendre ici de déraciner dans les âmes faibles l'horreur superstitieuse et quelquefois cruelle que leur inspirent les apparences de la mort, horreur qui ne permet par même d'examiner avec assez d'attention si la mort a réellement saisi sa proie, nous ferons observer que le corps d'un individu privé de la vie par une destruction subite, ou à la suite de ces maladies courtes et violentes qui cependant n'ont rien de contagieux, n'exhale encore aucun miasme, et peut être approché sans danger. La PUTRÉFACTION seule développe ces vapeurs funestes.

Lorsqu'un corps organisé, végétal ou animal, est privé de la vie, c'est-à-dire de ce concours d'actions partielles qui consistent en général à s'approprier les substances assimilables et à expulser ce qui est superflu, tous ses éléments rentrent sous l'empire de l'affinité chimique; leur action mutuelle et celle des agents extérieurs sur eux ne reconnaît plus d'autres lois : alors commence la décomposition putride.

Les conditions nécessaires à l'établissement de la putréfaction sont l'absence de la vie, l'humidité et la chaleur. Mais ces deux dernières conditions ne doivent avoir lieu qu'à un certain degré : une quantité excessive d'eau nuit à la réaction réciproque des principes; une chaleur trop élevée produit l'évaporation rapide des gaz, la dessication et même la coction.

Lorsque la putréfaction s'établit à l'air libre, la substance animale se ramollit, sa couleur devient foncée, obscure; il s'échappe une odeur fade, désagréable, bientôt fétide et insupportable. Une odeur ammoniacale ne tarde pas à s'y joindre, et masque l'odeur putride qui a existé avant elle, et qui subsiste constamment. Des gaz se dégagent, une sérosité s'écoule, et enfin il ne reste qu'une sorte de terre grasse, visqueuse et encore fétide.

Dans le sein de la terre, la décomposition est beaucoup plus lente. En plein air la plus grande partie des produits se dissipent aussitôt qu'ils se forment, et les pluies entraînent le résidu terreux. Si au contraire la masse animale est renfermée, rien ne s'échappe; et, lorsque les émanations trouvent quelque issue, elles sont beaucoup plus concentrées et par conséquent plus nuisibles.

« Du gaz hydrogène, carboné, sulfuré et phos« phoré, des vapeurs aqueuses, de l'ammoniaque et de « l'acide carbonique; tels sont les produits aériformes « de la décomposition putride, qui s'échappent, en« traînant, combinés deux à deux, les matériaux de la « substance animale. Il s'en forme ensuite d'autres, « à des époques variées, qui diffèrent par leur fixité, « et qui séjournent plus ou moins long-temps dans la « matière putrescente. Ce sont du gras de cadavre, « sorte de savon ammoniacal, de l'huile, de l'acide « acétique, quelquefois de l'acide nitrique fixé par une « base salifiable, et un terreau qui contient lui-même « divers oxides métalliques et plusieurs sels, mêlés à « une substance grasse charbonneuse. De tous ces pro« duits, le plus important, à raison de son influence « délétère sur les corps vivants, du moins sur certains « animaux, quoiqu'on ne connaisse point sa nature, « est UN GAZ ANIMAL, que son odeur particulière fait ai« sément reconnaître partout où il existe. On présume, « non sans fondement, qu'il est le résultat de la disso« lution des matières putréfiées dans l'air. Quoi qu'il « en soit, c'est lui, et lui seul, qui fait le danger des

« effluves putrides, et qui, suivant son degré de concen-
« tration, produit des effets plus ou moins funestes sur
« l'homme, déterminant des irritations intenses dont
« les résultats sont le typhus, avec toutes ses nuances,
« tantôt des phlegmasies externes, caractérisées surtout
« par leur tendance vers la gangrène. Lorsqu'il est très-
« abondant, il devient la source d'épidémies graves et
« de maladies contagieuses.

Dans les campagnes, dans les villes même, on eut parfois la coupable imprudence de changer les lieux de sépulture, et, pour effectuer cette opération, il fallait exhumer et transporter des cadavres en proie à différents degrés de putréfaction : une masse d'émanations putrides concentrées infectaient au loin l'atmosphère, et des maladies épidémiques très-meurtrières ne tardaient pas à éclater. Une piété peu éclairée accorda souvent l'inhumation dans l'enceinte même des églises : les fosses toujours peu profondes, les pierres mal jointes, laissaient échapper des vapeurs mortelles. L'autorité ne permet plus de tels abus : mais elle doit encore veiller à ce que les cimetières soient assez éloignés des lieux habités, et les fosses assez profondes. L'emplacement des hôpitaux, la nature des maladies qu'on y traite, le nombre des malades qu'on y reçoit, la distance des lits, l'étendue, l'exposition des salles, n'intéressent pas moins la sûreté publique. Les eaux qui avoisinent ces établissements sont souvent infectées d'immondices et de déjections de toute espèce : aussi on s'abstient sagement d'en faire usage.

Chacun sait que les plus vils débris des animaux et des végétaux sont un trésor pour le cultivateur ; les mares dont l'eau est imprégnée de ces substances putréfiées sont regardées avec raison comme le plus riche engrais. Mais il fera prudemment de les éloigner de sa demeure, ou au moins de ne pas les établir à sa porte et sous ses fenêtres : les animaux morts qu'on y jette souvent augmentant encore, pendant les chaleurs de l'été, le danger des miasmes qui s'en élèvent.

Enfin les colonnes d'air en mouvement ne diffèrent pas moins par les qualités que par la température du fluide. Les vents d'ouest, qui d'un pôle à l'autre n'arrivent jusqu'à nous qu'après avoir passé au-dessus d'un océan immense, chassent devant eux les nuages amoncelés, et sont eux-mêmes pénétrés d'eau vaporisée. Les vents d'est, au contraire, qui traversent le vaste continent de l'Asie, arrivent très-peu chargés d'humidité, ramènent la sérénité, et renvoient aux mers cette mer nouvelle qui s'était formée au-dessus de nos têtes. Ces vents, imprégnés des émanations des végétaux de l'Asie, sont regardés comme apportant un air balsamique et très-salubre. Ainsi, quand les exhalaisons sont concentrées, ou que le foyer en est considérable, l'air en va porter au loin les effets. J'ai lu quelque part qu'une vapeur empestée étant sortie d'une caverne de la Grande-Tartarie, corrompit tellement l'air, qu'une peste affreuse ravagea presque toute la terre.

On ne s'aperçoit guère de l'infection de l'air que par l'impression désagréable qu'il fait sur l'odorat. Pour la combattre, on brûle des aromates, on met des fleurs odorantes dans les appartements, etc. Ce remède est pire que le mal. La mauvaise odeur disparaît, il est vrai, masquée par les parfums : mais le principe malfaisant n'est point chassé, et l'on y ajoute des émanations, qui tout agréables qu'elles sont, nuisent par cela seul qu'elles altèrent la pureté de l'air. Enfin quelques-unes de ces odeurs affectent tellement la sensibilité nerveuse, que peu de personnes peuvent les supporter.

Le seul moyen de désinfecter l'air, est de neutraliser le gaz nuisible, par le développement d'un autre gaz qui l'absorbe et quelquefois par la présence d'un liquide, ou de végétaux qui produisent le même effet. Comme il n'est pas toujours facile de déterminer la nature du gaz qui corrompt l'air, il ne l'est pas davantage de trouver les absorbants convenables. Au reste, voici les moyens les plus efficaces.

L'acide sulfureux, trop irritant, ne peut servir qu'à désinfecter des vêtements ou des marchandises. On l'obtient en allumant du soufre en poudre.

Mais le CHLORE est l'agent le plus sûr, à cause de son affinité pour l'hydrogène, dont les composés gazeux sont si redoutables. Mêlez ensemble, dans une capsule de terre cuite, deux parties de péroxide de manganèse, et dix de sel ordinaire (chlorure de sodium); versez dessus six parties d'acide sulfurique étendues dans quatre parties d'eau. Mais comme le chlore est irritant, il faut évacuer la salle avant et pendant la fumigation: au bout de douze heures seulement elle est désinfectée, et l'on peut y rentrer. Si cependant on ménage le développement de la vapeur, les malades mêmes peuvent rester dans la salle. Ce moyen de désinfection est précieux, parce que le chlore absorbe, nous le répétons, tous les gaz hydrogénés qu'exhalent les malades et les masses putréfiées.

Le charbon, qui a aussi la propriété d'absorber tous les gaz, est employé avec succès pour désinfecter les eaux. Le procédé consiste à filtrer l'eau au travers du charbon très-sec, réduit en poudre.

Le charbon étend jusqu'aux viandes sa propriété désinfectante; déjà altérées et commençant à tomber en putréfaction, elles perdent à l'aide de cet agent leur mauvaise odeur, et redeviennent propres à servir d'aliment.

Les lessives caustiques concentrées ont aussi une vertu absorptive qu'on peut utiliser. Les alcalis détruisent les substances animales et enlèvent les émanations qui s'en échappent. La chaux, la potasse, la soude, sont des substances d'un prix peu élevé, que les pierres et la cendre peuvent nous procurer; au moyen d'une très-forte lessive de ces alcalis, les habitants des campagnes peuvent facilement désinfecter les étables, qui ont si souvent besoin de cette précaution.

Mais de toutes les fonctions de la vie, celle qui influe le plus puissamment sur la santé, celle qui exige le plus de conditions pour être exécutée d'une manière convenable, sous peine de nous voir atteints de presque toutes les maladies, c'est la NUTRITION proprement dite, ou l'ABSORPTION INTESTINALE par laquelle nous joignons, nous assimilons les aliments à notre substance. La suite des opérations que ce travail exige, et qui ont lieu le long du canal intestinal, se nomme DIGESTION.

Introduits dans la bouche, les aliments y sont triturés, broyés, déchirés, réduits en parcelles selon que l'exige leur degré de dureté, et imprégnés de salive. Cette préparation très-importante, qui les rend plus faciles à avaler et à digérer, se nomme MASTICATION. L'action assez compliquée des muscles par laquelle on avale, est la DÉGLUTITION.

Comme l'acte de la respiration est nécessairement suspendu pendant la déglutition, il est facile de comprendre pourquoi plusieurs individus voulant avaler une masse trop considérable à la fois, ont nécessairement péri, la déglutition étant trop lente ou même impossible.

La masse alimentaire accumulée dans l'estomac modifie ce viscère, en augmente l'ampleur, agit sur ses parois selon son poids et sa nature, met en érection toutes les papilles nerveuses et vasculaires, et provoque une sécrétion abondante des sucs folliculaires, souvent même du suc pancréatique et de la bile. Ces fluides se mêlent à la masse alimentaire et la pénètrent de toute part. Elle est réduite ainsi en un fluide visqueux, homogène, de la consistance de la bouillie. L'action ondulatoire de l'estomac en se contractant, la sépare par couches; ces couches fluides se rassemblent successivement à la surface comme une espèce de crême, et cheminent vers l'ouverture inférieure de l'estomac ou PYLORE, qui par son genre particulier de sensibilité, ne s'ouvre que pour elles : ainsi s'y forme le CHYME.

A mesure qu'il franchit le pylore, il est reçu à l'entrée de l'intestin, ou dans le DUODÉNUM. Là il s'écoule lentement, dans les courbures nombreuses de l'organe, et reçoit l'action du suc pancréatique et de la bile; car le pancréas et le foie, stimulés par le passage de la masse, augmentent leurs sécrétions. Dans ce trajet, où le chyme s'animalise de plus en plus, il est soumis à deux actions : l'une convertit en un liquide blanc, nommé CHYLE, la partie vraiment nutritive qui est absorbée par les vaisseaux blancs pour servir à la formation du sang : l'autre en soustrait tout ce qui est impropre à l'alimentation.

A mesure que le chyle est absorbé, la masse alimentaire prend peu à peu la forme d'excréments. Ce n'est point seulement la bile qui donne aux matières fécales l'odeur et la couleur qui leur sont propres : les fluides sécrétés par les intestins y contribuent encore davantage : en effet, plus cette masse s'avance dans les gros intestins, plus elle acquiert de consistance et de fétidité.

L'excitation, souvent même l'irritation causée par le travail digestif, s'exerce sur toute l'étendue du canal gastro-intestinal, et intéresse fortement tous les organes qui y communiquent immédiatement. Ainsi, une grande portion des forces vitales se concentre vers l'intérieur, et les autres opérations éprouvent un affaiblissement et même une suspension momentanée. C'est même à cet affaiblissement vers la circonférence qu'il faut attribuer le frisson qu'on éprouve quelquefois après avoir mangé, et l'impossibilité où l'on se trouve alors d'appliquer son esprit : cependant le mouvement du sang qui afflue vers les glandules stimulées, accélère la circulation et produit un léger mouvement fébrile.

L'importance du travail digestif et de ses résultats doit rendre l'homme extrêmement attentif à remplir les conditions nécessaires pour que son but soit parfaitement rempli.

La quantité et la qualité des aliments, l'état des organes de la digestion, le genre d'occupations auxquelles on se livre, la tension plus ou moins grande des facultés intellectuelles, enfin le genre d'affections auxquelles l'âme est en proie : telles sont les circonstances sans cesse renaissantes, sans cesse réunies, sans cesse variées qui influent exclusivement sur le résultat du travail digestif, ou, ce qui est la même chose, sur notre existence.

Quoique malheureusement il nous soit presque impossible de les combiner de la manière la plus favorable, quoique, plus malheureusement encore, nous soyons le plus souvent de notre gré en opposition avec le vœu de la nature ; au moins devons-nous les concilier, ces circonstances, autant qu'il est en notre pouvoir de le faire : ne pas nous refuser les avantages qui résultent du besoin le plus important convenablement satisfait, ni, ce qui est beaucoup plus fréquent, exiger de nos organes un travail inutile ou plutôt nuisible, soit dans l'intention de relever les forces abattues, soit uniquement pour augmenter nos plaisirs.

L'état sain de l'estomac est certainement la première condition nécessaire pour une digestion vraiment profitable : nous la supposerons remplie.

Les heures des repas sont fixées par le besoin et par l'habitude, qui elle-même est un besoin. Après qu'une digestion a été complétement effectuée, que les sécrétions qui en résultent ont eu lieu, et qu'un exercice proportionné à la force du corps a hâté une perte que la faim nous avertit de réparer, il est aussi agréable qu'utile de satisfaire un besoin impérieux.

La quantité des aliments est déterminée par le besoin. Elle varie selon les climats, le genre de vie et la qualité même des substances alimentaires. Pendant l'hiver et dans les pays froids, deux causes augmentent la stimulation intérieure : 1.° un air plus dense, plus nourri d'oxigène, active la formation du sang artériel, augmente la chaleur interne par la combinaison d'une plus grande quantité d'air vital avec le sang noir ou veineux, et accélère la circulation ; 2.° l'action du froid diminuant l'action vitale vers la circonférence, en augmente l'énergie vers le centre.

Voilà pourquoi chez les peuples septentrionaux, et pendant l'hiver de nos climats, l'estomac est plus fortement stimulé, les opérations soit digestives, soit sécrétoires plus rapides, les pertes plus considérables et plus fréquentes : ainsi une plus grande quantité d'aliments est alors nécessaire.

Les peuples méridionaux mangent beaucoup moins. L'air que l'on respire sous une température élevée étant plus rare, c'est-à-dire offrant moins de masse sous le même volume, donne moins d'oxigène sur une même surface et pendant le même temps. Ainsi la formation du sang artériel est moins prompte, la circulation moins accélérée. D'un autre côté, la surface extérieure du corps, exposée à une chaleur au moins égale à celle de l'intérieur, n'y opère point cette réaction qui concentre les forces et la chaleur vitale au dedans. Ainsi l'estomac peu stimulé éprouve moins de besoins.

Occupée, chez l'homme du Nord, à entretenir un foyer de chaleur qui lui échappe sans cesse, la nature plus active éprouve de fréquents besoins : le contraire a lieu dans le midi.

Pour ce qui est de la qualité des aliments, on peut dire qu'en général ceux qui renferment, outre les principes assimilables à notre substance, les éléments propres à stimuler l'organe de la digestion, sont les plus convenables, pourvu que les uns et les autres ne soient point combinés dans une trop grande masse de matière inerte, qui soumettrait l'estomac à un travail presque infructueux ; de telle sorte que la faim cesserait avant que le corps eût reçu une quantité suffisante d'aliments réparateurs. Nous traiterons immédiatement des principales substances alibiles.

C'est encore dans le Nord et pendant l'hiver que l'estomac, susceptible d'un plus grand travail, et doué d'une plus grande chaleur, exige des aliments plus substantiels.

Une vie active, des travaux manuels, rudes et soutenus exigent des réparations proportionnées aux pertes que le corps éprouve.

En effet, la transpiration est plus abondante ; le sang afflue dans les parties exercées ; la nutrition y devient plus active, elles augmentent de volume : enfin le tissu graisseux disparaît peu à peu. Les matériaux fournis par le sang étant rapidement consommés, l'absorption alimentaire est aussi plus rapide, et l'estomac, stimulé par le besoin de réparer les pertes, exige une nourriture copieuse et substantielle.

Chez ceux, au contraire, qui se laissent aller à l'oisiveté, si d'ailleurs ni aucun travail intellectuel, ni aucune passion ne les réveille de leur profonde léthargie, le corps souffre des pertes peu sensibles, et l'estomac peu excité n'éprouve pas de grands besoins. Ces individus ne doivent pas manger beaucoup. Mais si l'ennui et le désœuvrement les porte à chercher un plaisir ou du moins une distraction dans le manger et le boire, ils ne pourront exciter un appétit factice qu'à l'aide des assaisonnements les plus incendiaires. Si, doués d'une force d'organisation peu commune, quelques-uns échappent aux maladies inflammatoires qui doivent être le résultat d'un tel genre de vie, les fluides produits par une nourriture surabondante n'étant point rejetés au-dehors, remplissent le tissu graisseux, et conduisent à une dégoûtante obésité; la masse du sang gonfle tous les vaisseaux, etc.

Le cerveau est l'organe de l'intelligence. Nous avons vu que tous les nerfs qui obéissent à l'empire de la volonté, partent immédiatement de sa substance, et que les autres ont avec ceux-ci une connexion intime, ou plutôt n'en sont que des ramifications. Ainsi une grande tension d'esprit, ou, ce qui est la même chose, des nerfs cérébraux, suspend presque toutes les autres facultés, et fait même taire la voix si impérieuse du besoin. Une application soutenue fortifie, il est vrai, l'organe intellectuel; mais quelque précieux que soit cet avantage, c'est l'acheter trop cher que de lui sacrifier les autres facultés qui s'affaiblissent et s'éteignent, si l'on exerce exclusivement celle-là.

Les passions ont leur source dans les besoins, que la privation exalte, que l'imagination exagère. Les besoins, à leur tour, ne sont que le sentiment des pertes éprouvées par l'être organisé, et de la nécessité de les réparer. Ils ont donc leur siége dans les viscères, ces organes réparateurs de la vie. Ainsi on ne doit pas s'étonner que les passions tristes, violentes, affectent l'estomac, le cœur, les intestins. D'un autre côté, la crainte, l'espoir d'obtenir ce qu'on désire vivement, le désespoir de l'avoir perdu ou de l'obtenir jamais, amène une longue suite de pensées qui occupent péniblement le cerveau; celui-ci réagit à son tour sur les viscères. Pendant ces orages de la sensibilité, tantôt les phénomènes organiques se portent au plus haut degré d'exaltation; tantôt un abattement profond semble anéantir toutes les facultés de la vie. Ce n'est point au milieu de ce désordre général que la disgestion peut s'opérer d'une manière convenable: dans les moments d'exaspération ou d'accablement, elle devient même impossible.

Heureux l'homme qui, satisfait de son sort, ému de sensations douces et agréables, interrompt un travail où il a déployé ses forces sans les épuiser, pour venir s'asseoir au banquet de famille! Muni d'un appétit que l'opulence n'obtient pas toujours, il savoure avec délices des mets plus substantiels que délicats: il dédaignerait ces frivoles inventions du luxe, ces chères friandises faites pour des estomacs faibles et usés. Quelques verres d'un vin grossier, en dépit de la sévérité de nos préceptes, activent son imagination, l'inspirent et l'éclairent dans ses modestes projets: et après un repas égayé par la présence des objets les plus chers à son cœur, il retourne gaîment à ses paisibles travaux.

Pour ceux qui sont en proie aux rêves penibles de l'ambition, aux noires fureurs de l'envie, aux transports forcenés de l'amour, aux craintes et aux désirs sordides de l'avarice, laissons-les courir après le bonheur, et dédaigner follement la vie. Invitons le savant estimable à prolonger un peu moins ses veilles laborieuses, à faire précéder et suivre ses repas de quelque exercice modéré : à vivre enfin, pour l'utilité des hommes et pour sa propre gloire.

Immédiatement après le repas, il faut éviter tout exercice violent, toute émotion trop vive, tout travail d'esprit qui exige une forte application. Les forces vitales, employées au travail de la digestion, ne peuvent en être détournées qu'au detriment de cette opération essentielle.

Il est difficile sans doute que toutes les conditions les plus favorables se trouvent réunies pour conduire au but de l'alimentation. On n'est maître ni des événements, ni de la disposition de l'esprit et du cœur : le soin de notre santé est souvent ce qui nous détermine le moins dans le choix d'une profession : enfin quant à la nature des aliments, ou il n'est pas en notre pouvoir de les choisir, ou nous y mettons une indifférence condamnable, ou enfin, trop avides ou trop délicats, nous rendons nuisible la principale fonction de la vie organique.

Il est peu d'hommes dont les passions n'abrégent les jours : quant au genre de vie, en y accommodant sa nourriture, on peut atteindre les bornes les plus reculées de l'existence. En général, la quantité et la qualité des aliments sont proportionnées au degré d'exercice et aux pertes que le corps subit habituellement.

La qualité des aliments trompe souvent sur leur quantité réelle. Une substance presqu'entièrement composée de parties nutritives et suffisamment stimulante, se convertit toute en chyle, ou laisse très-peu de résidu. Et comme la faim s'apaise non seulement en raison de la qualité nourrissante des aliments, mais encore par le moyen d'un volume capable de remplir jusqu'à un certain point le vide de l'estomac, on mange toujours beaucoup trop d'un aliment très-substantiel, si l'on s'en nourrit exclusivement; on est donc exposé à tous les maux qui résultent de la surabondance des fluides uniquement destinés à réparer nos pertes.

La gaîté et les émotions douces influent tellement sur la digestion, que dans ces banquets égayés par la réunion de plusieurs convives, on mange au moins trois fois plus qu'à l'ordinaire, le plus souvent sans en éprouver aucune incommodité : la qualité des mets, dans ces circonstances, n'est pas non plus sans influence sur l'appétit.

Au contraire, on mange peu dans la solitude : la pensée, essentiellement active, présente à l'esprit de celui qui se trouve seul, l'image des personnes avec lesquelles il vit habituellement : enfin il se hâte de terminer son triste et silencieux repas.

D'après ce que nous avons dit jusqu'ici, on doit comprendre facilement une proposition qu'un grand nombre de personnes, surtout dans les campagnes, regardent comme absurde : c'est que PLUS UN MALADE EST AFFAIBLI PAR LA CONCENTRATION DES FORCES VITALES, OU EXALTÉ PAR LA FIÈVRE, MOINS IL DOIT PRENDRE DE NOURRITURE.

En effet, si l'affaiblissement est considérable, si les fonctions vitales languissent, se ralentissent, paraissent prêtes à cesser, c'est que toutes les forces se concentrent sur un organe intérieur vivement irrité, et c'est presque toujours l'estomac ou l'intestin. Si l'estomac est affecté, le travail de la digestion le stimulant encore davantage, ne ferait qu'y appeler l'afflux du sang, accélérer la circulation, augmenter la fièvre et la faiblesse. Dans cet état de choses, ou l'aliment que le malade a paru désirer est aussitôt rejeté, ou très-imparfaitement élaboré par l'estomac. Si le malade, trompé par un sentiment d'irritation croit avoir de l'appétit et qu'on le laisse manger, le travail de la digestion, la formation du chyle, du sang et des autres liquides ne pouvant avoir lieu sans l'excitation du système nerveux, la fièvre augmente d'intensité, la quantité de sang que produit la nutrition augmente la masse du torrent déjà trop impétueux et ajoute à l'énergie des forces vitales exaltées : ainsi la fièvre que le travail digestif a commencé d'accroître, ne fait que redoubler par ses résultats.

Au reste la diète n'est et ne peut jamais être une abstinence complète, à moins qu'une blessure, un ulcère de l'estomac ou de l'intestin n'interdise le contact de toute substance avec l'organe lésé. En effet, que résulte-t-il d'une abstinence totale? le sang, dépourvu d'un nouveau chyle, vient présenter à l'action respiratoire, à la circulation, à la formation des fluides, une masse de plus en plus dépourvue de molécules nutritives : appelées par l'action absorptive, la graisse, les sérosités, les mucosités rentrent dans la circulation : une aridité, un dessèchement total survient : tout s'affaisse. Le cœur précipite ses mouvements; la rapidité de la circulation augmente à mesure que les principes nutritifs s'épuisent; le sang est vivement appelé vers le cerveau, dont l'irritation est exaltée par cet état de souffrance : bientôt surviennent le délire, les convulsion, la mort.

Plus un sujet est robuste, plus les fonctions vitales s'exécutent rapidement, moins par conséquent il peut supporter l'abstinence. Mais les individus faibles, mangent peu d'ordinaire, prenant peu d'exercice, et perdent peu par la sueur, les urines, etc., et peuvent soutenir long-temps une abstinence plus ou moins rigoureuse.

Quant à la diète que nous imposons, elle est toujours supportable, car elle consiste à se contenter de boissons sucrées, mucilagineuses, toujours plus ou moins édulcorées, de bouillons extrêmement légers, de liquides acidulés, et, dans des cas fort rares, d'eau pure. Or toutes ces substances sont nutritives, l'eau pure elle-même est alimentaire. En effet, le fameux Charles XII, roi de Suède, en qui les forces de corps égalaient la fermeté du caractère, supporta volontairement une abstinence de cinq jours en ne prenant que de l'eau, et ne se sentit point affaibli.

En réduisant aux boissons les éléments réparateurs, on ralentit la circulation, le jeu des organes et en même temps l'excitabilité des nerfs, que le travail digestif irrite nécessairement : en ne présentant à l'estomac que des fluides très-peu chargés de parties alimentaires, on évite d'augmenter la chaleur inflammatoire, on accorde à ce viscère tout le repos qu'il peut obtenir, on remplit les veines d'un sang suffisant en masse, mais trop léger de parties substantielles pour entretenir la chaleur fébrile dans tout l'organisme : et cet effet est d'autant plus sûr, que nous recommandons aux malades de boire très-fréquemment, quoiqu'à petites doses.

Cette abstinence ou plutôt ce régime peut soutenir le malade près de six semaines ; on assigne ce terme, parce qu'il est rare aujourd'hui que les maladies aiguës résistent plus long-temps aux procédés de la médecine.

Quant à l'abstinence totale, loin de la prescrire, nous la proscrivons : l'aridité des fluides augmentant la chaleur générale, il en résulte bientôt une inflammation irrémédiable. Malheureusement quelques praticiens ont eu à se reprocher cette imprudence.

Dans l'état de santé, nous nous exposons rarement aux suites fâcheuses d'une longue abstinence : au contraire, nous éprouvons presque chaque jour, et le plus souvent à notre insu, les funestes effets d'une mauvaise digestion.

Les accidents qui résultent d'une digestion imparfaite constituent ce qu'on appelle INDIGESTION.

Ayant suffisamment prouvé que l'estomac irrité ou affaibli ne peut effectuer d'une manière convenable le travail digestif, nous ne considérerons que les effets d'aliments indigestes sur un estomac sain.

Les substances acides, âcres, amères au point de stimuler trop vivement l'estomac, occasionnent un mouvement de la membrane musculaire et de ses annexes, dont l'effet est de rejeter ces substances par le vomissement, ou de les repousser promptement dans les intestins : la membrane intestinale, irritée à son tour par le contact de matières qui n'ont pas été modifiées convenablement par l'action de l'estomac, se contracte et les expulse aussitôt.

Un aliment très-froid causera d'abord, d'après ce que nous avons déjà dit, une sédation ou une sorte d'engourdissement bientôt suivi d'une violente stimulation ; alors les accidents dont nous venons de parler ont lieu par une cause toute semblable.

Les substances où domine l'eau, le mucilage, la fécule, stimulent peu certains estomacs, surtout ceux des personnes qui, livrées à une vie sédentaire, ne ressentent pas des besoins très-impérieux. N'éprouvant pas assez promptement, ou n'éprouvant nullement l'action digestive, la masse alimentaire s'altère et subit une décomposition chimique qui la rend plus impropre encore à la digestion. Rebelle à l'assimilation, elle devient corps étranger et irrite violemment la membrane muqueuse de l'estomac. Alors, ou la digestion s'opère, mais lentement, et fournit un mauvais chyle; ou la masse est expulsée soit par le vomissement, soit par son passage rapide dans l'intestin.

Dans certains estomacs très-peu irritables, ou lorsque la masse des aliments ingérés est assez considérable pour distendre les parois et en interrompre le mouvement, cette masse reste inerte, immobile, et son séjour donne lieu à des symptômes effrayants. Alors on est obligé d'en solliciter l'évacuation par des boissons acidules, sucrées, même par l'émétique. Mais ce serait intervertir l'ordre des choses que de parler ici de médicaments.

Il est des sujets heureusement constitués, chez lesquels le travail digestif s'opère toujours également bien; ils semblent braver la qualité stimulante de certains aliments et l'inertie de beaucoup d'autres. Il en est au contraire chez qui la digestion est toujours défectueuse, et qui le plus souvent négligent les précautions les plus simples. Leur vie n'est qu'une longue indigestion. Le moindre inconvénient d'un tel régime est de ne fournir qu'une très-petite quantité de chyle, et souvent même de n'en point produire. Cette seule cause suffirait pour entretenir le corps dans un état de maigreur qui lui enlève ses forces. Mais comme l'indigestion cause toujours une irritation de l'estomac qui se propage nécessairement dans l'intestin, ceux chez qui elle est habituelle s'attirent nécessairement quelqu'une des maladies qui peuvent affecter ces viscères.

Des aliments secs, durs, des morceaux entiers avalés sans avoir presque subi la mastication, exigent de l'estomac un travail et une sécrétion muqueuse considérables; souvent même ils sont évacués sans avoir été nullement digérés : le résultat de cette négligence est encore la perte du chyle qu'auraient fourni ces aliments, si l'on s'était donné la peine de les mâcher.

Tels sont les principaux phénomènes de la digestion : nous avons dit ailleurs que le chyle, reçu dans les vaisseaux thoraciques, va se mêler avec le sang noir pour être soumis à l'action pulmonaire.

L'absorption digestive n'a pas seulement lieu au DUODÉNUM, elle s'étend dans toute la longueur du canal ; mais elle n'a pas partout le même degré d'activité. A peine sensible à l'origine, elle acquiert, à ce qu'il paraît, assez de force dans l'estomac pour que ses parois absorbent une grande partie des boissons : et voilà sans doute pourquoi quelques liquides provoquent très-promptement le besoin d'uriner. Mais c'est au duodénum qu'elle a toute sa force ; c'est-à-dire, à la partie de l'intestin qui, par le PYLORE, succède immédiatement à l'estomac ; ensuite elle diminue progressivement jusqu'à l'orifice inférieur.

Elle s'exerce cependant avec assez d'énergie dans les gros intestins, mais particulièrement sur les liquides ; c'est ce qui explique pourquoi certains lavements excitent presque aussitôt l'émission de l'urine ; c'est ce qui a fait recourir, dans le cas de lésion ou d'inflammation violente de l'estomac, à des lavements où il entre du lait, du bouillon, et que l'on est fondé à croire nutritifs.

La qualité des aliments ayant la plus grande influence sur la nutrition, il nous semble utile de parler ici des principes essentiellement nutritifs, et des substances où nous les puisons.

Ces substances sont presque toutes prises dans le règne végétal et dans le règne animal : la plupart des minéraux ne présentent que des poisons ou des masses inertes.

Ce n'est point que les corps organisés renferment

d'autres principes que la matière inorganique. Les végétaux ne donnent en dernière analyse que l'oxigène, l'hydrogène et le carbone: les animaux renferment, outre ces éléments, beaucoup d'azote. Dans le tableau que nous avons dressé de quelques composés, on voit qu'ils paraissent ne différer que par la proportion des mélanges. A ces éléments, se joignent des sels à bases terreuses ou plutôt métalliques: dans les végétaux, dominent les acétates, les malates, les citrates, les tartrates de soude, de potasse et de chaux: le phosphore, le phosphate de chaux, de soude, des oxides de fer et de magnésie dans les substances animales.

Ces différences entre des composés de mêmes éléments, viennent d'abord du mode de combinaison; en outre, les éléments élaborés par l'action vitale subissent, dans les végétaux et dans les animaux, une modification qui nous est inconnue, et que la chimie tenterait en vain d'imiter. Si cela était possible, nous créerions des êtres organisés comme nous créons des acides et des sels. Ainsi préparée par les lois inconnues qui président à la vie, la matière déjà animalisée est plus propre à être assimilée à notre substance.

Il est cependant des composés et des substances élémentaires qui n'appartiennent pas plus à la matière organisée qu'aux corps inorganiques, et sont nécessaires au maintien de notre existence: tels sont l'air, l'eau, le feu, la lumière.

Avant d'être introduits dans l'estomac, les aliments comme nous l'avons déjà dit, subissent l'examen de l'odorat et du goût.

L'odorat a son siége dans cette partie de la membrane muqueuse nommée pituitaire, à cause de l'abondance du mucus qu'elle sécrète: les molécules les plus ténues émanées des corps, enveloppées sans doute dans un véhicule gazeux, vont frapper les houppes nerveuses de cette membrane, et nous font connaître cette propriété que l'on nomme ODEUR.

L'odorat nous instruit de la qualité de l'air et de celle des aliments. Les impressions qu'il reçoit intéressent assez l'organe respiratoire et l'estomac, pour faire éviter ou rechercher les substances qui les lui envoient : c'est un guide assez sûr, lorsque nous ne nous laissons pas égarer par le désir des sensations fortes.

On a cherché à classer les odeurs, dont le nombre est immense. Il suffit de savoir que les molécules qui les produisent étant extrêmement divisées, elles agissent avec une grande énergie. Fétides, elles annoncent la présence d'émanations dangereuses ; très-pénétrantes, elles décèlent un poison actif; douces, modérées, suaves, et je dirais presque alimentaires, elles attirent vers l'objet qui les envoie.

Le goût nous procure la connaissance des SAVEURS. Le siége de cet organe paraît être exclusivement la face supérieure de la langue. Pour qu'il transmette la sensation qu'il est destiné à produire, il faut que le corps qu'on veut goûter, appliqué immédiatement sur la langue, y fasse un assez long séjour pour être dissous par les fluides de la bouche. Il est évident que les corps absolument insolubles ne produisent point une sensation qu'on puisse nommer saveur.

On distingue un grand nombre de saveurs ; elles indiquent avec assez de certitude les effets que produisent sur l'économie animale les substances qui les occasionnent.

En général les saveurs très-faibles sont celles d'aliments aqueux, peu propres à stimuler l'action digestive. Les saveurs agréables, et qui ne sont point portées à l'excès dans leur genre, indiquent des aliments sains.

Enfin si l'impression est très-forte, brûlante, elle est due à des substances qui irriteront violemment la membrane gastro-intestinale. Ces saveurs ont cependant différents caractères.

Excessivement sucrées, elles indiquent un excitant assez énergique, qui rend la bouche pâteuse, diminue les excrétions, augmente la chaleur générale, produit à la longue des tiraillements ou même des ardeurs d'estomac ou d'entrailles.

Les substances acides irritent les voies digestives, et occasionnent la diarrhée.

Les aliments amers sont salubres et toniques à un degré modéré; quant aux substances excessivement amères, personne n'est tenté d'en faire usage.

L'effet d'un TONIQUE est, à ce que l'on suppose, de resserrer les fibrilles de l'estomac, de donner aux tuniques de ce viscère plus de fermeté, de solidité, l'estomac se resserrant alors sur lui-même : le contact du tonique supprime les sécrétions muqueuses intestinales, l'appétit augmente, la digestion est plus facile et plus prompte.

La saveur acerbe, qui est un mélange d'amertume et d'acidité, indique quelquefois des propriétés toniques, et plus souvent encore une activité dangereuse.

Les aliments âcres sont en général fort irritants. On a découvert dans quelques-uns une huile volatile, qui existe peut-être dans les autres. Dans plusieurs d'entre eux, on trouve du soufre, du phosphore, et même de l'azote.

On appelle généralement AROME l'émanation odorante des végétaux, surtout lorsqu'elle est agréable, et qu'elle a une certaine force.

Ainsi l'odeur, la saveur aromatiques ne désignent de propriétés déterminées qu'en raison de leur force:

elles se trouvent souvent jointes à l'âcreté ou à l'amertume, et indiquent alors des effets analogues à ceux des substances âcres ou amères.

A un certain degré de force, l'amer, l'acerbe, l'âcre, l'aromatique, l'acide, sont généralement astringents. On appelle ASTRINGENTS, les agents qui opèrent sur les tissus organiques un resserrement plus considérable que celui que produisent les toniques. Si l'astringent pousse son action au point de crisper l'organe, on le nomme STYPTIQUE.

Les subtances d'une saveur astringente, et à plus forte raison celles d'une saveur styptique, ne sont point propres à servir d'aliments. Au reste, la sensation désagréable ou même douloureuse que causerait un aliment excessivement amer, âcre, acerbe, ou acide, nous force à n'admettre parmi nos aliments que les substances qui possèdent ces qualités à un degré fort modéré.

Quant aux aliments fades, ils excitent peu l'estomac, ne provoquent point l'activité des organes digestifs, et font bientôt sentir le besoin d'une nourriture plus stimulante.

Les substances qui nous servent d'aliments ne sont nutritives que par les principes alimentaires qu'elles contiennent.

Ces principes sont: la FÉCULE, le MUCILAGE, le SUCRE, les HUILES, l'ALBUMINE, la FIBRINE, la GÉLATINE, les GRAISSES.

L'AMIDON ou FÉCULE est la base de la farine, c'est-à-dire de la pulpe des graines, des racines, etc. Ces aliments nourrissent beaucoup, sont très-salubres, et n'irritent point les voies digestives; mais ils ont l'inconvénient de se gonfler, et de dégager beaucoup de vents.

Le MUCILAGE domine dans les substances gommeuses, qui sont par elles-mêmes peu nourrissantes.

Le SUCRE, où le carbone domine, et où l'oxigène est en plus petite portion que dans le mucilage, est nourrissant, salubre, et d'une digestion facile. Cependant il est irritant quand il n'est pas suffisamment étendu dans un liquide doux.

Les HUILES, où l'oxigène est en très-petite quantité, et qui ne sont que des oxidules de carbone et d'hydrogène, sont irritantes : quelques-unes contiennent de l'azote.

L'ALBUMINE est généralement répandue dans l'économie animale. Les aliments albumineux sont nourrissants, mais difficiles à digérer, à moins que leurs molécules ne soient suffisamment étendues dans l'eau. L'albumine domine dans le blanc d'œuf, dans les huîtres, et les autres mollusques.

La FIBRINE est le principe du sang et des chairs : le carbone et l'azote y abondent. Les aliments fibrineux sont les plus nourrissants et les plus stimulants. L'action digestive les convertit facilement en chyle. Pendant la digestion, l'estomac est fortement excité, la circulation s'accélère, et la chaleur animale augmente.

La GÉLATINE domine dans les os et dans certaines viandes, comme celle des jeunes volailles, du poisson de rivière. Les aliments gélatineux sont moins nourrissants que les fibrineux, mais il se digèrent plus facilement, et ils n'irritent point l'estomac.

LES GRAISSES sont des oxidules où le carbone domine: LE BEURRE n'en diffère que par un peu plus de carbone et un peu moins d'hydrogène. Ces substances produisent à très-peu de chose près les mêmes effets que les huiles.

Tels sont les principes alibiles : très-peu sont tirés

des minéraux. Ce sont en général les végétaux et les animaux qui nous les fournissent. Souvent, les sucs des substances animales et ceux des substances végétales se trouvent combinés dans nos mets.

Nous tirons des végétaux LES RACINES, LES FEUILLES, LES FLEURS, les FRUITS, l'HUILE, le SUCRE : nous devons aux animaux les VIANDES, la GRAISSE, le SANG, le LAIT, le FROMAGE, le BEURRE, les ŒUFS, les POISSONS, etc.

Il est facile de concevoir que dans ces différents produits, les principes nutritifs sont combinés d'un nombre infini de manières et dans des proportions très-variées.

Les GRAINES, qui sont les fruits des plantes céréales, joignent à la fécule un gluten et une portion de sucre qui en facilitent la digestion. Le POIS, à l'état frais seulement, occupe une place distinguée parmi les légumes et contient beaucoup de sucre : la FÈVE, aliment très-substantiel, contient un principe amer qui en facilite la digestion. La LENTILLE, dont on ne mange la graine que sèche, contient dans sa pellicule un principe colorant qui fait qu'en général elle constipe. Le MAÏS ou blé de Turquie fournit une farine peu fine, dénuée de gluten, ce qui la rend peu propre à la fabrication du pain : la bouillie, préparée au lait ou au beurre, avec un peu de sel, est un des aliments les plus nourrissants et les plus faciles à digérer. Le MILLET, dépouillé de son écorce, cuit dans le lait ou le bouillon, est également salubre et agréable. Le RIZ est extrêmement abondant en fécule, puisqu'il en donne 96 parties sur 100, le reste se composant de sucre, d'huile grasse, et d'une si petite quantité de gluten, qu'il est difficile d'en faire du pain.

Les FEUILLES contiennent aussi différents principes assez indiqués par leur saveur; mais généralement dans celles que l'on emploie comme aliments, ces principes sont délayés dans une trop grande quantité d'eau pour exercer un effet bien marqué sur l'économie animale. L'ÉPINARD, naturellement fade, est relevé ou par le sucre, ou par le jus des viandes : c'est par ce dernier moyen, et en le combinant avec quelque légume doux, que l'on tempère l'acidité de l'OSEILLE; quelques-unes, telles que la CHICORÉE, le PISSENLIT, sont légèrement toniques, comme l'indique leur saveur amère : la LAITUE est légèrement narcotique comme toutes les chicoracées; mais la culture a extrêmement affaibli en elle les propriétés du genre auquel elle appartient. Elle est très-aqueuse, peu substantielle. Toutes les variétés du CHOU fournissent des aliments sains et agréables; il renferme cependant un principe âcre, qui doit être étendu ou dissipé par une première coction, employée pour un grand nombre d'autres légumes, ce que nous appelons BLANCHIR. Cette âcreté, qu'on n'enlève pourtant pas entièrement, stimule légèrement l'estomac. L'ASPERGE est une plante dont les jeunes pousses fournissent un aliment délicat et nourrissant, à cause de la fécule, de l'albumine et d'une matière sucrée qui la composent : elle n'a que l'inconvénient de donner une odeur désagréable à l'urine. Le CHOUFLEUR est une variété du chou ordinaire, dont les sucs nourriciers se concentrent dans les branches naissantes de la tige, et les transforment en une tête mamelonée, charnue, blanche et fort tendre.

Il est certains végétaux, tels que les chicoracées, dont on tempère l'âcreté et l'amertume par l'ÉTIOLEMENT, c'est-à-dire en les privant de la lumière, soit en rassemblant leurs feuilles en un faisceau, soit en les faisant croître dans un lieu obscur. La feuille devient tendre, blanche, aqueuse, et perd presque toutes ses propriétés.

Ce phénomène prouve et n'explique pas la prodigieuse influence de la lumière.

Parmi les FLEURS, on ne peut guère citer que l'ARTICHAUT qui possède des qualités alimentaires; il offre un mets aussi agréable que sain. On l'a cru mal-à-propos échauffant : il possède en effet une trop petite quantité d'arome pour stimuler vivement.

En général, les fleurs concentrent une quantité considérable d'arome et d'autres principes que ne réunit pas le reste de la plante. Employées comme condiments, ou comme propres à produire un effet marqué sur l'économie animale, elles sont généralement peu convenables comme aliments; et si elles parfument l'atmosphère, il ne faut pas pour cela se livrer au dangereux plaisir de respirer, près d'elles, un air chargé d'émanations au moins inutiles, et presque toujours capables d'exercer une action funeste sur la membrane qui les absorbe.

Parmi les RACINES nutritives, la POMME DE TERRE occupe sans doute le premier rang. Ce tubercule est le présent le plus précieux que nous ait fait le nouveau monde. La coction fait disparaître ou étend dans le liquide où il cuit, le principe très-âcre qu'il contient avant d'avoir subi l'action du feu. Toutes ses variétés ont une saveur agréable, contiennent une fécule abondante et saine, et se prêtent à tous les assaisonnements : cuite avec son enveloppe, sans aucune espèce de condiment, sous la cendre, ou dans une petite quantité d'eau, elle est la nouriture du pauvre, n'est pas dédaignée dans les banquets où l'opulence a étalé les mets les plus recherchés : pénétrée des jus des viandes, parfumée de sucs aromatiques, combinée au sucre, toujours sa fécule s'identifie avec les condiments, et a la propriété d'en modérer la force.

Long-temps on a cru que la gelée, hâtant la décomposition de la pomme de terre, la rendait impropre à l'action du feu : maintenant il est prouvé que si aussitôt après le dégel, on extrait la fécule par le lavage ou le desséchement, cette fécule reste pure et saine.

Tout ce qu'on peut reprocher à la pomme de terre, ainsi qu'à beaucoup d'autres légumes, c'est que le tissu intérieur ou le parenchyme n'étant point nutritif par lui-même, elle ne produit pas une quantité de chyle proportionnée à la masse ingérée dans l'estomac.

La SCORSONÈRE offre dans sa racine un aliment sain, substantiel, et assez recherché ; la CAROTTE n'est ni moins saine ni moins nourrissante : le parfum qu'elle communique aux mets, et la grande quantité de sucre qu'elle contient, la rendent un aliment fort agréable. La BETTERAVE plus aqueuse, moins susceptible de se joindre à d'autres sucs, est très-sucrée et très-saine. Le NAVET est aqueux, peu substantiel ; il contient un principe âcre qui le rend venteux. La RAVE et le RADIS ont une saveur piquante assez agréable : ces racines ne sont irritantes que par l'abus qu'on en ferait : si l'on en mange modérément, elles agissent comme toniques, et aiguisent l'appétit.

L'OIGNON fournit une huile volatile fort âcre, du sucre incristallisable, du mucilage, du soufre et de l'acide phosphorique. Ces principes le rendent tonique, et même astringent, quand on le mange cru. Dans les pays méridionaux, il est beaucoup plus doux et plus sucré. La coction le dépouille plus ou moins de son âcreté, et le convertit en une substance mucilagineuse sucrée.

Les FRUITS diffèrent tellement par leurs propriétés, qu'il est impossible d'établir quelque chose de général à leur égard. Relativement aux principes qui y dominent, on les divise en ACERBES, ACIDES, MUQUEUX et SUCRÉS.

Tous les fruits à l'état de sauvageon, sont acerbes : il en est de même de tous les autres fruits, quand ils ne sont pas parvenus à leur maturité. L'acerbité consiste, comme nous l'avons dit, en une saveur acide, mêlée d'amertume et d'âpreté. Les pauvres, les enfants et les jeunes filles se plaisent cependant à manger des fruits verts; quelquefois même il n'en résulte aucune incommodité, parce qu'on n'a pas occasion d'en trop manger, et qu'une quantité médiocre de cet aliment ne produit vraisemblablement que l'effet d'un tonique, sur un estomac d'ailleurs sain, robuste et actif; une constipation en est le résultat. Mais ceux qui se livrent sans modération à ce goût dépravé en ressentent bientôt les funestes effets. Les poires et les pommes vertes, les raisins à peine colorés, ont été souvent le fléau des armées.

L'OLIVE, si précieuse par son produit, est un fruit dont on ne peut corriger l'âpreté qu'en le faisant tremper quelque temps dans une lessive ou une saumure : elle est tonique ou plutôt astringente et indigeste. La NÈFLE et la SORBE sont d'une âpreté insupportable, lorsqu'elles n'ont pas été amollies par le temps ou par le froid. Le COING, acerbe et astringent, ne peut être mangé que cuit. Les autres fruits acerbes ne méritent pas d'être cités. Tous sont toniques, astringents, selon leur degré d'acerbité.

Quant aux fruits verts, ils sont plus ou moins acerbes, selon qu'ils approchent plus ou moins de leur maturité. Quand ils viennent, comme on dit, de SE NOUER, leur saveur est à peu près nulle. A mesure qu'ils grossissent, ils acquièrent de l'acerbité, et c'est immédiatement avant le développement ou la formation des principes sucrés, qu'ils sont le plus acerbes, et par conséquent le plus dangereux. Mais bientôt ils s'adoucissent, et il est probable qu'à une époque plus ou moins voisine de la maturité parfaite, ils peuvent convenir aux estomacs qui ont besoin d'aliments toniques et même un peu astringents, pour être, s'il est permis de s'exprimer ainsi, encouragés dans leurs fonctions.

Les fruits acidules qui occupent le premier rang sont les CITRONS, les ORANGES, les GROSEILLES; les FRAMBOISES, les FRAISES, les MURES; la CERISE, le RAISIN; enfin la POIRE et la POMME. On pourrait y ajouter la CORNOUILLE.

Les fruits muqueux et sucrés sont la FIGUE, la PRUNE, l'ABRICOT, la PÊCHE, et les différentes sortes de MELONS.

Enfin les diverses espèces de CITROUILLES et le CONCOMBRE ne contiennent que très-peu de sucre.

Nous ne parlerons pas ici des fruits exotiques, à peine connus de nom en Europe.

Tous ces fruits renferment de l'eau, du mucilage, l'acide malique, le tartrique, du sucre. Ils sont nourrissants, quand ils ne contiennent pas trop d'eau; salubres, lorsque les autres principes s'y trouvent combinés dans une proportion convenable.

Le CITRON, toujours beaucoup trop acide pour être mangé seul, donne un suc qui, étendu dans l'eau et édulcoré avec du sucre, forme la LIMONADE. Ce jus est aussi employé comme condiment.

L'ORANGE est un des plus doux présents que la nature ait faits aux pays méridionaux. Son acidité, tempérée par l'eau et le sucre qu'elle contient, la rend aussi saine qu'agréable. Elle est au reste fort peu nourrissante.

L'écorce du citron, de l'orange et des fruits analogues, est abondamment chargée d'huile aromatique et d'un principe amer, dont les propriétés toniques sont très-prononcées. Elle communique à un grand nombre de mets sucrés, son parfum exquis et une partie de ses propriétés : ils en deviennent moins fades, plus propres à exciter l'appétit.

La GROSEILLE, quoique conservant toujours beaucoup d'acidité, est très-saine quand elle est bien mûre. La FRAISE a un parfum qui plaît généralement. La FRAMBOISE n'est pas moins agréable, mais plus acide. La MURE est sans parfum. On peut manger impunément une assez grande quantité de ces espèces de fruits; car ils ne contiennent guère qu'une mucosité sucrée. Leur action émolliente, adoucissante, tempère l'exaltation des voies digestives.

On donne le nom de CERISE à deux fruits fort différents. Une section renferme les cerises à pulpe ferme, cassante, charnue; elles ne contiennent guère que du sucre et beaucoup de mucilage, ce qui les rend difficiles à digérer : très-sucrées, elles sont légèrement laxatives. La seconde section comprend les cerises succulentes et plus ou moins aigrelettes. Ces dernières apaisent la soif, rafraîchissent, mais elles sont peu nourrissantes. Ces deux espèces, la première surtout, font les délices de la classe inférieure du peuple, et contribuent beaucoup à son alimentation; mais il serait dangereux d'en manger avant leur parfaite maturité, à cause du principe astringent qui s'y trouve alors combiné avec une assez forte proportion d'acide.

De tous nos fruits, le RAISIN est sans contredit le plus salutaire, et le plus important pour ses produits. Il contient beaucoup plus de mucilage et de sucre que d'acide : il est très-nourrissant et facile à digérer. Il est en outre rafraîchissant, adoucissant et légèrement laxatif. La nature nous l'offre immédiatement après que les ardeurs de l'été ont cessé, pour diminuer la chaleur du corps, disposé dans cette saison aux maladies inflammatoires.

Le verjus, ou raisin encore vert, est extrêmement acerbe, et plus astringent que le vinaigre. Rarement on est tenté d'en manger. Le raisin, dans le commencement et même dans les progrès de sa maturité, conserve beaucoup d'acidité : souvent il ne mûrit pas complètement dans nos provinces septentrionales. Alors même, il est moins mal sain que d'autres fruits peu mûrs, et on peut en manger modérément sans courir aucun risque : il rentre dans la classe des fruits plus acides, tels que les groseilles, par exemple.

La POIRE et la POMME, à l'état sauvage, sont d'une acerbité que la rigueur du froid peut à peine dompter. On sait à quel point la culture a pu améliorer ces fruits. Des nombreuses variétés de poires que l'art a fait naître, on doit préférer celles qui sont tendres, fondantes, remplies d'un jus exquis ; et rejeter comme indigestes celles qui ont conservé quelque chose de la dureté et de l'âpreté qu'elles avaient dans l'état sauvage : ces dernières espèces ont souvent besoin de l'action du feu, pour être dépouillées du principe acerbe que la maturité même n'a pas pu adoucir : cuites, quelques-unes deviennent un aliment aussi agréable que salubre. Telle est, par exemple, la poire de fer.

Le tissu dur et compact de la POMME, exige, pour la facilité de la digestion, d'être bien divisé et broyé sous la dent. Si l'on ne prend cette précaution, les morceaux se retrouvent entiers dans les selles : preuve certaine que l'estomac agit peu sur cet aliment. En général, il vaut beaucoup mieux la manger cuite, et assaisonnée de sucre. Les différentes espèces de reinettes méritent la préférence sur toutes les variétés de ce fruit.

La PRUNE est un des fruits dont la culture a le plus multiplié et varié les espèces. Toutes sont savoureuses, nutritives, salubres. Elles sont légèrement laxatives, à cause de la grande quantité de sucre qu'elles contiennent. Mais autant elles sont salutaires à l'état parfait de maturité, autant il est dangereux d'en manger avant qu'elles aient entièrement perdu les principes astringents et acides dont elles sont abondamment chargées jusqu'à cette époque : c'est alors seulement qu'elles causent la diarrhée, et même la dyssenterie.

Le prunier vient, dit-on, des environs de Damas en Syrie, d'où il fut apporté à Rome du temps de Caton l'ancien.

Les PRUNEAUX sont un aliment léger, de facile digestion, qui convient aux convalescents, mais qui ne leur plaît pas toujours. Cuits, ils sont plus laxatifs que la prune.

Les FIGUES sont très-adoucissantes et nourrissantes : fraîches, elles sont indigestes si l'on en mange une grande quantité, parce que la peau contient beaucoup moins de mucilage et de sucre que l'intérieur.

Les ABRICOTS, les PÊCHES, les BRUGNONS sont regardés comme fiévreux à cause de l'habitude que l'on a de les manger avant leur parfaite maturité. Alors ils conservent assez d'acidité, d'acerbité pour nuire.

Le MELON est un fruit très-anciennement cultivé, comme l'atteste le grand nombre de ses variétés. Très-rafraîchissant, salubre et bienfaisant si l'on en use avec modération, il peut nuire par sa qualité trop rafraîchissante, si l'on en mange avec excès. Alors il cause des indigestions, des diarrhées, des coliques. En effet, absorbant tout-à-coup le calorique des parois de l'estomac, il le refroidit et déprime l'action organique : alors ou cet effet est assez durable pour interrompre le travail digestif, ou il n'est que passager, et bientôt suivi, comme nous l'avons dit en parlant de l'inflammation, d'une irritation d'autant plus vive, que la sédation a été brusque et rapide. Des coliques, la dyssenterie en sont le résultat. Ainsi que dirons-nous de ceux qui par un raffinement de sensualité, mangent le melon glacé? Une réaction violente est la suite immédiate du refroidissement extrême des parois de l'estomac : une inflammation d'intestins en est assez ordinairement le résultat.

Une température peu convenable, une maturité imparfaite, la mauvaise qualité de l'espèce, rendent souvent le melon fade, aqueux, insalubre. Mais comme il est alors d'une saveur peu agréable, on s'expose rarement aux mauvais effets qu'il peut produire.

Quelque sucré que soit le melon, il est utile d'y joindre quelque condiment qui en facilite la digestion.

La CITROUILLE et le CONCOMBRE, aliments aqueux, insipides, peu substantiels, se pénètrent de la saveur des jus et des condiments, et les tempèrent en les délayant dans leur propre substance.

La plupart des fruits dont nous venons de parler, surtout les fraises, les framboises, les groseilles, les cerises et les raisins, sont rafraîchissants, adoucissants, ne chargent point l'estomac, et ne peuvent nuire à la santé. Tissot rapporte de nombreux exemples de fièvres, de diarrhées opiniâtres, de dyssenteries, guéries par l'usage des fruits. Un régiment était en proie à cette dernière maladie; les malades furent conduits ou portés dans des vignes pour y manger du raisin à satiété : aucun ne succomba. Mais nous le répétons, autant ces fruits sont salutaires quand ils sont bien mûrs, autant ils sont meurtriers lorsqu'ils sont encore acerbes.

Il nous reste à dire un mot des fruits à pulpe solide et compacte, enfermés dans une coque ou écale. Ces fruits sont, dans nos contrées, la NOIX, la NOISETTE, l'AMANDE, la FAÎNE, la CHATAIGNE et le MARRON.

Les quatre premières espèces sont indigestes, tant à cause de la dureté de leur pulpe qui empêche de les mâcher suffisamment, qu'à cause de l'huile qu'elles renferment. Par cette raison, ces fruits sont moins malsains quand ils ne sont pas parfaitement mûrs, d'abord parce qu'ils sont moins durs, ensuite parce que le principe oléagineux y est moins développé. Plus ils sont anciens, plus ils sont indigestes. La faîne est d'ailleurs peu agréable au goût. Il est infiniment plus utile d'en extraire l'excellente huile qu'elle contient.

La châtaigne et le marron sont le même fruit. Lorsque l'arbre a été greffé, et qu'on le cultive, il arrive ordinairement que la capsule ne contient qu'un fruit, mais plus gros et moins plat : c'est le marron. Ce fruit renferme une abondante fécule, combinée avec un gluten analogue à celui des plantes céréales, et une substance sucrée. De cette composition il résulte qu'il est extrêmement sain et facile à digérer. Ce fruit est une ressource précieuse pour les habitants des montagnes du midi de l'Europe.

Quant aux VIANDES, elles diffèrent non-seulement selon les espèces d'animaux, mais encore selon l'âge et dans les diverses parties d'un même animal. Ainsi la chair d'un animal adulte, mais jeune, a son degré de perfection : celle des animaux très-jeunes est généralement moins nutritive, et en outre moins facile à digérer.

Les CHAIRS sont blanches ou colorées. En général, plus elles renferment d'OSMAZÔME, plus elles ont de saveur et d'odeur, plus elles en communiquent au bouillon. Ce principe, que l'on dit composé de lactate de soude et de matière animale, mis à nu par l'analyse chimique, se présente sous la forme d'un extrait brun-rougeâtre, qui exhale une odeur aromatique, et a une saveur agréable, mais forte. Une livre de bœuf fournit un peu moins de deux gros d'osmazôme.

Les chairs blanches dans lesquelles la gélatine paraît n'exister que dans un état imparfait, et qui ne contiennent pour ainsi dire point d'osmazôme, telles que celles des animaux très-jeunes, sont gluantes, visqueuses, de digestion difficile : plus elles se rapprochent de l'état glaireux qu'elles ont lorsque l'animal n'a pas encore vu le jour, plus elles excitent la sécrétion du mucus des intestins, ce qui les rend laxatives. Ces inconvénients diminuent à mesure que l'aninal avance en âge. En général les viandes blanches, quoique constituant un aliment léger, doivent être interdites aux personnes dont l'estomac est irritable, et surtout aux convalescents. Ainsi elles feront bien de s'abstenir de cochon de lait, d'agneau, de chevreau, de veau, de poulet, lorsque la gélatine n'a pas encore perdu sa viscosité.

Cependant les chairs blanches des jeunes volailles de basse-cour, du jeune gibier, de beaucoup de poissons, tels que la perche, la carpe, ne sont ni molles ni visqueuses; elles sont tendres, faciles à digérer : mais si elles sont pénétrées de trop de graisse, elles deviennent, tout agréables qu'elles sont au goût, d'une digestion laborieuse.

Les chairs blanches fermes et compactes, où les fibres rapprochées ne sont abreuvées ni de gélatine ni de graisse, sont très-substantielles, mais difficiles à digérer. Telle est la chair du porc, de la raie, du maquereau, du thon, des vieux lapins et des vieux oiseaux de basse-cour qu'on n'a point engraissés, etc. Un estomac robuste peut seul s'accommoder de ces aliments.

Les viandes colorées sont d'autant plus substantielles et même toniques, que leur coloration est plus grande.

Elles renferment beaucoup d'osmazôme. Elles excitent fortement l'estomac : ainsi il faut les proscrire lorsque ce viscère est irrité ou menacé d'irritation. Ces viandes sont le bœuf, le pigeon, le faisan, la perdrix, le canard, l'oie et la plupart des animaux sauvages.

Si la chair a sa perfection lorsque l'animal est adulte, elle devient coriace et difficile à digérer à mesure qu'il vieillit. La chair des femelles est en outre plus tendre que celle du mâle, parce qu'elle est plus abreuvée de sucs. La castration, qui change pour ainsi dire le sexe de l'animal, donne beaucoup de tendreté à sa chair, en y accumulant la gélatine et le suc graisseux.

Le SANG n'est, selon l'expression ingénieuse d'un savant, qu'une chair coulante; c'est-à-dire, qu'il est composé à peu-près des mêmes éléments. En effet il contient de l'albumine, de la fibrine, de la graisse en petite quantité, et les mêmes sels : il n'a de moins que l'osmazôme. Les indigents le recueillent, et dans les temps de disette on est loin de le dédaigner. Il nous arrive souvent de rechercher des aliments moins salubres, et même moins agréables. Les Scythes buvaient avec délices le sang mêlé avec du lait.

Quoique le LAIT soit le premier aliment de l'homme et de tous les mammifères, nous le considérerons ici comme boisson, et nous ne nous occuperons que de deux de ses produits : la CRÊME et le FROMAGE.

Abandonné à lui-même, le lait se décompose en CRÊME, en SÉRUM OU PETIT-LAIT, et en matière CASÉEUSE OU FROMAGE.

La crême, qui contient le beurre avec une certaine quantité de matière caséeuse et de sérum, est d'une saveur douce et fort agréable : mais seule elle cause des indigestions, et ne convient point à un estomac irrité.

La partie caséeuse étant séparée du petit-lait, donne

naissance au fromage, qui peut contenir encore plus ou moins de crême, être récent ou fermenté, etc.

Le fromage tendre, contenant beaucoup moins de beurre que la crême, est moins irritant : ceux dans la préparation desquels on fait entrer des épices, des aromates, participent à un haut degré de la nature des ingrédients dont ils sont fortement imprégnés, et l'on doit en user avec beaucoup de modération : pris en petite quantité à la fin d'un copieux repas, ils peuvent aider à la digestion.

Les fromages gras, et comme dit le peuple, BIEN PASSÉS sont souvent parvenus à un degré de putridité qui s'annonce assez par la forte odeur qu'ils exhalent. Cependant comme un grand nombre d'individus de la classe ouvrière composent leurs repas de pain grossier, qui renferme beaucoup de son, et qui est plus lourd que substantiel, une petite quantité de fromage d'une saveur très-forte, excitant leur appétit, rend plus agréable et plus digestif l'aliment grossier dont ils sont obligés de se contenter. Il est néanmoins un degré de corruption qui devient dangereux, et l'on devrait interdire la vente non seulement des fromages putréfiés, mais encore de beaucoup d'autres aliments dont le pauvre s'accomode, à cause de la vileté du prix.

Les OEUFS des oiseaux sont un des aliments dont on fait le plus de consommation. L'œuf est composé en grande partie d'albumine et d'une huile douce ; ce qui le rend facile à digérer, surtout quand on ne le fait pas trop cuire.

Outre l'albumine, le blanc d'œuf est composé d'hydrochlorate de soude, de phosphate de chaux et d'une petite quantité de soufre. Le jaune d'œuf contient de l'albumine et de l'huile.

Les œufs durcis par la cuisson forment un aliment

substantiel, mais indigeste: en cet état ils peuvent se conserver fort long-temps.

Les animaux invertébrés qui contribuent à la nourriture de l'homme sont, parmi les crustacés, l'ÉCREVISSE et le CRABE, dont la chair est nourrissante, et assez facile à digérer; l'ESCARGOT qui est insipide s'il n'est fortement assaisonné, et que d'ailleurs on ne peut jamais débarrasser d'une viscosité qui en rend la digestion difficile; l'HUÎTRE, qui se digère très-facilement quand elle est crue, et convient aux sujets attaqués de gastrite; cuite, elle est de digestion difficile: la MOULE, qui ne convient qu'aux estomacs robustes, et qui cause parfois des indigestions fort dangereuses, attribuées, mal-à-propos selon quelques savants, à de petits crustacés qui se trouvent souvent dans les moules, et plus particulièrement en hiver: le MUREX, la SEICHE, le POULPE, l'ASCIDIE, l'OURSIN, etc.

Ces aliments albumineux perdent par la coction une grande partie de l'eau qu'ils renferment, et sans doute, avec cette eau, les principes salins qui aident à la digestion: aussi sont-ils d'une digestion beaucoup plus facile, quand ils n'ont pas été soumis à l'action du feu.

Quant aux insectes, il n'en est point dans nos climats qui servent immédiatement à la nourriture de l'homme. Les Arabes et les Nègres se nourrissent de diverses espèces de grandes sauterelles; les Chinois font leurs délices de la chrysalide du ver-à-soie; d'autres peuples, des larves du cerf-volant, de celles du cossus, du ver-palmiste: enfin les Hottentots dévorent à peu-près indistinctement, dit-on, tous les insectes qu'ils rencontrent. En Europe, le miel est le seul aliment que fournit cette classe d'animaux.

On ignore si le miel existe tout formé dans les végétaux, ou s'il subit une élaboration dans l'estomac des abeilles; ce qu'il y a de certain, c'est qu'il participe de la nature des fleurs qui le fournissent, et que les variations de la température, l'état des ruches, les soins de propreté et de manipulation, influent considérablement sur la qualité du miel. Il doit beaucoup aux propriétés des végétaux d'où il est tiré : celui que donnent les plantes très-aromatiques est irritant, et assez fortement purgatif. Tel était sans doute celui que les Dix-mille, dans leur retraite, mangèrent en Colchide, cette région célèbre par ses plantes vénéneuses : un dévoiement accompagné de délire les affaiblit tellement, qu'ils ne purent se remettre en marche que trois ou quatre jours après.

Outre du mucilage et de l'albumine, le miel contient deux sortes de sucre: l'un cristallisable ressemble à celui du raisin: l'autre au sucre incristallisable de la canne. Il sert de base à plusieurs liqueurs dont nous parlerons ci-après.

Le miel est très-nourrissant, mais un peu pesant et indigeste: il convient mieux aux enfants qu'aux hommes faits. Il doit être du printemps, récent, doux, blanc : ne pas être tiré des alvéoles où il y a eu du couvain, et n'avoir pas été exposé une année aux vapeurs des ruches.

La dissolution du miel dans l'eau forme une boisson émolliente qui combat avec succès les inflammations internes: dans certaines fièvres épidémiques, cette boisson, à laquelle on ajoutait une petite dose de vinaigre, fut le meilleur ou plutôt l'unique remède.

Les anciens, qui ne connaissaient pas le sucre, faisaient du miel un très-grand usage. Leurs poésies sont remplies des éloges de cette substance si utile. Enfin, chez les Israélites, l'huile, le vin et le miel étaient les délices de la vie; c'étaient leurs principales richesses.

Mangé modérément, et pour relever, par sa douce saveur, quelque aliment insipide, féculent, de digestion difficile, comme le pain compact et grossier de nos villageois, le miel est aussi salubre qu'agréable. Il peut sans doute remplacer le sucre pour l'édulcoration d'un grand nombre de boissons chaudes ou froides: il est préférable à la lourde MÉLASSE, tant pour la saveur que pour la salubrité.

Esclaves de l'habitude, nos campagnards aiment mieux cultiver péniblement la vigne sous un sol humide et froid, et recueillir du vin détestable, que d'élever les abeilles, qui ne coûtent ni fatigues, ni soins, ni dépenses, en comparaison de la culture de la vigne. Qui d'entr'eux n'est pas capable de faire lui-même des ruches et un rucher? une première dépense ne serait-elle pas bientôt couverte par le produit? si les vastes forêts de la Pologne sont remplies d'abeilles sauvages, pourquoi ne réussirait-on pas dans nos climats à se procurer abondamment un produit aussi utile que le miel?

Il est certains aliments dont on peut user sans leur faire subir aucune préparation: tels sont la plupart des fruits, un petit nombre de racines, les feuilles de quelques végétaux: et parmi les substances animales, le miel, le lait et ses produits, l'huître, l'oursin.

Mais la plus grande partie des racines et des feuilles des plantes légumineuses, la chair de tous les animaux, ne peuvent nous servir d'aliment qu'après avoir subi l'action du feu.

L'ancien usage des Scythes et d'un grand nombre d'autres barbares septentrionaux, était de manger de la chair crue. Quelques individus isolés, oubliés dans les forêts, ignorant, s'il est possible de le croire, qu'il existât d'autres êtres semblables à eux, déchiraient à belles dents les animaux qu'ils pouvaient atteindre. Nous conviendrons que cette nourriture est très-substantielle, qu'elle convient même à des estomacs robustes, stimulés par de pressants besoins que dans la profonde misère de l'état sauvage, il n'est pas toujours possible de satisfaire à point nommé ; mais nous ne conseillerons pas à nos lecteurs de vaincre l'horreur que doivent inspirer de tels mets. Nous en tirerons seulement la preuve que l'homme est OMNIVORE, qu'il a su s'accommoder aux ressources que lui ont présentées les contrées dont les productions diffèrent le plus : frugivore sous les climats qui abondent en végétaux succulents, et dont la température élevée est peu propre à stimuler exclusivement l'estomac ; carnivore dans les pays glacés, dépourvus de végétaux alibiles : ichthyophage sur le bord des eaux, il trouve dans les heureux climats de la zône tempérée les plus douces productions des deux regnes, et il les applique toutes à son usage.

L'usage de soumettre à l'action du feu les aliments, et surtout les graines céréales et les chairs, remonte à l'origine de la civilisation. Dans les premiers temps, il paraît qu'on se contentait de les rôtir ; on le voit par les festins des héros d'Homère.

Les substances soumises à la coction peuvent être rôties, bouillies, ou frites. Rôtis, les aliments conservent toutes leurs qualités : l'oxigène, en s'y combinant, y ajoute peut-être de nouveaux principes. Il est certain que les racines et les viandes rôties sont plus succulentes, plus nourrissantes, et même toniques.

Les aliments bouillis, ou soumis à l'action du feu dans un vase avec un liquide où ils sont plongés, se dissolvent en grande partie dans ce liquide, qui alors se sature de leurs principes les plus subtils. Cette préparation enlève à certains légumes une âcreté qui les rendrait non-seulement peu agréables au goût, mais encore astringents et insalubres. Quant aux viandes, elles enrichissent le liquide de leurs sucs les plus alibiles, et le transforment en cette boisson alimentaire connue sous le nom de BOUILLON, et dont nous avons déjà parlé.

La chair cuite de cette manière, est à la vérité plus molle et plus tendre: mais elle est d'autant moins facile à digérer qu'elle a perdu plus d'osmazôme et de gélatine.

Les aliments frits sont tout simplement rôtis avec une substance grasse: cette préparation occasionne la combinaison de l'oxigène avec la graisse ou l'huile, et par conséquent la formation d'un acide sébacique, qui couvre la surface de l'aliment frit, et y forme une couche mince assez irritante pour ne pas convenir aux estomacs faibles, impressionnables, ou déjà affectés. En effet, quoique la chair de poisson soit légère, personne n'ignore que le poisson frit est indigeste.

C'est ici le lieu de parler des effets de la coction sur les diverses parties de l'animal.

La véritable chair est celle des MUSCLES, et c'est la plus facile à digérer. « Les animaux carnassiers, dit « Bichat, se jettent de préférence sur les muscles de leur « proie, que sur les viscères pectoraux et gastriques. La « chair musculaire est, pour la plupart des peuples, « l'aliment le plus fréquent, celui dont ils ne se dé- « goûtent jamais : elle paraît être le plus nourrissant « de tous ceux que fournissent les tissus divers des ani- « maux : est-ce, comme on le dit, parce qu'il contient « plus d'azote? Quelle qu'en soit la raison, c'est une « observation remarquable que ce rôle général que joue « le système musculaire dans la digestion de tous les « carnivores, de l'homme en particulier... Exposé lon-

« guement à l'ébullition, comme dans le bouilli ordi-« naire, le tissu musculaire, uni encore aux organes « adjacents, à ses parties communes, donne, 1° une « écume albumineuse qui paraît dépendre plus de la « lymphe des cellules que du muscle lui-même; « 2.° beaucoup de gouttelettes graisseuses provenant « aussi spécialement du tissu cellulaire, presque étran-« gères au tissu du muscle par conséquent, et qui nagent « à sa surface; 3.° de la gélatine formée surtout par les « intersections aponévrotiques; 4.° une substance ex-« tractive (l'osmazôme) qui colore en partie le bouillon, « lui donne un goût particulier; 5.° Différents sels qui « concourent beaucoup à la formation du bouillon.

« Quand le muscle est exposé à un feu nu, comme « dans le rôtissage, l'albumine s'y condense, la gélatine « se fond, la fibrine pénétrée de sucs s'attendrit, la « substance extractive (osmazôme) s'écoule en partie « avec la gélatine et avec des sels tenus en dissolution: « c'est ce qui forme le JUS, qui est, comme on sait, très-« différent de la graisse fondue.

« Le sexe influe beaucoup sur la qualité de la chair « des animaux. Les muscles des mâles, plus forts, « mieux nourris, ont plus de saveur, résistent plus long-« temps à la coction, sont plus fermes, et l'eau bouil-« lante altère au contraire plus vîte le tissu des femelles; « il est plus tendre, donne au bouillon une saveur « moins forte ».

Le tissu très-serré du cœur rend ce muscle de difficile digestion.

Les glandes produisent, par la coction dans l'eau, une écume abondante, un bouillon très-chargé en couleur : elles durcissent en se cuisant; de sorte qu'après cinq ou six heures d'ébullition, elles ont une dureté triple. Rôties, elles sont crispées et endurcies à l'extérieur, très-tendres à l'intérieur, d'où les sucs n'ont pu sortir. Les glandes sont le foie, les reins ou rognon, les amygdales, ou ris de veau dans cet animal. Bichat pense peut-être avec raison, que les glandes seraient moins indigestes crues que cuites. Aussi nos cuisiniers ont-ils le soin de ne pas les laisser cuire trop long-temps. Le poumon ou MOU, et la RATE, sont peu substantiels, mais de digestion facile.

Les entrailles de plusieurs animaux, la cervelle de tous, sont des aliments sains et agréables, mais qui ont besoin d'assaisonnement. Le cerveau est composé, selon Vauquelin, d'eau, d'une matière grasse, blanche, d'une autre rouge, d'osmazôme, d'albumine, de phosphore, de soufre, de différents sels, entre autres de phosphate acide de potasse, et de phosphate de chaux et de magnésie.

La substance cérébrale se putréfie avec une extrême facilité, et répand une odeur très-fétide. Soumise à la coction, elle ne se racornit point comme les nerfs. La cervelle est d'une digestion assez facile : selon Bichat, elle serait plus facile à digérer dans l'état de crudité. Cette partie est un mets friand pour les animaux carnassiers : l'homme aussi la regarde comme un aliment très-délicat.

Les tendons, les aponévroses ou attaches des muscles, les membranes fibreuses, les cartilages, sont d'une digestion facile quand ils sont devenus gélatineux.

Les membranes séreuses, telles que la toilette, la peau qui enveloppe la poitrine, qui recouvre les côtes, et le tissu cellulaire qui les accompagnent, sont des mets friands qui contiennent beaucoup de gélatine, et assez sains quand il ne sont pas trop pénétrés de graisse.

Il s'en faut de beaucoup que toutes les préparations alimentaires soient aussi simples. En faisant cuire dans le même liquide les chairs et les végétaux, on obtient une nourriture mixte, végéto-animale, qui réunit les avantages des deux espèces, ou corrige l'une par l'autre. Ainsi le suc des chairs rend plus nourrissants des végétaux aqueux, peu substantiels : et à l'aide de ce léger véhicule, un estomac faible reçoit la quantité de nourriture réelle dont il a besoin. Une masse féculente resterait presque inerte dans l'estomac : imprégnée de l'osmazôme des viandes, elle stimule convenablement l'organe digestif.

Mais, soit que les substances animales ne suffisent pas toujours à la consommation, soit qu'on ait à préparer une nourriture entièrement végétale, soit enfin qu'on ait à consommer des viandes lourdes ou peu stimulantes, il est reconnu que les aliments qui ne contiennent que de la gélatine, du mucilage, de l'albumine, de la fécule, sont généralement fades : et lorsque la nature ne nous offre pas dans ses productions cet heureux mélange où les principes, modifiés l'un par l'autre, ne conservent de leurs propriétés que celles qui conviennent le mieux à notre bien-être, nous sommes obligés de l'imiter en quelque sorte, pour accommoder à notre organisation, à notre genre de vie, à nos habitudes même, des produits abondants et nombreux qui deviendraient nuisibles comme aliments, ou resteraient inutiles.

Ainsi pour produire le degré d'excitation que les fonctions digestives exigent, on a été obligé de combiner aux aliments dont la fadeur décèle l'inertie, une petite quantité de ces subtances, dont l'activité est suffisamment indiquée par leur saveur acide, âcre, amère, acerbe, aromatique. Ces agents de la digestion ont été nommés CONDIMENTS, ASSAISONNEMENTS, ÉPICES.

Il est presque superflu, d'après ce que nous avons dit des substances stimulantes, toniques, astringentes, d'insister sur la néccessité d'user des épices avec beaucoup de réserve. Les mets trop assaisonnés émoussent peu à peu le sens du goût, ou l'accoutument aux impressions violentes; mais ils n'en agissent pas à l'intérieur avec moins de force, et ne produisent pas des effets moins funestes.

Au reste il est difficile de prescrire les limites dans lesquelles on doit se renfermer à cet égard. Elles varient non-seulement selon le genre de vie des différentes classes de la société, mais encore dans chaque individu, selon sa constitution et son état actuel.

Ce qui prouve cependant que les condiments, même les plus simples, ne sont pas d'une absolue nécessité, c'est que les peuplades sauvages de l'Amérique ignoraient l'usage du sel : les poissons, les oiseaux, les pièces de grosse viande ne subissaient d'autre apprêt qu'une rapide torréfaction, pour être aussitôt dévorées.

Dans l'intérieur de l'Afrique, on obtient un ou deux esclaves en échange de quelques poignées de sel. Cette substance y est donc très-rare, et la plupart des habitants sont obligés de s'en passer.

Le SEL DE CUISINE ou CHLORURE DE SODIUM augmente la sécrétion et l'excrétion de la salive, par l'irritation qu'il produit : il aide à la digestion par une action semblable sur l'estomac : il se dissout et se combine dans toute la masse alimentaire, et la préserve ainsi d'une sorte de décomposition chimique qu'elle éprouverait dans certains estomacs peu actifs; enfin, en vertu de cette combinaison avec les aliments, il n'attaque point isolément l'organe. Cet avantage lui est commun avec tous les condiments solubles.

Le VINAIGRE, dont nous parlerons plus amplement ci-après, a aussi l'avantage de rendre digestives les substances trop peu stimulantes : il neutralise les principes âcres, alcalins; il prévient aussi la décomposition; et une preuve non équivoque de ses qualités salubres, c'est que son usage est un besoin pour un grand nombre de personnes; mais nous verrons, en parlant des acides, qu'il en faut user avec beaucoup de modération.

Un des principaux usages du vinaigre et surtout du sel est de couserver les comestibles, en les préservant de la décomposition putride.

La désunion des éléments d'une masse putrescente, leur énergie rendue à elle-même par cette désunion, l'activité pénétrante des composés qui en résultent, telles sont sans doute les causes qui donnent aux matières corrompues des qualités si irritantes, que même leurs émanations sont mortelles.

Les effets de ces substances dépendent néanmoins de certaines conditions. Plusieurs chasseurs mangent avec délices une venaison qui a déjà subi un certain degré de décomposition putride : les Groënlandais, les Samoïèdes, les Patagons vivent de poisson pourri et d'autres chairs corrompues, que souvent même ils n'ont pas fait cuire. Mais ces peuples doivent au besoin, au travail, à la riguenr du climat, l'activité des fonctions vitales et une force assimilatrice presque sans bornes, dons heureux qui transforment en aliments agréables et salubres des substances où nous trouverions la mort.

Long-temps avant que tous les phénomènes de la putréfaction se soient opérés, les substances animales sont devenues impropres à l'alimentation. L'extrême dégoût qu'elles inspirent dès les premiers moments de la fermentation putride, indiquent le danger qu'il y aurait d'en user.

Une preuve de ce danger, c'est que chez les fossoyeurs et ceux qui s'occupent particulièrement de la dissection des cadavres, les émanations et les sécrétions sont très-fétides : ces individus sont prédisposés aux maladies inflammatoires.

Il reste démontré aujourd'hui que le SEL DE CUISINE n'est autre chose que le CHLORE combiné avec le SODIUM, métal dont la soude est l'oxide. C'est sans donte à la grande affinité ou même à l'avidité que le chore a pour l'hydrogène, que l'on doit attribuer sa propriété désinfectante et conservatrice. Il prévient la formation des composés de l'hydrogène avec le carbone, le soufre et le phosphore, gaz délétères qui s'élèvent de toutes les eaux stagnantes, et qui, s'ils n'étaient point enchaînés par le chlore, sortiraient en masse énorme du sein des mers, et auraient bientôt frappé de mort tout ce qui respire.

On conçoit donc que les matières animales, plus ou moins abondamment imprégnées de ce sel, ne peuvent dégager ni le soufre, ni le phosphure d'hydrogène, ni ce gaz animal qui, plus subtil encore, en est peut-être formé : toutes les molécules restent comme enchaînées par les combinaisons nouvelles que le sel produit.

Cependant, à la longue, et selon la quantité de sel employé, la décomposition finit par avoir lieu. Mais lorsqu'il ne s'agit que de conserver pendant quelques heures une substance prompte à se décomposer, et à laquelle on ne veut pas donner une saveur trop saline, chacun sait qu'il suffit de la saupoudrer légèrement de sel, de la tenir au sec, et de jeter les fluides qui en découlent.

Néanmoins, à cause de la qualité très-irritante du chlore, l'abus du sel cause la soif, la sécheresse, les démangeaisons : c'est l'usage prolongé des aliments très-salés qui occasionne principalement le scorbut, maladie dont les gens de mer sont si souvent atteints.

LE SALPÊTRE OU NITRATE DE POTASSE est aussi employé à la salaison du porc.

C'est des contrées voisines de l'équateur que viennent le POIVRE, le GIROFLE, le GINGEMBRE, la CANNELLE, la NOIX MUSCADE. Ces aromates, surtout les trois premiers, aussi brûlants que le climat qui les produit, sont de peu d'utilité pour les hommes.

Le poivre appartient à la classe des substances les plus irritantes, et l'on a tout à craindre de l'abus qu'on en fait. Le girofle jouit de propriétés excitantes non moins énergiques. La médecine s'élève avec raison contre l'usage pernicieux que les cuisiniers font de ces deux substances.

Si les estomacs peu irritables réclament quelques excitants, si une nourriture aqueuse, albumineuse, féculente, exerçant par elle-même peu d'action, ne peut être digérée qu'au moyen d'un stimulant, au moins faut-il en user avec la plus grande réserve.

Quant à ceux qui ont contracté l'habitude de ne trouver de saveur qu'aux substances fortement épicées, qu'ils ne se croient point par cette raison à l'abri des maux qui en sont la suite, car il en résulte une grande prédisposition aux maladies inflammatoires : mais qu'ils adoucissent peu à peu leur régime, ils parviendront sans peine à trouver agréable la saveur réelle des aliments, et l'estomac s'habituera à digérer des substances qui ne soient point stimulantes au plus haut degré.

Aux épices dont nous venons de parler, on peut ajouter quelques plantes indigènes : la MOUTARDE et le POIVRON, non moins irritants que le poivre; le RAIFORT, qui jouit à peu près des mêmes qualités que la moutarde; le PERSIL, dont le goût âcre indique la vertu stimulante, et qui facilite la digestion; le CERFEUIL qui est chaud, diurétique, excite souvent la toux, et ne convient point à ceux qui souffrent de la poitrine; l'ESTRAGON, plante aromatique, âcre, chaude, stimulante, employée principalement pour relever le goût des végétaux aqueux que l'on mange en salade; le CRESSON, qui est stimulant, antiscorbutique, et convient à ceux qui sont sujets aux glaires et aux vers. L'AIL, l'ÉCHALOTE, la ROCAMBOLE, trois espèces du même genre, contiennent une matière nutritive plus abondante dans les climats chauds, où ils sont beaucoup moins âcres. On prétend que le mot ail vient du celtique ALL, qui veut dire chaud; c'est en effet un stimulant très-actif: il faut donc l'employer, ainsi que les autres condiments, avec beaucoup de réserve. Cuit, il est moins brûlant et offre une fécule bien moins chargée de principes âcres. Au reste, il excite l'appétit, la sueur et la sécrétion des urines. Le POIREAU ou PORREAU tient une sorte de milieu entre l'ail et l'oignon: la CIBOULE et la CIBOULETTE jouissent à peu-près des mêmes propriétés. Le CÉLERI, qu'on ne devrait employer que comme assaisonnement, est tonique, apéritif, antiscorbutique: il excite l'appétit, et par conséquent aide à la digestion.

Le CHAMPIGNON est une famille de plantes dont les anciens attribuaient l'origine à une véritable génération spontanée. Il est certain que ces végétaux, qui n'offrent que les premiers caractères de l'organisation la plus simple, naissent des éléments que le hasard a réunis d'une manière qui favorise leur création: une fois nés, ils acquièrent la faculté de se reproduire. Il paraît qu'ils se multiplient par des corpuscules analogues aux bourgeons des polypes.

Plusieurs champignons, soumis à l'analyse chimique, ont fourni une substance et un acide particulier: un sucre, quelquefois de l'osmazôme, et une matière animalisée. Plusieurs espèces fournissent un mets ou plutôt un assaisonnement recherché. Mais beaucoup d'autres sont de violents poisons, et il faut souvent des connaissances très-étendues en botanique pour distinguer les espèces nuisibles. Quoique ce danger ne soit ignoré de personne, il y a chaque année quelque victime de ces funestes méprises.

La TRUFFE est une tubérosité végétale souterraine, charnue, compacte, n'ayant ni tige, ni feuilles, ni racine, et dont le mode de reproduction est absolument inconnu. On l'a rangée dans la famille des champignons. La truffe, extrêmement recherchée comme aliment, passe pour aphrodisiaque : elle contient une fécule et donne beaucoup de carbonate d'ammoniaque. Elle est très-nourrissante, mais fort indigeste : il est plus convenable de ne l'employer que comme condiment.

Quelques fruits et quelques fleurs sont employés à relever le goût des aliments. Le CORNICHON n'est qu'un jeune concombre imprégné du vinaigre et des épices dans lesquels on l'a confit ; car par lui-même il est à-peu-près insipide. La CAPRE est le bouton à fleur du câprier. L'huile volatile que les câpres renferment, leur donne une saveur piquante. Confites au vinaigre, elles sont légèrement irritantes. Le bouton à fleur et même le fruit de la GRANDE CAPUCINE remplacent avantageusement la câpre. La feuille et surtout la fleur ont une odeur forte, et une saveur âcre, analogue à celle du cresson. Cette plante contient une quantité considérable d'acide phosphorique.

La CRÊME, le BEURRE, l'OEUF, combinés de différentes manières, entrent comme condiments ou comme parties intégrantes d'un grand nombre de mets. Ils corrigent l'âcreté des uns, la sécheresse des autres : la crême a surtout l'avantage de tempérer la violence des épices, dans les SAUCES inventées soit pour flatter le goût, soit pour étendre les assaisonnements dans un véhicule qui en modère la force.

Les LIQUIDES sont aussi des substances alimentaires. Extrêmement divisés, ils sont très-promptement absorbés par les tissus vivants. Leur principal usage est d'étancher la SOIF, sentiment indéfinissable, plus pénible que la faim, et qui résulte du besoin de réparer, par l'introduction d'un liquide dans l'estomac, les pertes que les parties fluides du corps ont éprouvées.

Sous ce rapport, il semble que les boissons ne devraient être que désaltérantes : et l'EAU, si abondamment répandue dans la nature, suffit pour cet objet aux hommes comme aux animaux.

Pure, elle étanche la soif, s'insinuant sans doute dans les tissus dont la sécrétion languit : elle divise la masse alimentaire ingérée dans l'estomac, en facilite ainsi la digestion, et n'attaque jamais aucun organe.

L'EAU DE PLUIE, lorsqu'elle n'a éprouvé le contact d'aucun corps, ou que dans son trajet elle ne s'est point chargée des débris pulvérulents qui flottent dans l'atmosphère après une longue sécheresse, est la plus saine que l'on puisse se procurer, tant à cause de sa pureté, que de l'air atmosphérique et du gaz acide carbonique qu'elle tient en dissolution; c'est à ces deux substances qu'elle doit sa saveur agréable et ses bons effets sur les êtres organisés.

L'eau qui provient de la fonte des neiges, ne contenant point d'air, est fade, désagréable, pesante, difficile à digérer : l'usage habituel de cette eau peut donc produire toutes les maladies qui résultent d'une irritation prolongée.

L'eau de pluie, rassemblée dans des citernes, conserve ses qualités, pourvu qu'on n'y laisse pas pénétrer les premières portions d'eau qui se chargent des débris flottants dans l'air, et dont l'effet est de corrompre l'eau par une prompte décomposition. Il faut aussi avoir soin de tenir les citernes propres, et d'en construire les parois en matière siliceuse, c'est-à-dire, en pierres de la nature du caillou, et par conséquent inattaquables à l'eau, et parfaitement insolubles.

Après avoir filtré à travers la terre, si l'eau de pluie rencontre un lit impénétrable, elle se rassemble et coule au dehors. C'est alors l'EAU DE SOURCE qui est chargée des matériaux divers à travers lesquels elle a passé. La plupart contiennent, outre l'air atmosphérique et le gaz acide carbonique, un peu de carbonate de chaux et d'hydrochlorate de soude ou chlorure de sodium dissous dans l'eau, qui est la même chose que le SEL connu de tout le monde.

L'EAU DE PUITS a la même origine : seulement on la trouve à une plus grande profondeur, où elle reste stagnante. Ainsi, elle dissout et contient une plus grande quantité de particules étrangères que lui fournit le sol. Il est avantageux de former les parois des puits de pierres siliceuses, sans mortier, et de les environner à l'extérieur d'une couche de plusieurs pieds de sable de rivière.

Outre plusieurs sels terreux, le sulfate de chaux ou PLATRE se trouve dans presque toutes les eaux de puits, ce qui les rend d'une saveur fade, irritantes et impropres à cuire les légumes.

L'EAU DES RIVIÈRES n'est que la masse des eaux d'un grand nombre de sources. Dans son cours long et rapide, elle s'imprègne d'air atmosphérique, et se décharge des particules étrangères qu'elle contenait. Aussi est-elle très-pure et très-saine, si elle coule sur un lit sablonneux; mais elle se charge, à son passage dans les villes, d'une quantité énorme d'immondices qu'on y jette, ou que les égouts y apportent.

Les LACS et les ÉTANGS sont des amas d'eaux de pluie, de source et de rivière. Mais quoiqu'elles aient une issue, elles ne s'écoulent et ne se renouvellent jamais assez promptement pour ne pas contenir en dissolution beaucoup de débris de corps organisés, qui en altèrent la pureté, et en troublent la transparence.

L'eau des MARAIS, plus stagnante, renferme une plus grande quantité de substances en décomposition, ce qui la rend plus insalubre encore.

Quant aux eaux stagnantes absolument privées de moyens de se renouveler, chacun sait combien elles sont infectes, à cause des décompositions putrides qui s'y opèrent: aussi les mares qu'on laisse exister plutôt par négligence que par l'impossibilité de les faire disparaître, sont un des principaux réservoirs d'où s'exhalent les miasmes les plus funestes.

L'EAU DE LA MER, qui couvre la plus grande partie de la surface du globe, est entretenue par le tribut de plus de cent cinquante fleuves, dont quelques-uns ont plus de mille lieues de cours, et y jettent sans interruption une masse d'une ou de deux lieues de largeur, sur une profondeur très-considérable: la plupart des autres ont de deux cents à cinq ou six cents lieues de trajet; enfin nous omettons une quantité de rivières, dont le nombre compense presque le peu de volume de leurs eaux. Mais comme l'évaporation opérée par la force absorptive de l'air et par l'action du calorique, ne permet pas à l'océan de sortir de son lit, et n'entraîne avec l'eau qu'une portion saline presque inappréciable, les MERS tiennent sans cesse en dissolution et en même quantité les hydrochlorates de soude (sel), de magnésie, de chaux; les sulfates de magnésie, de chaux, de soude; les carbonates de chaux et de magnésie; tous ces sels donnent à l'eau de mer une saveur désagréable et amère. On a cherché à la rendre potable par la distillation: les procédés employés dans ce but n'ont pas encore donné les résultats qu'on en attendait.

On assainit l'eau des fleuves qui ont traversé de vastes cités, en la faisant passer par un lit épais de sable, où elle abandonne une grande portion des matières étrangères qu'elle contient: une pierre poreuse, une couche de charbon en poudre produit le même effet. Mais après cette opération, il faut ou la battre, ou la laisser quelque temps exposée à l'air, afin qu'elle reprenne l'air qu'elle a perdu dans la filtration.

Quelque salubre que soit l'eau, il est important qu'elle ne soit bue ni en trop grande quantité, ni trop rapidement. Car si elle arrive tout-à-coup dans l'estomac sans être mêlée de salive, elle résiste à l'action digestive; et si elle est froide, elle arrête à l'instant les fonctions de l'estomac: effet sédatif presque immédiatement suivi d'irritation, et auquel on doit attribuer les coliques et la diarrhée qui surviennent. Ainsi c'est moins la température que la masse d'eau jetée sur l'estomac quand on est en sueur, qui produit ces accidents. On en sera préservé si l'on boit doucement, peu à la fois, et si, lorsqu'elle est très-froide, on y mêle quelques gouttes d'eau-de-vie.

Ainsi l'eau bue en masse et trop froide, refroidit la membrane muqueuse de l'estomac, reporte cet effet sur les membranes séreuses de la poitrine et de l'intestin, c'est-à-dire, sur la plèvre et le péritoine: la réaction élève bientôt la chaleur au plus haut degré après ce refroidissement momentané: de là la pleurésie, la péripneumonie, la péritonite, l'inflammation d'entrailles.

Bue tiède, l'eau est tellement désagréable, qu'elle est presque aussitôt rejetée par l'estomac. C'est le plus doux et le moins nuisible des vomitifs.

Chaude, presque bouillante et à petite dose, elle est un stimulant énergique, et le plus puissant des sudorifiques.

Enfin, quoiqu'on ne puisse atteindre l'eau dans les effets qu'elle produit sur l'économie animale après avoir été absorbée par l'estomac, il n'y a pas de doute qu'elle ne soit nutritive, puisqu'elle contient de l'oxigène et de l'hydrogène, substances qui entrent dans presque tous les aliments : d'ailleurs on sait que plusieurs personnes, réduites à l'usage unique de l'eau, ont pu vivre au-delà d'un mois avec cette nourriture. C'est sans doute la diète la plus rigoureuse, et elle exige que le malade, pour éprouver moins de pertes, ne fasse presque point de mouvement.

Ce n'est pas seulement à l'état de pureté que l'eau présente tous ces avantages : la nature nous l'offre combinée avec une foule de substances qu'elle rend alibiles, en modérant l'activité des principes qui y sont étendus.

Ainsi le LAIT, cette première nourriture de l'homme et de tous les mammifères, sur mille parties en renferme neuf cent vingt-neuf d'eau : le SANG, que tant d'animaux carnivores boivent avec délices, en contient neuf cent trois parties : la force des acides oxalique, malique, citrique, extraits des fruits, prouve dans quelle quantité d'eau ils doivent y être étendus pour se transformer en acidules bienfaisants : l'orange ne fournit guère qu'une boisson acidule sucrée : des incisions faites au tronc du cocotier, découle une boisson fort agréable : le centre même de la noix de coco renferme une eau rafraîchissante et un peu sucrée. Enfin la SÈVE qui remplit le tissu cellulaire des végétaux légumineux, n'est que de l'eau mucilagineuse qui affaiblit les principes âcres, acides, alcalins de la plupart d'entre eux.

On voit donc que l'eau, déjà si abondamment répandue sur le globe, et peut-être dans son intérieur à l'état liquide ou gazeux, entre dans la composition de tous les produits organisés, et donne à ceux dont l'homme se nourrit les qualités alibiles.

Enfin c'est au moyen de l'eau que l'homme s'est créé les différentes boissons que selon leur usage et leurs propriétés on a divisées en DÉSALTÉRANTES, NOURRISSANTES, AROMATIQUES, SPIRITUEUSES.

Il n'est cependant point de liquide potable qui possède exclusivement chacune de ces qualités : l'eau, par exemple, essentiellement désaltérante, est en même temps nourrissante, quoiqu'à un bien faible degré.

Après l'eau, les boissons les plus désaltérantes sont les BOISSONS ACIDULES.

Nous avons vu que les ACIDES CONCENTRÉS sont des poisons redoutables. Ils charbonnent et réduisent en escarres les tissus vivants qu'ils rencontrent : moins concentrés, ils les racornissent, les dessèchent, et en émoussent la sensibilité : peu concentrés, ils irritent et stimulent encore fortement. Il est inutile de dire, que même à ce dernier degré, ils ne peuvent servir de boisson.

Enfin, très-étendus d'eau, ils forment les BOISSONS ACIDULES, dont l'effet, très-difficile sans doute à expliquer, est de diminuer la chaleur vitale, de ramener la sensibilité à son état naturel si elle est exaltée, enfin d'humecter, d'assouplir les tissus, et par là de faire cesser l'inflammation dans certains cas.

Les boissons acidules, celles même qui sont légèrement acides, ajoutent à l'activité de l'estomac, favorisent la digestion et l'absorption intestinale. Au reste, les degrés d'acidité sont si variés, l'organe digestif est susceptible de tant de modifications dans un même sujet, et les différences sont telles d'individu à individu, que l'expérience peut seule nous éclairer sur le choix de ces substances : au moins peut-on assurer qu'un goût ou une aversion décidée pour les acides est une loi instinctive à laquelle il faut obéir, mais qu'il faut se garder d'outrepasser.

Les acides minéraux sont peu propres à servir de base aux boissons acidules. Quoiqu'extrêmement étendus, ils ne perdent jamais entièrement leur puissance désorganisatrice. Ainsi l'acidule sulfurique, quelque faible qu'il soit, attaque les dents, les voies alimentaires, et agace les nerfs. Que doit-on donc penser des vinaigres auxquels il sert de base, et où il jouit encore d'une énergie assez considérable? Tout le monde a éprouvé l'acidité pénétrante de ces sortes de vinaigres. Au moins faudrait-il l'étendre dans un volume égal d'eau avant de l'employer. En effet on se trompe, si l'on croit que pour en modérer la force, il suffise d'en employer une petite quantité dans une sauce, sur une salade, ou pour confire quelque végétal; il n'en conserve pas moins son degré de concentration et sa propriété irritante, corrosive.

« Le bon vinaigre de vin est un liquide d'une odeur « suave, acide et spiritueuse, d'une saveur aigre plus « ou moins forte, d'une couleur plus ou moins foncée, « suivant l'espèce de vin dont on s'est servi, qui s'éva- « pore entièrement à l'air libre, se mêle à l'eau sans « produire ni froid, ni chaleur, ni effervescence. Le « vinaigre est un composé d'eau, d'acide acétique et « tartarique, d'alcool (ESPRIT), de matière extractive « et de tartre. Cette liqueur agit comme tous les acides : « elle est légèrement styptique et rafraîchissante, astrin- « gente, stimulante, puis irritante, suivant son degré

« de concentration. L'amaigrissement qu'elle produit « chez les personnes chargées d'embonpoint, et qui en « boivent beaucoup, annonce assez l'action violente « qu'elle produit sur les voies gastro-intestinales. Son « abus est donc toujours nuisible ; il faut qu'elle soit « employée non-seulement avec modération, mais en- « core dans un faible état de concentration. Étendu « d'eau, le vinaigre peut remplacer avantageusement « tous les autres acidules, et il est plus agréable qu'eux « au goût ».

Nous avons déjà dit que l'eau miellée, acidulée par quelques gouttes de vinaigre, est une boisson très-salutaire. Nous l'avons vue être l'unique et sûr remède contre une fièvre maligne épidémique : dans un temps où rien encore ne présageait la révolution qui s'est opérée dans la médecine, et dans un pays où la science était peu cultivée, une sorte d'instinct servit de guide ; les malades que des potions incendiaires n'avaient pas encore frappés mortellement, et qu'on put réduire à cette boisson pour seul aliment et seul remède, surmontèrent la force du mal.

Le jus du CITRON et des fruits du même genre, délayé dans une quantité convenable d'eau, donne cette boisson agréable que l'on nomme LIMONADE.

Si l'on y laisse les tranches du fruit avec son écorce, elle est amère et tonique : édulcorée avec du sucre, elle devient plus agréable, et ne perd aucune de ses qualités.

Dans les affections inflammatoires de l'estomac, le suc des oranges délayé dans de l'eau sucrée, donne une boisson nommée ORANGEADE, moins acide et par conséquent moins excitante que la limonade.

En général, ce qui rend les acides végétaux plus propres à notre nature, c'est d'abord qu'ils tiennent à la matière organisée ; en outre, ils sont affaiblis par une grande quantité d'eau, enchaînés par un mucilage dont les opérations chimiques peuvent seules les dégager, et adoucis par une portion de sucre. Ainsi les boissons acidules contiennent encore beaucoup de principes nutritifs.

De toutes les boissons considérées comme NOURRISSANTES, celles qui après l'eau pure possèdent cette qualité au plus faible degré sont l'eau sucrée, et les décoctions végétales peu chargées, presque toujours édulcorées par le sucre ou le miel.

Ici nous devons établir une vérité importante, et combattre un préjugé fortement enraciné dans l'esprit du vulgaire. Cette vérité est que les liquides nourrissent aussi bien que les solides. En effet, ils arrivent dans l'estomac déjà aussi divisés qu'ils doivent l'être, beaucoup mieux que les solides, dont quelques-uns ne peuvent être mâchés parfaitement, et à la plupart desquels, soit distraction, soit impatience, nous faisons à peine subir cette digestion préparatoire si importante : en vertu de l'état moléculaire où ils se trouvent, les liquides sont absorbés par les parois de l'estomac peut-être même avant d'arriver à l'orifice intestinal, et ne laissant que très-peu de résidu, sont presque entièrement employés au profit du corps ; enfin, s'ils sont ingérés en petite quantité à la fois, leur digestion n'exige presque aucun travail de l'estomac.

Mais si toutes les molécules d'un liquide sont promptement absorbées, on conçoit combien il est important qu'elles soient propres à la nutrition, et convenables à l'état du sujet ; car la masse liquide, promptement et uniformément distribuée, a une influence bien plus puissante.

Une infusion ou une décoction, conservée au moyen d'une quantité de sucre qui donne au liquide une consistance visqueuse, est ce que l'on appelle SIROP. Lorsque le sirop est bien fait, le seul avantage qu'il présente, c'est d'épargner le temps qu'on emploierait soi-même à préparer l'infusion ou la décoction qu'on désire se procurer.

Quant aux sirops purement médicinaux, il est prudent de laisser aux hommes de l'art le soin de les administrer; car le sucre et les aromates qui en rendent la saveur agréable ou du moins supportable, masquent l'énergie des médicaments qu'ils contiennent.

Les végétaux doux, les gommes purement mucilagineuses, fournissent les décoctions les plus convenables aux estomacs irrités.

Une plus ou moins grande quantité de lait ajoutée à ces boissons les rend plus nutritives.

Viennent ensuite les BOUILLONS, auxquels on donne différents degrés de consistance.

Les moins nutritifs sont des décoctions de légumes aqueux, dont une très-légère quantité de beurre et quelques grains de sel relèvent la saveur.

Lorsque les voies digestives sont moins irritées, et que déjà l'entretien de la vie réclame une nourriture plus substantielle, le veau, le poulet, l'escargot, la grenouille, l'écrevisse, fournissent des bouillons également légers, mucilagineux, et qu'on peut faire succéder l'un à l'autre pour ranimer le malade par la variété de leurs saveurs : on peut y ajouter quelques herbes d'un goût agréable. Le cerfeuil, l'oseille, sont propres à remplir ce but.

Quant au bouillon proprement dit, chargé, comme nous l'avons dit, d'osmazôme, riche des sucs de végétaux salubres, c'est une nourriture également douce et fortifiante pour l'homme en bonne santé : à peine le cultivateur épuisé par le travail en a-t-il pris quelques cuillerées, qu'il se sent restauré.

Le bouillon dit maigre, parce qu'il n'est fait qu'à l'huile ou au beurre, le lait, la crême qu'on y ajoute, les plantes légumineuses qui le pénètrent de leurs sucs, en font un aliment sain, mais moins nourrissant que le bouillon gras.

On rend pernicieux les meilleurs bouillons par l'énorme quantité d'épices qu'on y fait entrer. Le poivre, le girofle en font souvent un aliment âcre et irritant.

En ajoutant différentes substances féculentes au bouillon gras ou maigre, et même au lait, on forme les POTAGES.

Le potage au pain, ou SOUPE, n'a peut-être pas plus de consistance, c'est-à-dire, n'est pas plus riche en matière nutritive que le serait un bouillon bien fait. Un inconvénient attaché d'ailleurs à cet aliment, c'est que le pain grossier, aigre, trop levé, dénature le bouillon pour peu qu'on l'y laisse séjourner, et en fait une nourriture acide, désagréable, indigeste.

Les potages aux fécules non fermentées, telles que la fécule de pomme de terre, ou la pomme de terre elle-même, le vermicelle, la semoule, le riz, ont l'avantage d'adoucir encore un bouillon trop épicé : ils tempèrent en outre l'acidité des bouillons maigres, qui, mal préparés, sont aigres et mal sains.

Ces mêmes fécules, délayées dans le lait, forment un aliment très-peu excitant, et qu'il faut sucrer ou saler assez fortement pour le rendre digestif.

Parlerai-je de la PANADE, cette soupe épaisse où une énorme quantité de pain est à peine humectée par le bouillon? Cet aliment, qui au moins épargne le travail de la mastication, suppose une excellente qualité dans le bouillon, et, plus il a de consistance, plus il a de tendance à s'aigrir.

Mais ces dernières préparations sont déjà loin d'être liquides.

Les BOISSONS AROMATIQUES sont toniques, excitantes; l'amertume de quelques-unes d'entr'elles doit être tempérée par le sucre et le lait.

Les boissons de ce genre en usage parmi nous sont le THÉ, le CAFÉ et le CHOCOLAT.

Légère et presque entièrement aqueuse, l'infusion de thé peut aider à la digestion. Mais si elle est très-chargée, comme quelques personnes croient devoir la prendre pour faciliter le travail de l'estomac, elle devient irritante, et cause une stimulation très-active sur le genre nerveux.

On accuse le thé de détruire la sensibilité nerveuse et l'irritabilité musculaire : de là les tremblements, les convulsions, l'insomnie, la débilité de l'estomac, etc.

Cette infusion est nécessaire aux Chinois pour corriger l'insalubrité de leurs eaux. Introduite en Angleterre, en 1666, cette boisson fut bientôt après en usage dans toute l'Europe.

Le CAFÉ vous présente une heureuse liqueur,
Qui d'un vin trop fumeux chassera la vapeur. (DELILLE).

« La torréfaction du café exige beaucoup de soin et « d'attention; elle ne doit pas aller jusqu'au brun-noi-« râtre. Le café bien torréfié doit être de couleur d'ha-« bit de capucin un peu foncé, de cannelle ou de « râpé.

« La meilleure manière de préparer le bon café, « consiste à verser sur une demi-once, ou une once « de poudre de café, quatre onces d'eau bouillante, « le laisser infuser et reposer pendant un quart d'heure, « sans bouillir. La décoction du café fait évaporer les « parties volatiles ou l'arôme, qui est ce qu'il y a de « plus précieux et de plus agréable, sans compter qu'elle « lui communique de l'amertume. Il est sans doute «inutile de dire que la chicorée, les pois chiches to-«réfiés, n'ont aucune des propriétés du café.

«La liqueur délicieuse que l'on nomme café, fournit «un des plus doux toniques et des moins dangereux. «Prise avec modération, elle réchauffe doucement et «agréablement l'estomac, augmente son action diges-«tive, anime le système de la circulation, car elle «accélère le pouls et les sécrétions. Le café excite «même les fonctions de l'entendement, provoque la «gaîté et aiguise l'esprit. Cette boisson convient donc «aux tempéraments lymphatiques ou pituiteux, aux «individus qui ont de l'embonpoint, ou qui sont «faibles, cacochymes, et qui ont les digestions longues, «difficiles, et la migraine qui s'ensuit, aux hommes «de lettres, aux asthmatiques; enfin, dans tous les «cas de relâchement et d'atonie, et dans les suppres-«sions des règles dues à une pareille cause.

«Le café est contraire, en général, aux jeunes gens, «aux constitutions sanguines, bilieuses, atrabilaires; «aux individus maigres, irritables, ou doués d'un «tempérament chaud; à ceux qui digèrent prompte-«ment, ou qui sont sujets aux éruptions de la peau, «ou aux hémorroïdes, aux femmes nerveuses qui ont «eu de fausses-couches. Les individus accoutumés au «café en continueront l'usage modéré s'ils s'en trouvent «bien, s'il ne produit chez eux ni échauffure, ni in-«somnie.

«Quant à ceux qui n'ont pas l'habitude de cette «boisson, quelque agréable qu'elle soit, nous leur «conseillons de s'en passer, s'ils se portent bien d'ail-«leurs, encore plus, s'ils en éprouvent des chaleurs «d'estomac et l'insomnie, ou d'autres incommodités».

Le café peu torréfié est plus doux, plus nourris-sant, moins aromatique, moins tonique: trop torréfié, il acquiert plus d'âcreté.

Le CHOCOLAT est une pâte alimentaire que l'on prépare avec des amandes de CACAO, préalablement torréfiées, du sucre et diverses substances aromatiques: c'est ordinairement de la cannelle ou de la vanille.

Excitant et stimulant à un moindre degré que le café, mais plus nourrissant à cause de sa nature féculente et de l'huile aromatique qu'il renferme, le chocolat doit principalement ses qualités à la manière dont il est préparé. Peu torréfié, il est ANALEPTIQUE, c'est-à-dire, que sous un petit volume, il contient beaucoup de matériaux nutritifs, et de digestion facile: plus torréfié, il devient stimulant, et facilite même la digestion après un copieux repas. La manière dont nous le préparons en France, le rend peu propre à remplir ce but.

Les falsifications que cette substance subit, en font souvent une pâte grossière et indigeste.

Au moyen du lait et du sucre, le thé, le café et le chocolat sont devenus des boissons vraiment alimenmentaires.

Les BOISSONS SPIRITUEUSES ont été nommées ALCOOLIQUES, parce qu'elles ont toutes l'alcool pour base.

L'ALCOOL OU ESPRIT DE VIN est, comme on peut le voir au tableau qui précède, composé de carbone 52; hydrogène 14; oxygène 34. Cette composition fait voir qu'il est éminemment combustible. Il est constamment le produit de l'art, et il prend naissance toutes les fois que le sucre se trouve en contact avec une matière fermentescible, dans de l'eau et à une température convenable. Il agit de la manière la plus énergique sur l'économie animale; très-concentré, il empoisonne à la manière des substances corrosives: une mort assez prompte peut être produite par une forte dose de cette liqueur.

Un poids à peu-près égal d'eau et d'alcool donne l'EAU-DE-VIE ordinaire. Prise à jeun, elle stimule l'estomac et redouble son activité, qui ne s'exerçant sur aucun aliment, s'épuise en pure perte. Ainsi, contre le préjugé populaire, l'eau-de-vie prise à jeun est essentiellement nuisible. Après le repas, au contraire, elle facilite le travail digestif d'un estomac faible et débile, ou trop vaste pour réagir efficacement sur la masse alimentaire qu'il peut contenir. Au reste, il est évident que si elle doit nuire, l'effet est bien plus faible lorsque la pâte alimentaire l'a complètement divisée, que quand elle agit immédiatement sur les parois de l'estomac. Par cette raison même, les liqueurs de table sont beaucoup moins nuisibles que l'eau-de-vie ; car les molécules de l'alcool s'y trouvent divisées par l'eau, le sucre et les divers aromates.

Les boissons alcooliques conviennent, en général, aux personnes qui vivent d'aliments farineux, muqueux, gélatineux, par conséquent peu excitants, ou d'une digestion difficile. Mais les personnes robustes, et qui usent d'une nourriture succulente, substantielle, assaisonnée, et par conséquent assez irritante, feront bien de s'abstenir d'eau-de-vie et de liqueurs spiritueuses.

Le VIN est une liqueur qui résulte du premier degré de fermentation du suc des fruits sucrés, et particulièrement du raisin. Sur cent parties, il en contient de sept à vingt-cinq d'alcool, une huile essentielle qui produit le bouquet de chaque vin, la matière colorante de l'enveloppe du raisin, un ou plusieurs acides libres, unis à diverses bases alcalines ou terreuses; enfin, une très-grande quantité d'eau.

L'acide tartarique est celui qui domine dans tous les vins : il s'y trouve aussi une petite quantité d'acide malique; enfin, du gaz acide carbonique dans ceux dont on a suspendu exprès la fermentation, et dans quelques autres. Le dégagement de ce dernier gaz est ce qui les fait pétiller, mousser, et leur donne cette fraîcheur si agréable.

Le vin pris modérément cause une excitation légère, et par conséquent salutaire. Quand on en abuse, habituellement surtout, il est susceptible de produire un état durable d'irritation, qui prédispose à l'état de maladie, et souvent n'en est séparé que par une nuance insensible. Chacun sait qu'une trop grande quantité de vin prise à la fois cause l'IVRESSE.

Grâce à l'industrie humaine, la vigne qui sans doute fut indigène des rives brûlantes du Nil, et des doux climats de l'Asie, de la Grèce et de l'Italie, s'est vu transplanter sur les bords du Rhin et de l'Elbe. Elle croîtrait encore en Angleterre, si les habitants ne préféraient avec raison de riches pâturages et d'abondantes moissons, à des vins très-médiocres et peu propres surtout à flatter leur goût. De cette diversité des lieux résulte nécessairement la plus grande variété dans les produits. L'inconstance des saisons, dans nos climats, ne contribue pas moins à cette variété. Quelquefois, mais bien rarement, nous recueillons des vins que ne désavoueraient ni la Grèce ni l'Italie : assez souvent nous n'obtenons que du vinaigre à peine pallié par une faible portion d'alcool : le plus généralement, nos vins sont aqueux, mais agréables, et l'alcool y est extrêmement tempéré par les acides.

Aussi, heureusement pour le peuple, nous pouvons regarder nos vins comme déjà coupés dans la cuve qui les reçoit. Heureusement encore, l'industrie avide a soin d'en modérer la force.

En effet, le vin est généralement plus nuisible qu'utile; la surexcitation qu'il produit, l'accélération des mouvements organiques, nécessairement transmise au cerveau, la gaîté, la succession rapide des idées qui en est la suite, doublent pour ainsi dire en nous le sentiment de l'existence : c'est une sorte de fièvre agréable dont on ne sent point le danger et qu'on se plaît à reproduire.

Moins violent que l'alcool, il est par cette raison plus dangereux : il ne déchire point le palais, il cause au contraire une sensation agréable, et l'on s'en permet toujours l'usage bien au delà des bornes que l'hygiène prescrit.

Le vin doit être sévèrement interdit aux personnes dont l'estomac, les voies digestives, les organes respiratoires, sont non seulement irrités, mais encore disposés à l'irritation, soit naturellement, soit par suite de quelque maladie. C'est donc une absurdité de le conseiller dans les cas d'inflammation aiguë, latente, ou chronique : c'est à la lettre jeter de l'huile sur le feu.

Cette boisson est au moins inutile à l'enfance. A cet âge, le besoin du mouvement, la gaîté inaltérable et bruyante, enfin l'extrême rapidité de toutes les fonctions vitales prouvent assez que les excitants ne sont d'aucune nécessité.

De toutes les boissons stimulantes, la bière est celle dont l'usage offre le moins d'inconvénients, ou, si l'on veut, le plus d'avantages.

La bière est une des boissons fermentées que l'homme a le plus anciennement découvertes : les Égyptiens passaient chez les Grecs pour l'avoir inventée : et à Peluse, lieux où elle est à peine connue de nom aujourd'hui, on en fabriquait une espèce très-célèbre.

Toutes les céréales, excepté cependant l'ivraie, dont

la fermentation ne fait point disparaître le principe vénéneux, peuvent être employées à la confection de la bière : l'orge en Europe, quelquefois même le froment, le seigle et l'avoine ; le riz aux Indes Orientales, le sorgho en Afrique, le millet en Tartarie, le chiendent, la réglisse, la pomme de terre, la patate, les bourgeons de pin, de bouleau, etc. peuvent aussi fournir des boissons alcooliques assez analogues à la bière ; mais ici nous ne nous occuperons que de celle d'orge et de houblon, la seule dont on use en Europe.

La bière légère, celle que l'on boit en France, est faite avéc du malt non torréfié ; elle est peu cuite, peu fermentée, toujours dans un état voisin de la fermentation, dégage beaucoup d'acide carbonique, et passe promptement à l'état de vinaigre : elle contient beaucoup d'eau, beaucoup de mucilage, mais peu de sucre et très-peu d'alcool.

On voit par là que cette boisson, quand elle est assez houblonnée, est à la fois rafraîchissante, nourrissante, et légèrement stimulante ; elle calme la soif d'une manière durable, excite légèrement la membane muqueuse des voies digestives, et favorise ainsi les excrétions alvines et rénales. Étendue d'eau, elle convient pour boisson dans les maladies inflammatoires.

Quant aux bières fortes, telles qu'on les fabrique dans le Nord et en Angleterre, elles agissent fortement sur toute l'économie animale : quoique moins chaudes et moins irritantes que le vin, parce qu'elles contiennent moins d'alcool, elles produisent une ivresse accompagnée d'indigestion, et plus longue que celle que produit le vin.

La bière n'est jamais une boisson malfaisante, pourvu qu'elle soit bien faite, et qu'on n'en boive pas avec excès. Elle a tout au plus l'inconvénient de procurer un embonpoint excessif.

Le CIDRE est une liqueur fermentée que l'on prépare avec le jus de pommes. Cette boisson paraît contenir, outre plusieurs substances salines, de l'alcool, du sucre, du mucilage, un principe amer, une matière colorante, et les acides carbonique, malique et acétique.

Le cidre encore sucré ou très-doux, est presque toujours purgatif: alors il est facile à digérer; quand tout le sucre qu'il contenait se trouve converti en alcool, on peut le comparer aux bons vins blancs.

On retire du cidre une eau-de-vie aussi spiritueuse que celle du vin, et un alcool semblable à celui que donne l'eau-de-vie.

Le POIRÉ est plus léger, mais moins nourrissant et plus spiritueux que le cidre: il irrite les nerfs.

L'HYDROMEL est une dissolution de miel dans l'eau, qui a subi la fermentation vineuse. On fait dissoudre une assez grande quantité de miel dans l'eau, pour qu'un œuf ne s'enfonce point dans la liqueur. Cuite, écumée, fermentée, elle est ensuite renfermée dans des tonneaux. L'alcool que la fermentation y développe, la rend spiritueuse et enivrante.

Cette boisson, trop nouvelle, produit l'indigestion, la diarrhée; ancienne, elle est comparable aux vins de Languedoc et d'Espagne.

Nous croyons devoir terminer ce chapitre par la description de l'ivresse, ou de l'effet des liqueurs alcooliques prises avec excès.

Lorsque la stimulation produite sur le cerveau dépasse certaines limites, elle trouble et rend même impossibles les fonctions cérébrales. « Ce moment s'an- « nonce en général par une chaleur excessive, la rougeur « et la bouffissure de la face, le gonflement des veines « du cou et des tempes. Presque toujours ce sont les » perceptions qui s'altèrent d'abord : les sens du goût,

« de la vue et de l'ouïe se perdent; le buveur ne savoure « plus le vin, il l'avale à longs traits, dans le vain « espoir de calmer la soif qui le dévore; les oreilles lui « tintent, et il n'entend plus ni soi-même, ni les autres; « ses yeux sont larmoyants, hagards et dirigés vers des « points différents; il ne voit plus que par intervalles, « les objets lui paraissent doubles; il éprouve des éblouis« sements, des vertiges. Le jugement s'affaiblit par « degrés, jusqu'au moment où il perd tous ses droits; « les penchants, les passions qu'il tenait sous sa domi« nation, reprennent leur empire dans la même propor« tion. Les mouvements n'obéissent plus à la volonté; « la langue s'appesantit, et ne peut plus que balbutier; « la lèvre inférieure devient pendante, laisse tomber la « salive, et se couvre de bave; au moindre mouvement « on vomit; les urines, les matières alvines s'échappent « à l'insu du sujet. D'abord la démarche n'est que chan« celante, mais bientôt on ne peut plus se tenir debout; « et si l'on parvient à se lever, on perd aussitôt l'équi« libre, et l'on tombe lourdement, sans pouvoir ni « vouloir se relever; un sommeil comateux s'empare de « l'homme ivre, la respiration a le caractère stertoreux, « et le pouls conserve toujours de la force.

« Tantôt une sueur abondante termine cette scène « scandaleuse; au bout d'un certain nombre d'heures, « l'individu se réveille gai, dispos, et assez ordinaire« ment tourmenté par le besoin de manger : tantôt, ce « qui est bien plus fréquent, il ressent encore pendant « quelques heures, ou même quelques jours, de la cé« phalalgie (mal de tête), des lassitudes et des douleurs « dans les membres, une gastralgie (mal d'estomac) « plus ou moins vive, un dégoût pour les aliments, qui « va quelquefois jusqu'à la nausée à leur aspect, des « aigreurs d'estomac, en un mot, divers accidents dé-

« notant que la congestion sanguine (afflux de sang) « qui s'était opérée dans l'estomac et le cerveau n'a pas « disparu. Tantôt enfin, l'ivresse entraîne directement « un accès d'épilepsie, de paralysie, d'apoplexie, ou « bien elle est suivie d'une véritable gastrite ou encé- « phalite (maladie d'estomac ou de cerveau) soit aiguë, « soit plus souvent chronique ».

Quant à l'ivresse produite par l'eau-de-vie, elle présente des symptômes plus graves encore.

« Le sang ne cesse d'affluer vers le cerveau : il y « abonde en trop grande quantité ; et, au lieu de le sti- « muler vivement, comme il faisait d'abord, il le plonge « dans une sorte d'atonie. A la gaîté, succède la stu- « peur ; à l'agilité, l'impossibilité de se mouvoir ; à la « vivacité, une sorte d'insensibilité générale ; le teint « se décolore ; les extrêmités se refroidissent ; la figure « perd toute son expression ; la progression devient « impossible, les mouvements étant lents, irréguliers, « et comme convulsifs : il survient des vertiges, des « éblouissements, des envies de vomir ; l'individu tombe « dans un sommeil presque léthargique, durant lequel « il n'est pas rare que les urines et les excréments ne « sortent à son insu ; en un mot, l'état dans lequel il « se trouve, se rapproche beaucoup de celui qui ca- « ractérise l'apoplexie. A son réveil, il se ressent de la « secousse violente qu'a éprouvée le système nerveux, « des tremblements l'agitent, et il a besoin d'un long « repos ; des maux de tête violents, des douleurs à l'épi- « gastre et des envies de vomir attestent souvent que « l'estomac n'est pas sorti de son état de surexcitation, « ou plutôt que cet état s'est rapproché de celui de la « phlegmasie.

# DES MALADIES ET DE LEUR TRAITEMENT.

Telles sont les substances dont l'action nous intéresse le plus ; telles sont les règles suivant lesquelles on doit en user ou s'en abstenir, règles fondées sur la nature même de ces substances, et sur le degré d'irritabilité de nos organes. L'inobservance de ces préceptes, les qualités nuisibles que peuvent contracter l'air, l'eau, les aliments, enfin le changement trop brusque de température, ou l'influence d'une température très-différente de celle à laquelle nous sommes habitués, telles sont les causes les plus fréquentes ou plutôt les seules causes de la surexcitation de quelque organe, et par conséquent de ce désordre des fonctions vitales qui caractérise l'état de MALADIE. Ainsi, comme nous l'avons déjà dit, toute maladie est la suite d'une IRRITATION ou d'une INFLAMMATION.

Ayant à nous occuper exclusivement des maladies dans cette dernière partie de notre ouvrage, nous allons suivre l'inflammation dans ses divers phénomènes.

Toute irritation ou inflammation est aussitôt perçue par le cerveau, au moyen des nerfs qui tous y correspondent, et où réside la sensibilité : cette perception devient DOULEUR, lorsqu'elle n'est plus en proportion avec les forces de l'organe irrité. Ainsi la douleur annonce toujours une lésion, un désordre ; elle a été regardée comme un avis salutaire du danger. En effet, lorsque l'attention est absorbée par quelque objet, ou que la communication d'un organe avec le cerveau se trouve interrompue, l'organe peut être lésé, déchiré, sans que le sujet en ait connaissance.

Cette correspondance de tous les nerfs avec le ceveau, et même entre eux, tantôt produit la translation subite de l'irritation ou de l'inflammation en un point quelquefois très-éloigné de celui où elle avait éclaté d'abord, tantôt la propage, sans la faire cesser dans son siége primitif. Nous verrons bientôt que ce phénomène est un des moyens les plus puissants de la médecine moderne, qui a su tirer parti de la douleur elle-même.

Cependant on a beaucoup raisonné sur les causes de la propagation de l'inflammation, qui commence toujours évidemment par être locale. Or nous savons que le tissu muqueux qui tapisse le grand canal qui nous traverse, et la peau qui nous recouvre à l'extérieur, ne font qu'une seule pièce partout continue, et même sans extrêmités, puisqu'elle revient de toute part sur elle-même : les membranes séreuses, quoique isolées en apparence, communiquent entre elles et avec tout le reste par le tissu cellulaire proprement dit. Enfin les muscles sont traversés par les nerfs, tiennent aux os par les tendons et les aponévroses, etc. Certains organes sont directement subordonnés l'un à l'autre, comme l'intestin à l'estomac; la vessie au rein; tout le système des vaisseaux sanguins aux poumons et au cœur; et réciproquement.

Enfin il y a des organes fort éloignés, et de fonctions très-différentes, dont le rapport d'action est néanmoins direct et immédiat. Ainsi les nerfs ganglionnaires qui animent les viscères, savoir le cœur, l'estomac, etc., partant directement des masses nerveuses, nommées ganglions, qui à leur tour sont formées des nerfs émanés du cerveau ou de la moëlle épinière, il en résulte une relation intime entre ces viscères et le cerveau.

Il ne faut donc pas s'étonner si une affection locale s'étend de proche en proche sur un même tissu, ou si elle va frapper tout-à-coup un organe fort éloigné : en effet LE CERVEAU est le centre d'où partent tous les nerfs; LA PEAU et LA MEMBRANE MUQUEUSE, la limite générale où ces nerfs s'épanouissent; LE SANG, un fleuve qui remonte sans cesse vers sa source après avoir imbibé les plus petites molécules du corps animé ; enfin LES MEMBRANES SÉREUSES et LE TISSU CELLULAIRE, le véhicule de toutes les sécrétions intérieures ou lymphatiques; il est donc évident que plusieurs de ces parties, toutes peut-être, sont affectées dès qu'une inflammation se déclare, mais si faiblement, que nous n'en avons point connaissance, et qu'il ne s'en manifeste aucune trace; mais l'inflammation se développe-t-elle dans toute sa force, bientôt toute l'économie en éprouve les effets, et quelques organes même paraissent souvent y être plus fortement intéressés que celui qui a reçu la première atteinte.

Considérant presque toutes les maladies, soit aiguës, soit chroniques, comme le résultat nécessaire d'une inflammation locale, nous allons suivre ce phénomène si important dans ses progrès et dans ses résultats.

Les effets généraux sont d'autant plus sensibles que la partie affectée est plus considérable, que son action est dans l'état naturel plus vive, plus importante, et qu'elle reçoit plus de vaisseaux sanguins : en effet les vaisseaux lymphatiques charrient lentement un liquide peu abondant, et les symptômes de l'inflammation s'y développent avec moins d'énergie.

Nous avons dit que dans les commencements l'affluence du sang détermine une sécrétion plus abondante ; mais bientôt cette affluence trop rapide ne laisse plus le temps nécessaire au travail sécrétoire : la partie enflammée reste sèche, rouge, douloureuse, gorgée de sang ; l'inflammation qui n'occupait qu'un point, présente bientôt une vaste surface.

Un torrent qui revient sans cesse sur lui-même ne peut éprouver une modification dans un point quelconque qu'il ne la ressente presque aussitôt dans tout son cours : la chaleur et le surcroît d'action vitale des vaisseaux capillaires de la partie enflammée se communiquent à toute la masse du sang ; la circulation est plus rapide que ne le demande l'état ordinaire : la chaleur du sang passe aux fluides sécrétés ; certaines sécrétions s'augmentent, d'autres se suppriment ; tout le corps éprouve un état violent et extraordinaire : c'est ce qu'on nomme FIÈVRE, c'est-à-dire FEU.

Cet état de choses modifie nécessairement l'appareil respiratoire : le mouvement des muscles viscéraux et des vaisseaux s'accélère, la respiration devient courte et fréquente.

L'appareil digestif n'y est pas moins intéressé : en effet l'irritation des houppes nerveuses est la suite nécessaire du surcroît de chaleur et d'activité dans les vaisseaux capillaires des glandules. Cet état d'irritation et de chaleur ne laisse bientôt d'autre besoin que celui d'étancher une soif brûlante, et rend le travail de la digestion dangereux, douloureux quant à ses effets immédiats, car ce surcroît d'action enflamme la membrane irritée, ou augmente l'inflammation commençante : inutile quant à ses résultats ; car ou la masse alimentaire est à l'instant expulsée sans avoir subi l'élaboration nécessaire à la formation du chyle, ou elle reste inerte et nuisible dans l'estomac, qu'elle fatigue autant par son poids que par son action chimique.

Cependant le travail inflammatoire continue dans la partie affectée : il peut se terminer de différentes manières.

Si les forces vitales ne sont pas éteintes par l'engorgement des vaisseaux, la chaleur et l'activité qui règnent au siége de l'inflammation, produisent une nouvelle action organique. La partie affectée semble se transformer en un nouvel organe sécrétoire qui change le sang en une matière ordinairement blanchâtre, nommée LE PUS. C'est au moins ce que l'on suppose: car cette dégénérescence des liquides engorgés s'opère suivant des lois qui nous sont inconnues. Si la partie malade est placée à l'extérieur, peu importante dans ses fonctions, il suffit de donner un libre cours au pus: l'afflux diminue et par conséquent aussi l'inflammation, les liquides qu'apportent les vaisseaux sont employés à reformer les tissus détruits, et les choses rentrent dans l'ordre naturel. Cette opération se nomme SUPPURATION.

Il arrive souvent que le travail de l'inflammation, supérieur aux forces de l'organe attaqué, y anéantit les fonctions vitales; c'est-à-dire que les liquides et les tissus perdant peu-à-peu la vie, la partie affectée devient mollasse, livide, insensible, ensuite noirâtre, et ne tarde pas à entrer en putréfaction. Ce passage de l'état d'inflammation à celui de mort se nomme GANGRÈNE.

A mesure que les tissus gangrenés s'altèrent, le travail inflammatoire continue dans les parties vivantes, et établit franchement la limite entre le vif et le mort: si le mal est extérieur, ce qui est mort se détache de soi-même: les parties contiguës peuvent ou entrer en suppuration, ou tomber à leur tour en gangrène.

La gangrène est, dans les organes les plus sanguins, et chez les sujets les plus robustes, le résultat d'une inflammation violente portée au plus haut degré: dans les organes moins abondants en vaisseaux, chez les hommes en qui l'âge ou une constitution particulière rend la circulation moins rapide, les forces vitales ont moins d'énergie, s'éteignent plus promptement, et les tissus, peu susceptibles d'une inflammation trop violente, sont bientôt frappés de mort. Ainsi la gangrène n'est pas moins le résultat de la faiblesse des organes que de la violence de l'inflammation.

Si l'inflammation est légère, si elle est due uniquement à une cause mécanique peu violente, elle cesse ordinairement d'elle-même. Ce mode de terminaison se nomme RÉSOLUTION. La résolution est aussi l'effet des moyens curatifs, lorsqu'ils arrêtent une inflammation avant qu'elle ait parcouru tous ses périodes.

Souvent une inflammation cesse tout-à-coup pour reparaître sur un autre point fort éloigné de celui où elle s'est d'abord manifestée; quelquefois elle persiste dans l'un et dans l'autre.

En effet l'irritation, ou l'organe affecté peut être de telle nature, que l'impression se fasse sentir plus vivement à tel ganglion, à telle extrémité nerveuse, à telle attache d'un muscle ou d'une membrane, qu'au point même où elle a été reçue. C'est l'effet naturel de la correspondance des organes, par les nombreux points de rapport qui les unissent.

Quant à la cessation d'une maladie dans un organe, et à son apparition subite dans un autre, c'est un phénomène fréquent, mais dont la cause nous est inconnue. Ce qu'il y a de certain, c'est qu'une inflammation survenue en un point quelconque y faisant affluer le sang, toute inflammation sur un autre organe diminue, et même peut cesser entièrement : de sorte que si l'organe affecté par sympathie est plus irritable que celui qui a reçu immédiatement l'impression, ce dernier peut revenir à l'état naturel, par suite de l'inflammation plus violente de l'autre.

Les effets de l'irritation et de l'inflammation sont relatifs non-seulement à leur degré de force, mais encore aux organes qu'elles affectent. Les parties externes peuvent subir le dernier degré de désorganisation, être retranchées même, sans que le malade périsse: au contraire, il n'est presque point d'organe interne dont la destruction ne soit suivie de la mort. Il en est même, savoir le cerveau et le cœur, dont les moindres affections sont accompagnées d'un grand danger, et les moindres lésions nécessairement mortelles. Le poumon, le foie, l'estomac, peuvent subir une violente inflammation. Mais si ces viscères passent à l'état de suppuration, ils se désorganisent, et avec eux cessent des fonctions vitales indispensables. Comment atteindre et panser ces organes profondément cachés? Comment leur procurer cet état de repos, ou plutôt d'immobilité qui arrêterait le travail inflammatoire, puisque la vie cesserait avec leur mouvement?

Il est des maladies dont l'invasion subite et violente demande un prompt et puissant secours; elles laissent rarement du doute sur leur nature, quelquefois sur le siége qu'elles occupent: alors l'inflammation désorganisatrice, quoique prompte dans sa marche, se trahit par sa violence, et le plus ordinairement les moyens curatifs sagement administrés en préviennent les ravages. D'autres, au contraire, attaquent sourdement quelque organe important, sont inaperçues dans leurs commencements, font à peine éprouver un sentiment de malaise indéfinissable, que les effets sympathiques rapportent souvent à un autre point que celui qui est affecté; enfin les tissus dégénèrent, se désorganisent, et le mal est devenu incurable quand on est parvenu à le connaître. Cet état succède quelquefois à une inflammation violente, soit lorsqu'elle n'a pu être enlevée complètement, soit lorsque les vaisseaux capillaires, trop distendus par l'afflux du sang durant la violence du mal, ne peuvent que très-lentement, et à force de précautions, reprendre leur état naturel.

Ainsi les maladies se divisent généralement en AIGUES et en LENTES OU CHRONIQUES.

Dans ce traité nous nous occuperons presque exclusivement des MALADIES AIGUES, parce que ce sont celles qui réclament les plus prompts secours; et quoique nous ne promettions pas à nos lecteurs les moyens de se guérir eux-mêmes, nous pouvons leur indiquer le danger le plus pressant, et les premiers secours à invoquer, lorsque l'on n'est pas à portée d'obtenir à l'instant ceux d'un homme de l'art.

Cependant nous observerons que toute maladie aiguë ne diffère de chaque maladie chronique du même genre que par le degré d'irritation et d'inflammation: ainsi le même régime de vie, les mêmes préservatifs conviennent aux unes et aux autres; ainsi encore, des causes semblables peuvent les faire naître.

Malheureusement l'espèce humaine est soumise à l'action de tant de causes diverses, imprévues; l'homme se précipite si témérairement dans le danger, il est si négligent et bientôt après si pusillanime, lorsque le mal est venu; il y a d'individu à individu tant de différences qui résultent de la conformation, de l'impressionnabilité soit physique soit morale, des circonstances et de la complication des causes; enfin les effets qui résultent de l'enchaînement de ces mêmes causes, sont si difficiles à prévoir, qu'il restera toujours trop à faire au vrai médecin, à celui qui ne voudra pas justifier ses erreurs ou son insouciance par l'incertitude de nos connaissances physiques. Il n'y aura jamais que le regard observateur de l'homme appliqué à l'étude de son art, qui saura lire dans les yeux et sur le front du malade, sa vraie situation intérieure : connaissance précieuse, fruit d'une observation assidue, et souvent plus difficile encore à transmettre qu'à acquérir.

Puisque les maladies ne diffèrent entr'elles que par le degré et le siége de l'inflammation, les moyens curatifs dirigés contre elles ne doivent différer que par leur degré d'activité et le mode d'application : employés sagement, ils peuvent, sans autre secours de l'art, arrêter une maladie naissante. Nous nous estimerons trop heureux si nous déterminons nos lecteurs à y recourir dès les premiers symptômes, au lieu de chercher par des excitants, par des aliments substantiels, à réveiller l'appétit, à ranimer les forces languissantes.

Tous les remèdes possibles sont indiqués par ces trois préceptes : ADOUCISSEZ, AFFAIBLISSEZ, DÉTOURNEZ.

Adoucir, c'est amener peu à peu la résolution de l'inflammation, et faire cesser l'afflux du sang, en supprimant, éloignant tout élément d'irritation au dehors comme au dedans : pour y parvenir, on substitue aux excitants une nourriture légère et peu abondante, des boissons mucilagineuses, légèrement acidules : si l'irritation se fait ressentir dans l'intestin, les lavements seront salutaires. Et comme une boisson quelconque, l'eau pure même, peut devenir irritante, si elle est très-chaude ou très-froide, on évitera avec soin l'un et l'autre excès. On ne se livrera qu'à des exercices modérés ; on se soustraira, s'il est possible, aux pensées et aux affections qui peuvent agiter trop vivement.

Ces précautions si simples suffisent ordinairement lorsque le mal est faible encore ; c'est surtout alors qu'elles sont promptement efficaces : c'est précisément alors qu'on les néglige et qu'on les méprise.

Affaiblir, c'est encore soustraire tout élement d'irritation. Ce moyen suppose déjà une affection plus vive; et plus l'inflammation est violente, plus il est impérieusement exigé. Alors il faut non-seulement refuser, mais encore soustraire les principes de l'alimentation, et une partie de ce qui entretient dans leur plénitude l'action des forces vitales. En effet, nous avons vu que l'inflammation, ou même la simple irritation, donne à certaines fonctions une énergie redoutable; et comme les aliments sont les moteurs immédiats des fonctions vitales, et que le sang à son tour est l'aliment de tous les solides du corps, on diminue la quantité et la consistance des aliments en proportion de la force du mal; de sorte que dans les cas très-graves, la nourriture du malade se réduit à l'eau pure. Cette privation presque totale d'aliments se nomme DIÈTE.

Ce moyen ne suffisant pas encore lorsque l'inflammation, déjà violente sur un point, a imprimé à la circulation une rapidité extraordinaire, et au sang une chaleur qui peut porter l'inflammation sur quelque organe essentiel ou la rendre générale, on a recours à des évacuations de sang plus ou moins copieuses, qui remplissent le double objet de diminuer la rapidité de la circulation, et de soustraire à l'organisme des forces devenues dangereuses.

Détourner, c'est faire cesser l'inflammation d'un organe, en la reportant sur un autre point, et principalement à l'extérieur, c'est-à-dire à la peau, et quelquefois aux membranes muqueuses. Les DÉRIVATIFS sont : les rubéfiants, la piqûre des sangsues, l'acupuncture, les vésicatoires, les fonticules, l'action du calorique, celle des caustiques, et les excitants auxquels on a conservé le nom de purgatifs.

On appelle RUBÉFIANTS les agents qui font rougir la peau sans soulever l'épiderme, c'est-à-dire sans l'entamer.

Les rubéfiants sont : la chaleur appliquée localement, la compression long-temps continuée, les frictions, les acides minéraux étendus d'eau, les sels, les alcalis affaiblis, les emplâtres et les bains de moutarde.

L'effet des rubéfiants est d'appeler vers la peau un plus grand afflux de sang, et de dégager par là un organe affecté. Mais souvent il arrive que si la nouvelle inflammation acquiert un certain degré de force, elle devient dangereuse par elle-même, ou réagit de nouveau sur la partie primitivement enflammée.

La PIQURE DES SANGSUES, outre le double effet de la dérivation et de l'évacuation, prévient par ce dégagement une congestion de sang vers la peau, et par conséquent une inflammation qui pourrait à son tour réagir sur l'organe primitivement affecté, ou sur toute autre partie. Il est évident que pour donner à ce dérivatif toute l'énergie dont il est susceptible, on doit l'appliquer le plus près qu'il sera possible de l'organe enflammé.

Les sangsues agissent comme débilitant, et l'effet en est prompt lorsqu'on peut les appliquer sur la partie même qui est enflammée. Si le sang coule assez abondamment, le tissu où il y a un amas de sang causé par l'inflammation pâlit, se rafraîchit, devient moins douloureux. Mais si, ce qui est rare et ce qu'on peut toujours éviter, si, dis-je, l'écoulement n'est pas assez abondant, le sang appelé par le surcroît d'irritation restant dans les vaisseaux déjà engorgés, l'inflammation s'accroît ainsi que la douleur.

L'ACUPUNTURE ou piqûre d'aiguille est un procédé très-usité en Chine et dans diverses autres parties de l'Orient. Il consiste à traverser un tissu ou un organe enflammé avec une aiguille extrêmement pointue, d'or ou d'argent, et à laquelle les Orientaux ont su donner une sorte de trempe, connue de ceux seulement qui ont le droit de pratiquer cette opération. Il résulte très-peu de douleur de cette blessure, à cause de l'extrême finesse de l'aiguille; et la dérivation est, dit-on, si prompte, que le mal cesse presque à l'instant. Au reste, ce procédé si vanté est fort peu usité en Europe.

On appelle VÉSICATOIRE toute préparation assez irritante pour faire naître sur la peau une sorte de vessie ou d'ampoule, en y excitant une inflammation dont le résultat est la sécrétion d'une sérosité.

Il est bien rare qu'on emploie à l'intérieur les substances vésicantes. A l'extérieur, les vésicatoires présentent cet avantage, qu'on en peut prolonger indéfiniment l'emploi pour détourner une inflammation qui semble se porter opiniâtrément sur un organe: d'un autre côté, ils causent souvent une irritation trop vive pour les personnes douées d'une grande sensibilité nerveuse. Les hommes que la pratique a éclairés, ont seuls le tact nécessaire pour décider sur l'utilité de ce puissant dérivatif.

Le FONTICULE ou écoulement permanent d'humeurs est indiqué, ainsi que le vésicatoire, dans la plupart des maladies chroniques. De ce que d'anciens ulcères ne sont pas incompatibles avec une fort bonne santé d'ailleurs, tant qu'ils sont en activité de sécrétion, tandis que de graves accidents ne tardent pas à se manifester quand ils se dessèchent, on en a conclu qu'un cours déterminé d'humeurs préservait les autres organes.

On donne particulièrement le nom de fonticule à un ulcère établi dans une partie du corps, et rendu permanent pour établir un cours d'humeurs. Un instrument tranchant, l'application d'un instrument chauffé à blanc, celle d'un alcali concentré, du nitrate d'argent ou pierre infernale, tels sont les moyens d'ouvrir l'ulcère; on l'entretient ensuite au moyen d'un pois qu'on renouvelle chaque jour. C'est encore un de ces procédés auxquels on ne doit point recourir sans conseil.

Le CALORIQUE, selon le degré auquel on l'emploie, produit la rubéfaction, la vésication ou la cautérisation.

La RUBÉFACTION, qui n'est que le degré le plus faible de la cautérisation, consiste dans une simple stimulation des tissus. Les frictions, l'exposition aux rayons du soleil, l'application de linge, de sable, de cendre ou de son convenablement échauffés, tels sont les moyens d'opérer la rubéfaction. Ces moyens, aussi simples qu'efficaces, non-seulement peuvent détourner une inflammation interne, mais préviennent la concentration des forces vitales, et les raniment à la surface. De tous ces procédés, le plus simple, le plus sûr et le moins usité, ce sont les FRICTIONS, qu'on peut opérer soit avec la main, soit avec un linge ou une pièce d'étoffe de laine. Nos lecteurs ne croiront pas sans doute que cette pratique si facile suffirait pour ramener l'équilibre dans les forces et les empêcher de se concentrer vers l'estomac, comme il arrive chez ceux qui n'exercent que cet organe.

Les douleurs d'intestins, même de poitrine et d'estomac réclament souvent ces rubéfiants modérés auxquels chacun peut avoir recours, et qui ne nuisent jamais.

La VÉSICATION par le calorique s'obtient au moyen de l'eau bouillante jetée d'assez haut sur la partie, et même, selon quelques-uns, en y brûlant de l'alcool ou de la poudre à canon.

Enfin la CAUTÉRISATION DÉSORGANISATRICE, celle qui a pour objet ou d'ouvrir un ulcère pour obtenir une sécrétion abondante, ou de détruire des parties devenues étrangères ou dangereuses, a lieu par l'application immédiate du feu, ou d'agents qui le développent en se combinant rapidement avec les tissus organiques qu'ils détruisent.

On opère la cautérisation immédiate de la partie en y appliquant une tige métallique chauffée à blanc, ou en y brûlant certaines substances légères et combustibles; ce dernier procédé se nomme MOXA. On produit un développemeut considérable et rapide de calorique sur un tissu en y portant un alcali concentré, tel que la chaux vive, la potasse, la soude: un acide violent, savoir l'arsénieux, le sulfurique, le nitrique, l'hydrochlorique; certains sels, principalement le nitrate d'argent.

On conçoit que la vésication et la cautérisation ne peuvent être employées sans le conseil ni même sans le secours des hommes de l'art.

Enfin dans le cas où l'on est obligé d'attirer l'irritation sur quelque organe intérieur, sur l'estomac spécialement, on a recours à des substances plus ou moins irritantes : ces agents ont été nommés PURGATIFS. De ce que la membrane muqueuse gastro-intestinale, irritée par leur action produit des sécrétions abondantes et par conséquent des selles copieuses ou fréquemment répétées, on en a conclu qu'ils nettoient ou PURGENT le corps.

Sans doute il arrive souvent que soit faiblesse, soit irritation, l'intestin n'expulse pas assez promptement les substances impropres à l'assimilation : il en peut résulter divers inconvénients. On éprouve un obstacle mécanique à une nouvelle digestion; des maux de tête provenant de cet état de gêne et de distension auquel les nerfs cérébraux prennent part; une irritation de l'intestin causée par la présence d'un corps devenu étranger ; enfin peut-être, la résorption par ce même organe de principes peu propres à l'assimilation.

Il n'est pas rare non plus que les aliments restent dans l'estomac sans être digérés, soit que ce viscère se trouve dans un état de faiblesse ou d'irritation qui en interrompe les fonctions, soit qu'une masse trop considérable le distende au point de l'empêcher d'agir.

Les adoucissants, si recommandables au moins en ce qu'ils ne nuisent jamais, deviennent inefficaces lorsque ces accidents sont très-graves. On a donc pensé avec raison qu'alors entre deux maux il fallait choisir le moindre; et qu'une substance irritante en proportion de l'inertie apparente des organes les forcerait à exercer leurs fonctions, sauf ensuite à obvier au danger imminent de l'inflammation. Voilà pourquoi, quelque temps après avoir pris une MÉDECINE ou un VOMITIF, ordinairement quand on est averti par une première évacuation que le purgatif a produit l'irritation jugée nécessaire, on fait boire à des intervalles très-rapprochés, et à petites doses, un liquide tiède et adoucissant, propre à retablir l'estomac et l'intestin dans leur état naturel.

Ces divers moyens curatifs, indiqués par l'observation, justifiés par l'expérience, employés enfin par un homme dont l'œil exercé et le regard scrutateur semblent lire sur la physionomie du malade la cause des maux qu'il éprouve, n'étaient point ignorés d'Hippocrate lui-même, et il les appliqua souvent avec succès. Mais comme ni lui ni ses successeurs ne surent, dans le plus grand nombre des cas, user des débilitants avec l'énergie proportionnée à la force du mal, on les méconnut au point de les croire non-seulement inefficaces, mais encore nuisibles : et enfin, quittant tout-à-coup le sentier de la vérité qu'on avait commencé à suivre, on tomba dans les plus funestes erreurs. Je m'explique.

Les adoucissants, la diète même la plus rigoureuse, moyens efficaces contre l'inflammation faible ou médiocre, ne la combattent que faiblement lorsqu'elle est parvenue à son dernier période. Ils produisent quelque effet; mais le mal, à peine ralenti dans sa marche, reprend bientôt le dessus.

L'inefficacité des adoucissants et de la diète étant reconnues dans les cas graves, on eut recours à un débilitant plus immédiat : LA SAIGNÉE. Salutaire dans certaines occasions, elle parut funeste dans beaucoup d'autres. Dans les fortes inflammations, deux ou trois saignées en augmentaient encore la violence, et le malade succombait. On n'osa pas aller plus loin, et l'on en conclut qu'alors la saignée était mortelle. Voici sur quoi cette erreur était fondée.

Quand la vive inflammation d'un organe s'est communiquée à tous les autres, et qu'une fièvre violente a éclaté, la rougeur et le gonflement de la face indiquent assez ce qui se passe à l'intérieur. Les muscles, les vaisseaux, les membranes éprouvent une augmentation de volume due à l'inflammation même, et, se pressant mutuellement, gênent la circulation accélérée du sang. Il en résulte qu'une ou deux saignées, loin de soustraire assez d'aliment à l'organisme, ne font que donner un plus libre cours au torrent dont la rapidité s'accroît : ainsi la fièvre augmente, et le danger devient imminent. Alors tarissez ce fleuve impétueux : en pareil cas nous avons sauvé la vie d'un malade, malgré les clameurs de ceux qui l'entouraient, en ne lui laissant que la quantité de sang nécessaire pour que le mouvement circulatoire ne fût pas interrompu. Mais qui aurait osé hasarder un tel procédé dans un temps où l'on ne soupçonnait pas même la circulation du sang, et où l'on faisait de la fièvre un être réel, distinct et même indépendant de l'inflammation locale?

Bientôt après, trompés par l'anéantissement presque total des forces musculaires, qui est la suite nécessaire de la concentration des forces dans une violente inflammation intérieure, les médecins jugèrent que cette inflammation détruisait les forces de l'organe affecté, et se le persuadèrent d'autant plus fortement, que la gangrène est la suite immédiate du dernier période d'inflammation. Aussi, loin de rappeler les forces vitales à l'extérieur par des dérivatifs, ils prodiguaient les TONIQUES, et hâtaient la catastrophe. L'odeur du camphre, de l'éther, etc. n'annonçaient que trop le péril du malade.

Et lorsqu'enfin un reste de vie luttait à peine contre ces agents destructeurs, on tentait, par des vésicatoires, de ranimer la sensibilité presque éteinte. Souvent l'inflammation interne était trop forte pour permettre l'afflux du sang à la circonférence; souvent encore il n'y avait plus moyen de déterminer l'excitation dans un corps où s'éteignait la dernière étincelle de vie.

Cependant les TONIQUES ont souvent leur utilité. Les sujets lymphatiques, peu irritables, chez qui les fonctions vitales s'exercent avec lenteur et faiblesse, peuvent en user sans inconvénient, avec modération cependant, même en état de santé. On peut ranger dans cette classe les vieillards, peu sanguins d'ailleurs, dont les organes usés, émoussés, ont besoin d'être ranimés par quelque sensation forte. Ainsi les vins généreux, les liqueurs alcooliques même, ne leur sont point contraires. Enfin, lorqu'à la suite d'une violente inflammation du cerveau, l'estomac et les intestins semblent en quelque sorte étonnés, privés de ressort, une substance légèrement tonique produit sur ces viscères à peu près le même effet qu'une friction modérée sur la peau. Mais comme tout est tellement lié dans l'être organisé, qu'on est tenté, en décrivant les affections auxquelles il est soumis, de sortir à chaque pas de la route qu'on s'était proposé de suivre, nous allons la tracer pour nous en écarter le moins qu'il nous sera possible.

Il nous reste encore un mot à dire sur les prétendues purgations employées autrefois dans les maladies aiguës, et sur l'opinion erronée qui les avait fait juger nécessaires.

Les évacuations soulagent, car elles font cesser un état de réplétion toujours incommode. Et lorsque l'on vit à n'en pouvoir douter, que la masse des évacuations surpassait de beaucoup ce qui peut être contenu dans l'intestin, on supposa que des digestions mal faites ou des dérangements quelconques avaient fait passer dans le sang des liquides nuisibles et corrompus, désignés en général sous le nom d'HUMEURS ; que les purgatifs avaient la vertu de les extraire, et par conséquent de purifier la masse du sang.

Nous avons vu que la masse alimentaire, changée en chyle, est absorbée par le duodénum, et portée dans les veines par les vaisseaux blancs. Nous avons dit que tout le canal gastro-intestinal, et surtout les parois de l'estomac, ont la faculté d'ABSORBER, c'est-à-dire de BOIRE les substances fluides qui s'y appliquent; mais cette imbibition se fait selon des lois inconnues, et il s'opère à la surface du tissu vivant, une sorte de décomposition en vertu de laquelle certains principes des substances en contact s'absorbent et s'animalisent, tandis que d'autres sont rejetés. C'est encore de cette manière que se font les résorptions intérieures dont nous avons déjà parlé, soit lorsque l'être vivant, livré aux horreurs de la faim est obligé de se nourrir de sa propre substance, soit lorsque le long séjour d'un liquide force les membranes qui en sont baignées, d'en absorber quelques éléments. Mais ces absorptions et ces résorptions ne se font point mécaniquement, grossièrement, à la manière d'une éponge qui reçoit tel qu'il est, dans ses pores nombreux, un liquide où elle est plongée : tout nous prouve que cette opération toute moléculaire suppose la décomposition du fluide en contact, et un changement de nature subi par l'élément absorbé : il n'y a qu'un petit nombre de substances douées d'une énergie redoutable, qui, victorieuses de l'action vitale, agissent sur la membrane muqueuse sans être modifiées par elle, et pénètrent en nature dans les vaisseaux.

Cependant on ne doit point se dissimuler que d'individu à individu, il règne une grande variété dans l'étendue, la contexture intime et l'irritabilité des membranes muqueuses gastro-intestinales et des autres organes ; que cette cause, jointe à la qualité des aliments et au genre de vie, influe sur la nature du chyle, sur celle du sang, et enfin sur la prédominance de quelques-uns des fluides produits par les sécrétions ; qu'enfin les principes qui entrent en nature dans la masse des humeurs existent dans plusieurs espèces d'aliments, et que toutes ces circonstances prédisposent à certaines maladies, ou peuvent vicier la nature des fluides.

Mais ces vices, ces liquides prédominants, ne peuvent être atteints par les PURGATIFS. En effet ces irritans ne font que provoquer les sécrétions : aussi, lorsque les vrais excréments sont rendus, les évacuations suivantes sont presque totalement composées de MUCUS, de BILE, dont la sécrétion est forcée par le même agent, et forment ce qu'on appelle GLAIRES.

Ainsi ces glaires dont on a tant parlé sont les fluides très-utiles et très-sains que sécrètent les parois des bronches, de la bouche, de la gorge, de l'estomac et des intestins : les irritants en hâtent fort inutilement la formation et l'évacuation : ce travail forcé, outre qu'il irrite fortement les membranes, amaigrit nécessairement le corps en lui dérobant des matériaux nécessaires.

Il est vrai qu'après cette secousse, un corps robuste, l'irritation une fois calmée, sent vivement le besoin de réparer ses pertes : l'appétit est fortement aiguisé. On doit conclure de là que les purgatifs sont moins dangereux dans l'état de santé ou de simple faiblesse, qu'en toute autre occasion. Alors en effet, un excitant très-modéré, adapté aux forces du sujet, augmente au moins pour un temps l'activité des organes digestifs et intestinaux.

Mais dans les maladies inflammatoires, l'homme éclairé par une longue expérience doit se réserver l'emploi des purgatifs, et souvent il hésite long-temps à en faire usage : ces dérivatifs insidieux, au lieu de transmettre l'irritation loin de l'organe affecté, peuvent la redoubler là où elle existe, ce qui dépend non moins de leur degré de force, que de l'intensité de l'irritation : souvent encore ils la rejettent sur quelque autre organe qui y était disposé, et ne font que compliquer la maladie.

Jusqu'à l'heureuse révolution opérée dans l'art médical, on considérait les fièvres résultant d'une vive inflammation gastrique comme produites par le désordre ou l'abondance des humeurs, par des EMBARRAS DANS LES PREMIÈRES VOIES ; et un violent purgatif fortifié d'un vomitif, était le moyen par lequel on faisait DÉCLARER LA MALADIE.

Aussi se déclarait-elle avec une effrayante énergie: les symptômes les plus alarmants éclataient bientôt; la prostration des forces, portée à son comble par l'intensité de l'inflammation intérieure, l'affection sympathique du cerveau indiquée par le délire, annonçaient le danger imminent du malade. Heureusement celui-ci, dévoré d'une soif brûlante, demande alors à boire, ou des surveillants attentifs l'y forcent pour ainsi dire. Cet adoucissant, la constitution du sujet, luttaient quelquefois victorieusement contre la mort; mais le plus souvent il était emporté en peu de jours, l'inflammation ayant passé à la grangrène.

Dans le cours des maladies, on voit survenir plusieurs phénomènes qui tous ont pour cause l'inflammation ou l'irritation.

Un des plus ordinaires, c'est un mouvement irrégulier, une rétraction subite des muscles, toujours involontaire dans ceux qui doivent obéir à l'empire de la volonté: irrégulière dans les autres, et opposée aux fonctions des organes qu'ils dirigent. Ce mouvement, toujours forcé, se nomme CONVULSION OU SPASME. C'est le résultat de l'irritation des nerfs, seuls moteurs des muscles; il peut donc avoir lieu indépendamment de toute autre irritation; mais il accompagne souvent, sous diverses formes, l'état d'irritation ou d'inflammation d'un organe quelconque, état qui affecte nécessairement les nerfs, ou quelque partie du système nerveux. Le plus souvent produite par l'irritation cérébrale, elle peut encore être l'effet d'une stimulation directe.

Les principaux phénomènes qui sont plus ou moins convulsifs ou spasmodiques sont le BAILLEMENT, qui paraît dépendre d'une très-faible irritation nerveuse: la TOUX, dont la cause est le passage de l'air dans le canal respiratoire en état d'irritation; l'ETERNUMENT, qui annonce l'irritation des fosses nasales, et qui est aussi involontaire qu'irrésistible; les PALPITATIONS IRRÉGULIÈRES du cœur, dues aux mouvements spasmodiques de cet organe qui est tout muscles; les PALPITATIONS des artères, qui, pouvant avoir lieu sans celles du cœur, indiquent, surtout aux tempes, l'afflux vers le cerveau; les CRAMPES, ou contractions involontaires et douloureuses des muscles; celles de l'estomac indiquent un état alarmant d'irritation; la DYSPNÉE ou difficulté de respirer, quand elle n'est point le résultat de l'étouffement ou d'un obstacle mécanique, mais causée par la contraction involontaire des muscles inspiraterus; le TÉTANOS, contraction permanente et involontaire des muscles, quelquefois totale, et d'une telle violence, que l'on peut prendre le sujet par un bout et le lever sur l'autre sans qu'il fléchisse, résultat de l'afflux du sang dans les muscles, déterminé par l'excitation non interrompue de leurs nerfs; l'ÉPILEPSIE, accès de mouvements convulsifs accompagné de perte de sentiment: elle tire son origine, quand elle est héréditaire, d'une disposition très-prononcée du cerveau à l'irritation, et, lorsqu'elle est accidentelle, à toutes les causes physiques ou morales qui agissent directement sur le cerveau et l'irritent; les SOUBRESAUTS DES TENDONS, suite d'une violente irritation des nerfs, qui doivent ce mouvement convulsif très-remarquable à l'inflammation des membranes du cerveau; les GRINCEMENTS DE DENTS, symptôme tétanique non moins important, parce qu'il provient de la même cause.

Un des effets les plus constants des affections du cerveau est la PARALYSIE, ou cessation soit momentanée, soit permanente de la sensibilité d'un nerf et par conséquent de l'organe auquel il aboutit. En effet, lorsque l'irritation a été violente au point de déterminer l'épanchement du sang dans la substance du cerveau, d'y verser les sérosités de l'arachnoïde, ou même le produit d'une suppuration, si le cerveau est ramolli ou simplement comprimé, les nerfs qui viennent de cette partie du cerveau perdent toute sensibilité, ainsi que les organes auxquels ils aboutissent. Toute lésion de la moëlle épinière produit le même effet sur les nerfs qui en partent. Ainsi la destruction de la moëlle épinière vers les parties inférieures paralyse cette même partie du corps, ou les viscères abdominaux, tels que la vessie, etc.

L'inflammation modifie aussi les sécrétions d'une manière très-remarquable; les liquides produits par les membranes enflammées sont plus abondants à cause de la surexcitation de l'action vitale, et tendent généralement à s'épaissir, à s'organiser eux-mêmes en nouveaux tissus. Voilà pourquoi l'irritation des bronches produit l'évacuation de matières d'autant plus visqueuses que cette irritation ou même l'inflammation est plus violente.

Quant aux membranes séreuses, leur sécrétion surabondante s'épanche alors entre leurs deux feuillets, dans le tissu cellulaire voisin, et même dans celui des organes. Ce phénomène redoutable caractérise les HYDROPISIES, maladies qui désorganisent les tissus, dénaturent les liquides, et interrompent ainsi les lois de la vie.

La peau, cette membrane qui ne diffère des muqueuses que par les tissus qui la revêtent à l'extérieur, est aussi le théâtre d'une sécrétion non interrompue. Le corps n'est-il agité par aucun mouvement violent, par aucune excitation intérieure ou extérieure? cette sécrétion est vaporeuse, invisible, et prend le nom de

TRANSPIRATION INSENSIBLE. Devient-elle plus abondante par suite de l'effet d'une agitation quelconque? elle se manifeste par des gouttelettes qui paraissent sur la peau, et quelquefois elle est abondante au point de ruisseler sur le visage et sur les membres. Si la peau n'est que faiblement humectée, on dit que le corps est en MOITEUR : si la sécrétion est très-abondante, elle se nomme SUEUR.

La sueur est composée de beaucoup d'eau, d'hydrochlorate de soude, d'une quantité inappréciable de phosphate de chaux et d'oxide de chaux, de très-peu de matière animale et d'un acide libre, qu'on croit être de l'acétique. Au reste, si telle en est la composition à l'état de santé, et encore l'odeur de ce liquide repoussante chez presque tous les individus, fade, acide, aromatique, agréable même chez quelques-uns, prouve que les éléments doivent varier à l'infini, on conçoit que dans l'état de maladie, elle présente de grandes différences dans le même individu, et l'observation la plus simple l'atteste journellement.

Dans l'opinion où l'on fut si long-temps, que par les évacuations sécrétoires et excrétoires la nature se débarrassait d'humeurs corrompues, de matériaux inutiles, causes productrices de toutes les maladies, on cherchait à provoquer, à augmenter la sueur. Le peuple, qu'une théorie si grossièrement mécanique ne pouvait manquer de séduire, et qui voit ce qu'il croit voir, était persuadé qu'une sueur abondante guérit de toutes les maladies. Boire du vin chaud bien sucré, prendre des bouillons très-substantiels, et provoquer une sueur excessive, telle est encore toute la doctrine médicale de nos concitoyens des campagnes. Enfin Tissot s'adressa directement au peuple, s'éleva contre cette pratique absurde et incendiaire, et arracha sans doute à la mort un grand nombre de victimes.

Certains individus ne suent jamais dans l'état de santé, ce qui suppose un équilibre parfait dans toutes les puissances organiques, et par conséquent l'espèce de force et de santé que l'homme doit le plus désirer. Cependant la sueur qui résulte d'un exercice un peu violent n'est point nuisible, en ce qu'elle indique que les forces vitales se portent vers la peau, ce qui préserve souvent d'une inflammation intérieure.

Mais, dans l'état de santé comme dans celui de maladie, la brusque interruption de la sueur ou de la transpiration est toujours accompagnée d'un grand danger. En effet, cet état suppose une excitation assez vive à la peau, et c'est une loi constante que si une inflammation qui n'a pas parcouru ses périodes, et qui surtout se trouve à son plus haut degré d'intensité, est subitement interrompue, elle éclate aussitôt ou de l'intérieur à l'extérieur, ou de l'extérieur à l'intérieur: c'est cette dernière révulsion qu'il faut presque toujours éviter, et que produit la suppression soudaine de la sueur.

Les maladies qu'entraîne ce phénomène, sont, en conséquence de ce principe, la pleurésie ou l'inflammation de la plèvre: la pneumonie ou inflammation du poumon: quelquefois l'hydropisie, le liquide infiltrant le tissu cellulaire enflammé; les rhumatismes ou inflammations des jointures, etc.

Une sueur partielle est souvent le symptôme de l'inflammation de l'organe le plus voisin. Ainsi la sueur au front désigne une inflammation ou irritation cérébrale: au creux de l'estomac, celle de ce viscère, ou la gastrite: sur le ventre, celle des entrailles ou l'entérite, etc.

Comme agent d'évacuation, la sueur est de peu d'utilité. Si elle est excessive, elle peut désigner une forte irritation de la peau et des membranes muqueuses, et tout ce qu'on doit faire, c'est de ne point l'entretenir par une trop grande chaleur, et d'employer les boissons adoucissantes généralement connues : quelquefois elle est le signe d'une grande faiblesse à la circonférence, et précède la terminaison funeste de beaucoup de maladies.

Un phénomène très-fréquent de l'inflammation ou même de la simple irritation, c'est l'HÉMORRAGIE. On appelle ainsi tout écoulement de sang, soit à l'extérieur, soit à l'intérieur, résultant d'un afflux trop considérable de ce liquide vers un tissu quelconque.

Les hémorragies ont lieu aux surfaces muqueuses, aux membranes séreuses, dans le tissu de certains organes.

Celles des membranes muqueuses sont l'ÉPISTAXIS OU SAIGNEMENT DE NEZ; l'HÉMOPTYSIE OU CRACHEMENT DE SANG; l'HÉMATÉMÈSE OU VOMISSEMENT DE SANG, qui est une hémorragie de l'estomac; l'HÉMATURIE OU PISSEMENT DE SANG, provenant d'une hémorragie du rein; enfin les HÉMORROÏDES ou écoulement de sang par l'anus, hémorragie de la membrane muqueuse de l'intestin.

Les hémorragies étaient nommées par Hippocrate PHLÉBORRAGIES, c'est-à-dire, rupture de veines ou de vaisseaux, et long-temps on a suivi cette opinion; mais il suffit, pour qu'il y ait écoulement, que le sang ait afflué avec force vers la membrane, et que ce tissu soit très-fin, ce que l'on reconnaît à la finesse de la peau elle-même, et à la facilité avec laquelle elle se colore à la moindre émotion.

Les hémorragies des membranes séreuses sont des ÉPANCHEMENTS toujours dangereux : ils ont lieu entre les feuillets de la membrane, ou dans le tissu cellulaire voisin, ou enfin dans le tissu même qu'elle enveloppe.

16

La rate, le foie, le cerveau, le poumon y sont exposés, comme nous le verrons bientôt.

Quant aux hémorragies des muqueuses, que nous avons énumérées ci-dessus, elles peuvent avoir pour cause l'abondance du sang, l'activité du cœur, la rapidité habituelle de la circulation; si le sujet a la peau très-fine, le tissu muqueux n'étant pas moins délicat, une légère irritation suffit pour occasionner un afflux considérable de sang et l'écoulement de ce liquide. La transparence du cartilage du nez, la teinte jaunâtre de la peau, la fétidité et l'odeur de sang de l'haleine, annoncent aussi cette disposition.

Ces hémorragies primitives, loin d'être accompagnées de quelque danger, sont salutaires quand elles ne sont pas excessives, en ce qu'elles préviennent souvent des phénomènes inflammatoires, en diminuant la surabondance du sang et l'activité de la circulation. Il faut être très-réservé dans les moyens qu'on emploie pour les arrêter: les bains de liquides froids, astringents, acides, amers, n'ont qu'un succès douteux, dépendant de la cause du mal, et peuvent causer des révulsions très-dangereuses; ils ne doivent être employés que par des mains habiles.

Prendre des bains de pieds, frotter les membres avec une éponge rude imbibée d'un liquide chaud, tels sont les remèdes qu'on peut employer sans danger en attendant des secours plus efficaces; souvent même ils suffisent pour arrêter l'hémorragie.

Les hémorragies qui surviennent dans le cours d'une maladie inflammatoire donnent lieu à des pronostics variés. Lorsque l'inflammation, d'abord violente au point d'arrêter toute sécrétion, commence à diminuer, le sang peut s'écouler de toute part de la membrane, et cette évacuation opérer l'effet qu'on attend des sangsues ou de la saignée; mais si l'écoulement provient de la destruction du tissu des vaisseaux, ou d'une désorganisation profonde, il est d'un fâcheux augure. Quelquefois encore l'inflammation est si violente que l'hémorragie l'aggrave loin de la modérer. Si vers le déclin d'une maladie aiguë, il survient une hémorragie loin du siége de l'inflammation, elle est salutaire, car c'est à la fois une dérivation et une évacuation utiles.

Les douleurs excessives et les phénomènes spasmodiques indiquant une sensibilité nerveuse exaltée au dernier point, on a cherché des moyens particuliers pour la modérer très-promptement. En effet, puisque aucune irritation ne peut avoir lieu que par la surexcitation des nerfs de l'organe irrité, il serait absurde de supposer irritation, inflammation, douleur, sans la participation des nerfs. Dans la plupart des maladies ils ne sont intéressés que comme conducteurs, et par conséquent ne souffrent que secondairement. Mais souvent ils reçoivent une atteinte profonde, et la manière dont ils sont attaqués exalte si vivement la sensibilité, qu'ils réagissent à leur tour sur les organes, et le désordre des fonctions vitales, celui même de l'intelligence, peuvent être portés au plus haut degré. Alors les procédés les plus doux, les plus propres dans tout autre cas à ramener le calme, deviennent irritants. Dans ces circonstances, et lorsque les douleurs sont excessives, le médecin se voit obligé d'avoir recours aux CALMANTS NARCOTIQUES.

On appelle NARCOTIQUES des médicaments qui, donnés à une faible dose, engourdissent la sensibilité, calment la douleur, provoquent le sommeil, ralentissent même les mouvements musculaires, et qui, à une dose plus élevée, déterminent la stupeur, la paralysie, l'apoplexie et les mouvements convulsifs.

De toutes les substances considérées comme narcotiques, calmantes, sédatives, aucune ne produit le calme de l'état de santé. Toutes agissent sur le sytème nerveux, en émoussent la sensibilité à une très-faible dose, l'exaltent quelquefois à une dose moyenne, et enfin à une dose très-considérable, ou ce qui revient au même, quand elles sont très-concentrées, déterminent une stupéfaction, une insensibilité, une privation de l'usage des sens qui conduit promptement à la mort.

Ainsi les médecins ayant observé que l'empoisonnement par l'acide hydrocyanique a pour principaux symptômes la perte de l'usage des sens et la paralysie des membres, en conclurent que ce poison terrible, très-étendu d'eau et pris à faible dose, deviendrait un sédatif utile.

Quoique la ciguë irrite violemment les voies gastro-intestinales, comme elle occasionne la pesanteur de tête, l'affaiblissement de la vue, l'accablement, la somnolence, on a regardé son action affaiblie comme capable d'émousser les douleurs, et on l'a mise au nombre des calmants ou sédatifs.

Plusieurs autres substances très-vénéneuses ont aussi la propriété de calmer les douleurs, par l'action qu'elles exercent sur le système nerveux.

Mais de tels effets dépendent de la dose du remède, de l'état du sujet et surtout de la constitution, puisqu'une même quantité d'un même calmant apaise les douleurs d'un malade, cause une violente irritation à un autre, et jette un troisième dans un état d'insensibilité alarmant; l'emploi de ces moyens doit donc être uniquement confié au médecin habile et circonspect, qui souvent même n'y a recours qu'avec beaucoup de répugnance, soit pour apaiser des douleurs aiguës, soit pour diminuer l'énergie de l'action vitale dans quelque organe.

L'opium est le calmant le plus sûr. Nous en avons parlé dans le tableau et nous avons dit qu'aux nombreuses préparations où il entrait, on substitue aujourd'hui l'acétate de morphine. Les décoctions de têtes de pavots, les cataplasmes qui en sont imbibés, jouissent aussi de propriétés calmantes bien prononcées, et cela doit être, puisque l'opium est tiré de ce végétal.

La plupart des chicoracées ont une vertu narcotique et calmante, que la culture a rendue presque nulle dans la laitue, malgré l'opinion populaire. Cependant la laitue vireuse donne un suc vénéneux, narcotique, employé en médécine comme calmant sous le nom de LACTUCARIUM.

Mais nous le répétons, l'effet des narcotiques est tellement varié, tellement dépendant de circonstances très-difficiles à reconnaître, que la science médicale ne présente sur leur emploi que des données incertaines. Ainsi nous recommandons de nouveau à nos lecteurs de ne pas se permettre d'en user sans conseil.

Quant aux spasmes, convulsions, mouvements irréguliers et involontaires qui sont en général plus gênants encore que douloureux, on leur oppose des remèdes nommés ANTISPASMODIQUES. La science nous dit : faites cesser le mal primitif, la lésion de l'organe attaqué, et le spasme qui n'est qu'un accident, un symptôme, cessera avee la maladie. C'est sans doute le meilleur moyen ; mais le spasme est quelquefois si incommode et gêne tellement l'action des organes essentiels, qu'il est urgent de le faire cesser. Quelquefois encore les nerfs ont tellement souffert, qu'une sorte de TIC NERVEUX, s'il est permis de s'exprimer ainsi, survit long-temps à la maladie principale. Tantôt, à force d'essais, le malade a éprouvé qu'un calmant fait cesser le spasme en diminuant l'irritation locale; tantôt qu'un excitant l'a transportée sur un autre organe, et a ramené le calme dans les nerfs affectés. Ainsi, sous ce rapport, tous les médicaments sont des antispasmodiques, et les narcotiques ou sédatifs occupent encore le premier rang dans cette catégorie. Parmi les antispasmodiques excitants, nous citerons l'ÉTHER, qui dans toutes les préparations où il est introduit, GOUTTES D'HOFFMANN, etc., n'agit que comme dérivatif à l'intérieur. On attribue ses effets antispasmodiques à la sympathie étroite qui existe entre le cerveau et l'estomac; de sorte que ce dernier viscère étant vivement stimulé par l'éther, l'excitation retentit avec force jusqu'au cerveau, origine de la sensibilité, et fait cesser d'autres symptômes. Cette explication prouve que l'on doit être aussi réservé dans l'emploi des violents antispasmodiques que dans celui des calmants narcotiques.

Les BAINS occupent une place distinguée dans les moyens de ramener et de conserver la santé. La prodigieuse variété de leurs effets relativement à l'état et à la constitution du sujet, à la nature et à la température du milieu où l'on est plongé, enfin à l'immersion qui peut être totale ou partielle, ne nous a pas permis d'en parler jusqu'ici.

Nous sommes plongés dans un bain d'AIR dès notre naissance : nos vêtements en atténuent singulièrement les effets. Pur et sec, l'air ne produit qu'une impression salutaire; mais s'il est imprégné d'humidité, d'une part la qualité pénétrante des vapeurs aqueuses, de l'autre la force absorptive de la peau nous rendent extrêmement sensibles aux variations de la température, surtout au froid humide si fréquent dans une grande partie de l'Europe. L'humidité et la chaleur réunies ne produisent pas des effets moins funestes dans les contrées méridionales.

Les bains d'EAU FROIDE ne conviennent qu'aux sujets robustes, et dans l'état de santé. Le refroidissement subit que la peau en éprouve refoule à l'intérieur le sang des vaisseaux capillaires : il en résulte une réaction presque subite à la surface, un léger accès fébrile, suivi d'un surcroît d'énergie vitale : la coloration et la chaleur augmentent. Mais autant le bain froid est tonique et fortifiant pour un sujet robuste, autant il serait dangereux dans l'état de faiblesse, de maladie, et pour une personne âgée : la réaction n'aurait lieu que bien lentement à la circonférence : il en résulterait plutôt une congestion de sang au poumon, au cœur, et surtout au cerveau.

Les bains d'EAU TIÈDE, c'est-à-dire dont la température s'élève fort peu au-dessus de celle des parties internes du corps, conviennent à toutes les constitutions et dans presque tous les états.

L'excitation légère qu'ils produisent à la peau et aux houppes nerveuses qui y aboutissent procurent une répartition égale des forces, et surtout, dans l'état de maladie, appelle à la surface l'irritation interne. Mais un phénomène qui doit surtout attirer l'attention du médecin, c'est qu'une quantité notable de liquide se trouve absorbée par la peau : phénomène avantageux dans la plupart des inflammations, excepté cependant dans les hydropisies, où le tissu cellulaire est déjà gorgé de liquide séreux.

Le BAIN CHAUD, celui qui s'élève au-dessus de 29 degrés, et surpasse ainsi la chaleur du sang, ne doit pas être pris sans précaution. Il produit d'abord un spasme universel : une forte excitation a lieu à la peau, se communique ensuite à l'intérieur et la circulation s'accélère : en outre, le sang, dilaté par la chaleur, se porte avec force au cerveau : la défaillance et l'apoplexie seraient inévitables au bout d'un certain temps.

Le bain, quoique tiède, produit les mêmes effets sur les vieillards : chez eux la circulation languit, les veines s'engorgent facilement, les contractions étant plus faibles, et poussant trop faiblement le sang, la congestion au cerveau est promptement à craindre.

Les BAINS PARTIELS étant purement dérivatifs, comme on le conçoit facilement d'après ce qui vient d'être dit, nous en parlerons dans le cours de ce traité, à mesure que l'occasion s'en présentera.

Les BAINS DE VAPEURS OU FUMIGATIONS sont plus pénétrants, plus irritants, et sont presque toujours partiels, leur objet étant d'exercer une révulsion. Comme on n'y a recours que dans des cas particuliers, nous n'en dirons rien de plus ici.

Enfin, on peut mettre au nombre des bains partiels l'application de linges mouillés, de cataplasmes, etc.

Et de tout ce qui précède nous conclurons que le traitement de toutes les maladies consiste dans l'application sage de ces trois préceptes : CALMEZ, AFFAIBLISSEZ, DÉTOURNEZ ; et que sous quelque dénomination que ce soit, on n'a pas d'autre effet à espérer des médicaments.

Mais pourquoi les mêmes moyens ne produisent-ils pas les mêmes résultats sur tous les individus ? Pourquoi, soumis à l'influence des mêmes causes, tous les hommes n'en ressentent-ils pas les mêmes effets ?

D'abord, les différences si remarquables qui existent entr'eux à l'extérieur, ne sont pas moins grandes à l'intérieur. Les vaisseaux, les veines même et les artères, les muscles moins importants, les nerfs de seconde ou de troisième subdivision ne se trouvent ni en même nombre, ni disposés de la même manière chez tous les sujets. Des différences d'organisation plus notables encore, ont leur source dans des circonstances inappréciables, et il faudrait les étudier dans les matériaux mêmes dont l'embryon s'est formé et se nourrit. Après cela, l'éducation, les habitudes, viennent encore exercer leur influence.

De là résulte, entre autres effets, la prédominance d'un système de l'organisme sur tous les autres : c'est à cette prédominance et aux dispositions qui en sont la suite, qu'on a donné le nom de TEMPÉRAMENT.

La classification des tempéraments a dû être aussi inexacte que les connaissances en physiologie étaient confuses, jusqu'à l'époque si peu éloignée où la médecine a pu prendre rang parmi les sciences. Ainsi nous suivrons Broussais, qui considéra avec raison la prédominance de telle ou telle fonction vitale comme supposant celle du système correspondant de l'organisme.

TEMPÉRAMENT GASTRIQUE : c'est la prédominance des fonctions digestives par l'extrême développement et l'énergie de l'estomac. Il prend le nom de TEMPÉRAMENT BILIEUX, lorsqu'il y a prédominance des fonctions du foie, c'est-à-dire sécrétion surabondante de la bile. On reconnaît la constitution bilieuse ou hépatique aux caractères suivants :

« L'intelligence et la sensibilité sont précoces, les « sensations extrêmement vives ; les mouvements « brusques et forts, les impressions aussi rapides, « mais plus profondes que dans le tempérament san- « guin ; les idées et les affections sont plus absolues, « plus exclusives ; la poitrine est ample, la circulation « sanguine prompte, le pouls dur, l'appétit grand ; les « digestions sont rapides et complètes ; les déjections « sont rares, les matières fécales brunes et sèches, « l'urine foncée ; l'embonpoint est médiocre, souvent

« même la maigreur est remarquable, mais les muscles
« sont toujours bien dessinés ; la peau est sèche, jaunâtre.

A l'ouverture des cadavres des sujets bilieux, on trouve le foie d'une grosseur considérable, et la vésicule biliaire d'une très-grande étendue.

TEMPÉRAMENT SANGUIN : prédominance de la formation du sang. Quand il en résulte une juste proportion dans la formation des autres fluides, il se manifeste par la teinte rosée de la peau, l'abondance et l'élasticité des chairs, une grande vivacité, mais une grande mobilité dans les sensations. Une santé florissante et le plein exercice de toutes les facultés sont l'apanage ordinaire de cet heureux tempérament.

Cette prédominance du sang peut cependant avoir lieu sans coloris prononcé de la face, avec un pouls médiocre et des veines peu volumineuses ; peut-être alors le cœur est doué d'une grande énergie sous un petit volume.

TEMPÉRAMENT GASTRO-SANGUIN : c'est celui qui joint l'activité de l'estomac à la prompte et abondante élaboration du sang. Cette disposition est le plus haut degré d'énergie vitale auquel l'homme puisse atteindre.

TEMPÉRAMENT LYMPHATICO-SANGUIN : prédominance du sang et des sucs lymphatiques. Il suppose peu d'énergie, et c'est le plus ordinaire chez les femmes et chez les enfants.

TEMPÉRAMENT LYMPHATIQUE. Lenteur, faiblesse dans les fonctions digestives et dans la formation du sang : il en résulte surabondance des sucs lymphatiques. De la langueur des fonctions vitales dans ce tempérament, il est aisé de conclure qu'il est sinon le plus faible, au moins très-peu irritable, et par conséquent sujet à peu de maladies.

TEMPÉRAMENT NERVEUX : prédominance de la sensibilité. Ce tempérament peut s'allier aux précédents ;

ou plutôt il les détermine et les modifie singulièrement. Au reste, les produit-il, ou en est-il le résultat? ou, pour nous exprimer plus clairement, une susceptibilité innée des nerfs influe-t-elle sur les autres systèmes de l'économie, ou cette susceptibilité peut-elle être l'effet secondaire d'impressions vives éprouvées par les organes? Ce qu'il y a de certain, c'est que l'irritabilité excessive du système nerveux laisse rarement jouir d'une santé parfaite, et que dans l'état de maladie, une telle disposition retarde la guérison.

TEMPÉRAMENT MÉLANCOLIQUE. La prédominance des fonctions digestives, unie à une irritation chronique des organes gastriques, produit ce tempérament, qui doit par conséquent être regardé comme un état de maladie.

Au reste, ces dispositions présentent, d'individu à individu, une foule de nuances qui varient encore aux différents âges de la vie. Chacun doit se conduire comme le permet la constitution vers laquelle il a le plus de tendance. Un sujet gastrique, bilieux, mélancolique surtout, devra s'interdire les excitants. Les toniques, les stimulants activent les fonctions languissantes chez le lymphatique. Les personnes nerveuses éviteront les impressions vives et l'ennui; elles rechercheront les sensations douces et le calme d'une vie tranquille. Le tempérament sanguin, et surtout gastro-sanguin, qui ne peut guère s'allier à une trop grande susceptibilité nerveuse, produit une bonne nutrition intérieure, par conséquent de grandes forces musculaires, et souvent une constitution athlétique. Les hommes de ce tempérament peuvent supporter de grandes fatigues; mais les inflammations intérieures font chez eux de prompts et terribles ravages.

Rappelons-nous ici 1° que les trois cavités splanchniques, savoir le crâne qui renferme le cerveau, la poitrine où se trouvent les organes de la respiration et de la circulation, et le ventre qui contient les organes digestis, font entre elles un rapport intime d'affection au moyen du grand sympathique; 2° que la peau et la membrane muqueuse recouvrent tous les organes; 3° que chaque organe est recouvert intérieurement d'une membrane double pliée sur elle-même.

Quoiqu'il soit difficile d'établir un ordre bien déterminé dans la description des maladies, nous parlerons d'abord des affections cérébrales, à cause de l'influence si prépondérante du cerveau sur tous les systèmes: nous décrirons ensuite les effets de l'inflammation sur les membranes muqueuses, qui sont immédiatement exposées aux impressions extérieures; enfin nous parlerons des principales maladies du système séreux : nous y joindrons ce qu'il est utile de savoir sur les maladies qui affectent le tissu même des organes.

## MALADIES DU CERVEAU.

Les MAUX DE TÊTE OU CÉPHALALGIES sont toujours l'indice de l'irritation du cerveau et de ses membranes.

Une attention long-temps soutenue, l'ennui, qui souvent n'est qu'une attention forcée, un accès de colère, une affliction subite, un bruit violent, une trop vive lumière, telles sont les circonstances où l'on peut attribuer la céphalalgie (ou mal de tête) à une irritation primitive du cerveau. Le calme, le repos, l'absence de sensations trop vives, une occupation agréable, tels sont les remèdes efficaces à opposer à ces légères indispositions.

Les causes secondaires de la céphalalgie sont une digestion imparfaite, la réplétion de l'estomac, l'indigestion, la présence prolongée des matières fécales dans l'intestin, soit forcée, soit volontaire, l'ivresse, l'irritation des fosses nasales, nommée si improprement rhume de cerveau.

On conçoit alors que le mal de tête ne peut disparaître qu'avec la cause qui y a donné lieu; car il est dû à l'irritation de la membrane muqueuse, transmise au cerveau par le nerf trisplanchnique ou sympathique.

Les individus chez qui le sang surabonde, sont sujets à de fréquents maux de tête, causés par l'afflux de ce liquide dans tous les vaisseaux, et par la compression que le cerveau en éprouve : la saignée ou l'application des sangsues est alors le remède du moment; mais un régime plus sévère peut seul empêcher le retour du mal, qui est souvent le symptôme d'affections plus graves.

Les bains de pieds très-chauds, peuvent aussi détourner vers les parties inférieures, le sang qui tend à s'amasser vers la tête. On aide et l'on fortifie l'action de la chaleur, en ajoutant au liquide du chlorure de sodium (ou sel de cuisine), de l'acide hydrochlorique, ou de la moutarde. Mais il faut avoir soin de ne pas laisser refroidir les pieds à la sortie du bain.

Nous croyons devoir répéter ici qu'un bain général très-chaud peut appeler le sang vers le cerveau, et y former une congestion souvent dangereuse, quelquefois mortelle.

Lorsque l'irritation et l'afflux de sang augmentent, il en résulte un danger imminent pour le sujet; souvent même le malade est foudroyé, ou du moins le mal est déjà irréparable lorsqu'il est aperçu.

Les maladies du cerveau, toujours très-graves, sont l'APOPLEXIE, ou congestion subite du sang dans ce viscère; l'ARACHNOÏDITE, ou inflammation de l'arachnoïde; l'ENCÉPHALITE, ou inflammation de la substance même du cerveau; l'HYDROCÉPHALE AIGUE, qui n'est qu'un rapide épanchement de liquide séreux, produit par l'inflammation.

Dans les affections du cerveau, nous croyons devoir comprendre celles de la moëlle épinière. En effet, de même que l'ENCÉPHALE est le cerveau des organes des sens, la MOELLE RACHIDIENNE semble être celui des viscères auxquels elle envoie des nerfs.

L'APOPLEXIE, dont le nom désigne un coup, une invasion subite du mal, dont le sujet est frappé comme par la foudre, doit ses symptômes à la compression du cerveau, par les vaisseaux gorgés de sang, ou à la désorganisation de ce viscère, par le liquide étranger qui vient se confondre avec sa substance si délicate. Ses symptômes sont la perte d'un ou de plusieurs sens, la paralysie complète suivie nécessairement de la mort, l'hémiplégie ou paralysie d'un seul côté du corps, celle des organes de la parole, l'affaiblissement extrême des organes inférieurs qui laissent échapper les excréments, la prostration subite des forces qui cause la chûte involontaire du sujet, suites nécessaires de l'interruption totale ou partielle, durable ou momentanée de l'action du cerveau sur les nerfs qui animent les organes.

En effet, à l'ouverture des cadavres, on trouve: 1° un épanchement de sang dans la substance du cerveau; 2° les vaisseaux gorgés de sang; 3° souvent un ou plusieurs kystes, (sac membraneux plein de liquide); 4° une inflammation des méninges, et par conséquent un épanchement séreux; 5° une rupture de quelque vaisseau sanguin, résultat évident de l'état de réplétion.

Il résulte de cette description que l'abondance du

sang, et sa tendance vers le cerveau, indiquent une disposition prochaine à l'apoplexie.

Les indices tirés de la constitution du sujet sont assez généralement connus; ce sont les suivants : un embonpoint excessif, un cou gros et court, un ventre volumineux; un état habituel de réplétion; la rougeur pourpre de la face, principalement après le repas, quand on s'est tenu baissé, ou à la moindre émotion morale; la grosseur des veines du cou, un pouls plein et fort, plus fréquent que l'âge ne le doit faire présumer, large et lent chez les jeunes gens.

Toute personne qui présente en tout ou en partie ces signes de la constitution apoplectique, doit éviter avec soin tout ce qui peut augmenter la prédominance du cerveau. Elle vivra sobrement, principalement de végétaux, s'abstiendra d'aliments très-substantiels, et autant qu'il lui sera possible, de toute liqueur spiritueuse ou irritante. Ainsi elle devra s'abstenir de café, de liqueurs, et même de vin pur. Elle évitera, autant que l'empire de la raison lui en donnera la force, toute affection vive de joie ou de tristesse; elle se gardera de s'exposer au passage subit du chaud au froid, et en général, à tout changement subit de l'état de l'atmosphère : l'excès du chaud et celui du froid lui sont également contraires; enfin des vêtements amples et légers, quoique propres à la saison, des frictions fréquentes, des chaussures chaudes et imperméables à l'humidité, des lavements émollients qui entretiennent la liberté du ventre, des saignées périodiques, compléteront le régime par lequel on peut prévenir le coup fatal.

Mais si ces précautions ont été négligées, des symptômes graves précèdent l'attaque; le sujet éprouve des accès de vertiges passagers; de la pesanteur, des douleurs de tête; une sorte d'étonnement, des absences; l'affaiblissement et même la perte de la vue, de l'ouïe, ou la vue de bluettes, de réseaux; des bourdonnements, des tintements d'oreilles; la diminution du goût et de l'odorat; des grincements de dents durant le sommeil, un engourdissement partiel, à la langue surtout, qui est presque paralysée; un sentiment d'oppression, d'assoupissement habituel; des crampes fréquentes aux jambes; des mouvements convulsifs à la face.

Ces symptômes réunis constitueraient déjà l'apoplexie développée; mais quelques-uns suffisent pour engager le malade à ne négliger aucune précaution. Déjà il ne s'agit plus de préservatif; c'est un danger imminent qu'il faut combattre. Alors il faut prescrire une diète plus ou moins sévère, des aliments très-légers, l'application des sangsues aux pieds ou à l'anus, des bains de pieds chauds, irritants, et si la face est très-rouge, large, le cou très-court, on prescrira une diète presque totale et une copieuse saignée.

Enfin le malade est-il frappé? l'unique tâche du médecin n'est point de diminuer la masse du sang, et de l'éloigner du cerveau par les plus puissants dérivatifs; il faut encore reporter sur tout l'organisme les forces vitales qui se sont concentrées vers l'encéphale, en stimulant soit la peau, soit les membranes muqueuses.

Ainsi après l'avoir dégagé de tous les vêtements qui exercent sur lui quelque compression, et l'avoir exposé à une température modérée, on le placera à peu près sur son séant, la tête découverte, et un peu incliné en arrière. Alors, au même instant que l'on pratiquera une large saignée pour dégager le cerveau, on lui fera plonger les pieds dans un bain chaud et irritant, pour attirer le sang loin du siége de la maladie, et l'on appliquera sur sa tête et sur ses tempes des réfrigérants qui arrêteront l'épanchement et préviendront l'inflammation qui en est souvent la suite.

On regarde la saignée du pied comme efficace, même lorsqu'on obtient peu de sang; elle fait, dit-on, cesser la congestion cérébrale en peu d'instants. Mais il est difficile d'obtenir du sang par cette saignée, qui d'ailleurs est toujours douloureuse, parce qu'il est presque impossible de parvenir à la veine sans attaquer quelqu'un des nombreux filets nerveux qui traversent la peau dans cette partie. Peut-être la douleur agit-elle comme dérivatif. Nous avons au contraire observé que la saignée du cou produit un effet aussi prompt que direct, surtout quand une copieuse évacuation est nécessaire.

On a aussi recommandé la saignée de l'artère temporale. Le sang artériel étant chassé avec une extrême rapidité, et ce sang, imprégné d'oxigène, étant par sa nature plus propre à enflammer les tissus qu'il baigne, la perte d'une petite quantité de sang artériel produit plus d'effet qu'un écoulement assez considérable de sang veineux; d'ailleurs elle établit un afflux dérivatif dans les téguments du crâne.

Mais outre le danger que présente la blessure de l'artère, on ne peut la guérir qu'en supprimant le cours du sang; et le nouveau cours du liquide ne peut s'établir si promptement, qu'il n'y ait une sorte de stagnation toujours nuisible.

En administrant les bains de pieds chauds et irritants, on peut encore en augmenter la force dérivative par l'application de quelques sangsues.

Dans l'imminence de l'apoplexie, un grand nombre de sangsues appliquées loin du cerveau, à l'anus, par exemple, sont un puissant dérivatif; mais lorsqu'une fois l'afflux du sang a eu lieu et que le courant est établi, cette saignée des vaisseaux capillaires ne diminuerait que bien faiblement la force du torrent: une copieuse saignée générale, au contraire, l'atteint immédiatement dans son cours.

Nous avons dit qu'il faut en outre s'opposer à la concentration des forces vitales. Pour les forcer à se répartir également, on a recours aux frictions, moyen qu'on ne peut trop recommander; aux sinapismes vers les membres inférieurs, et même à l'URTICATION. Ce moyen, usité chez les anciens, est beaucoup trop négligé des modernes. C'est un dérivatif qui agit à la manière des sinapismes et des vésicatoires, dont on peut au moins graduer l'action à volonté, et qui ne laisse aucune plaie.

Cependant ces agents ne doivent être employés que lorsque par un écoulement suffisant de sang, on a obtenu une amélioration notable, et que le cerveau étant assez dégagé, la sensibilité commence à renaître. En général, il faut autant qu'il est possible éloigner les irritants du siége de la maladie lorsque la congestion du sang existe encore, et surtout lorsqu'elle est dans sa force: les purgatifs, les vomitifs peuvent être ou efficaces, ou funestes, mais ils ne peuvent être que l'un ou l'autre; car s'ils ne détournent pas le cours du sang, ils en augmentent la rapidité en exaspérant l'irritation déjà existante. Ces moyens ne doivent être hasardés que sur des sujets extrêmement faibles, lymphatiques, et dont l'estomac est très-peu irritable.

Une suite assez fréquente de l'apoplexie est la paralysie de l'estomac: cet état ne permet l'usage d'aucun aliment: les boissons même doivent être prises à très-petites doses; elles ne doivent être douées de quelque propriété stimulante, que quand la congestion au cerveau paraît avoir entièrement cessé.

Alors seulement on peut employer les toniques pour réveiller la sensibilité des viscères abdominaux : quelques cuillerées de bon vin, des potions où entrent l'eau de menthe, celle de fleurs d'oranger, l'éther acétique, à la dose de vingt gouttes, et l'esprit de minderer, à celle de deux gros. Mais il faut bien se souvenir que ces toniques opéreraient une réaction funeste au cerveau, si ce dernier n'était pas dégagé, et l'irritation assez faible pour être détruite par une irritation éloignée.

Dans l'apoplexie, comme dans toutes les maladies aiguës où l'inflammation prend à chaque instant une nouvelle nuance souvent inaperçue, et passe quelquefois subitement à un degré tout différent de celui qu'annoncent les symptômes, l'homme même formé par une longue expérience, se trouve livré aux plus inquiétantes hésitations dans les moments décisifs.

Les purgatifs donnés sous la forme de lavement sont sans doute préférables, puisque l'irritation qu'ils peuvent produire a lieu dans les viscères inférieurs. Il faut cependant observer que ce moyen assez violent étend fort loin son effet : en irritant fortement toute la membrane muqueuse, il ne peut manquer d'accélérer la circulation, augmenter la chaleur générale, ou, en d'autres termes, causer la fièvre. Et il ne faut pas regarder l'état de fièvre comme dérivatif; car se faisant sentir jusques dans les moindres vaisseaux capillaires, elle ne peut qu'augmenter considérablement l'inflammation et la congestion locales.

Mais lorsque l'irritation et la congestion cérébrales sont devenues presque nulles, la fièvre, et même une gastrite légère (irritation de l'estomac) ne sont pas sans utilité, car elles préviennent d'une manière durable toute réaction au cerveau. Nous répétons que ces affections ne doivent point avoir un certain degré de force ; car alors elles opéreraient elles-mêmes cette réaction.

Aux causes qui tiennent uniquement à la constitution du sujet, il faut joindre les suivantes, d'autant plus importantes à connaître, qu'elles dépendent presque toutes de notre volonté.

1.° Les passions vives, les émotions subites et violentes, l'abus des plaisirs, l'étude et les veilles prolongées, l'inclinaison de la tête en avant et en bas, stimulent le cerveau et y appellent le sang.

2.° Les aliments succulents, indigestes, l'abus des boissons fortes produisent plus de sang, un sang plus stimulant, qui par sa nature même développe l'inflammation.

3.° Une température trop élevée, des bains trop chauds stimulent la peau et bientôt toutes les membranes ; le mouvement circulatoire s'accroît, et le cerveau reçoit plus de sang.

4.° Un froid excessif refoule à l'intérieur l'action vitale, l'augmente dans les viscères, et surtout vers le cerveau : aussi tous ceux qui tombent morts de froid présentent tous les symptômes de l'apoplexie.

5.° Toute suppression brusque d'un écoulement habituel et ancien, soit par des voies que la nature elle-même se serait pratiquées, telles qu'un ulcère, un flux hémorroïdal, des hémorragies fréquentes, des écoulements muqueux par un orifice quelconque, soit par des ouvertures artificielles, telles que la saignée habituelle, les purgatifs à des époques périodiques, un vésicatoire, produit une surabondance de sang à laquelle le corps n'est plus accoutumé, et qui peut se porter au cerveau. Il faut cependant remarquer que cette réplétion ne conduit pas toujours nécessairement à l'apoplexie ; mais que l'irritation et l'afflux peuvent se porter sur tout autre viscère, sur la membrane muqueuse soit intestinale, soit respiratoire : qu'elle peut tout simplement conduire un sujet lymphatique à l'excès d'embonpoint, ou même, si la lymphe prédomine et n'est pas résorbée à mesure qu'elle s'exhale, occasionner l'hydropisie.

Qu'on ait donc soin, après toute suppression fortuite ou volontaire d'un écoulement habituel, d'y suppléer par une évacuation copieuse de sang, par des purgatifs qui augmentent la sécrétion du mucus ou des glaires, ce qui produit un effet semblable, et n'a d'autre action sur l'estomac, quand il est sain, que d'augmenter son énergie ; enfin de s'astreindre pour quelque temps à un régime assez sévère.

De ce que nous avons dit sur l'apoplexie, on doit conclure qu'elle peut conduire à un grand nombre de maladies : en effet, la compression du cerveau amène nécessairement la paralysie ou du moins un grand affaiblissement dans les membres et les organes auxquels communique la partie lésée de l'encéphale. De là résultent tantôt la constipation, tantôt la diarrhée ; souvent la rétention d'urine ou le flux involontaire de ce liquide : et après la guérison, qui rarement est parfaite, les viscères affaiblis continuent à remplir imparfaitement leurs fonctions.

Et réciproquement, l'apoplexie peut être la suite de toutes les maladies inflammatoires. En effet, il arrive souvent qu'une inflammation quitte tout-à-coup le siége qu'elle occupait, et que l'afflux du sang se porte au cerveau. Souvent encore cette inflammation secondaire éclate sans que la primitive se soit nullement calmée, ce qui a lieu dans les maladies très-aiguës.

Chez le vieillard, le besoin des matériaux nutritifs se fait vivement sentir, parce que l'action absorptive des membranes de l'estomac est devenue languissante. Alors les aliments ne font plus qu'irriter les membranes: et l'irritation, promptement transmise au cerveau, y détermine l'affluence du saug: d'un autre côté, ce liquide circulant avec lenteur dans le dernier âge, engorge facilement les vaisseaux : ces deux circonstances, toujours réunies, rendent l'apoplexie fréquente dans la vieillesse, sans que cette maladie soit toujours déterminée par la surabondance du sang, ni par la constitution dite apoplectique, dont nous avons parlé ci-dessus : des sujets très-faibles, très-lymphatiques, ayant le cou long, très-peu d'embonpoint et un teint fort peu coloré, en sont atteints à l'âge où languissent à la fois la circulation et l'absorption intestinale.

Il est évident que des évacuations copieuses de sang ne seraient pas les moyens les plus propres à rendre la santé au malade: car on ne doit combattre que le mal qui existe. Des toniques, tels que le vin pur et généreux pris à doses très-modérées, des boissons aromatiques, amères, l'emploi même des purgatifs, lorsque l'estomac n'est pas trop irrité, sont les moyens que l'art met entre les mains de l'homme éclairé par l'expérience et par sa propre sagacité. Au reste, ce traitement ne peut guère être efficace que comme préservatif: quand l'attaque a eu lieu, il est bien rare qu'un vieillard en qui toutes les facultés commençaient à s'éteindre, puisse la subir sans succomber.

L'ARACHNOÏDITE, ou inflammation des méninges, et l'ENCÉPHALITE, ou inflammation de la substance du cerveau, sont souvent la suite l'une de l'autre, et ont quelquefois lieu ensemble.

Ainsi l'arachnoïdite est presque toujours la suite nécessaire de l'inflammation du cerveau; mais elle est produite par beaucoup d'autres causes. Toute sécrétion morbide ou naturelle supprimée tout à coup, surtout à la face, à la peau du crâne, peut la développer : tel est le dessèchement des croûtes laiteuses, des dartres, de la teigne, des vésicatoires au cou ou derrière les oreilles, d'un erysipèle de la face : les suppressions d'écoulements ou d'évacuations en toute autre partie du corps ont, mais plus rarement, le même effet.

Toujours semblables phénomènes : ces suppressions imprudentes, dues à l'action de quelque astringent qui raffermit et resserre les vaisseaux, peuvent causer sur la partie même où ils sont appliqués une inflammation sèche d'abord, et intense ; mais le plus souvent le sang exclu des vaisseaux et des glandules où il subissait une décomposition devenue naturelle par l'habitude, se reporte dans les vaisseaux de l'organe le plus voisin, ou dont les nerfs sympathiques ont une liaison plus étroite avec la partie enflammée.

C'est encore sous l'empire de la même sympathie que les inflammations d'estomac ou d'entrailles, ou même du foie, se calment et même cessent tout-à-coup, pour éclater à l'arachnoïde : quelquefois, dans le cas d'une extrême intensité, elle s'établit au cerveau, sans rien perdre de sa force ailleurs.

Enfin l'arachnoïdite reconnaît souvent les mêmes causes que l'apoplexie : l'étude et les veilles prolongées, l'action directe des rayons solaires, etc.

Dans le cours de cette maladie, la membrane enflammée s'épaissit, et ses vaisseaux se gorgent de sang : tantôt une sécrétion abondante de sérosité s'échappe de tous ses points, ne peut être résorbée assez promptement, enveloppe et baigne le cerveau, le comprime, en écarte les parties, le pénètre même quelquefois : tantôt quelques vaisseaux se rompent, et un épanchement sanguin s'opère : enfin si la maladie a été chronique, ou l'inflammation vive, des écoulements sanguinolents, purulents ont lieu.

Si la maladie parcourt ses périodes, la mort en est la terminaison nécessaire : aussi est-il de la plus haute importance, mais souvent de la plus grande difficulté, de ne pas en méconnaître les premiers signes précurseurs. Voici les principaux :

Le dégoût, la soif, l'insomnie, l'anxiété, un malaise général, une douleur sourde dans la tête, des frissons par tout le corps : une chaleur qui augmente graduellement, une douleur plus vive et poignante : une pression sur les yeux. Douleur à la peau du crâne, regard fixe, les yeux brillants et larmoyants, délire. Le malade pousse des cris, se livre sans motif à la colère ou à la gaîté : il crie, il pleure, il menace, il rit aux éclats. L'insomnie est permanente, ou le sommeil troublé par des rêves effrayants, par des réveils en sursaut : le malade s'agite inutilement pour trouver une position dans laquelle il ne souffre point.

L'encéphalite, ou l'inflammation de la substance même du cerveau, reconnaît les mêmes causes que l'arachnoïdite : elle en est la suite nécessaire, lorsque la congestion, amenée progressivement, devient intense et durable. Cette maladie, toujours très-grave, et souvent mortelle quand on en reconnaît l'existence, a des signes précurseurs très-peu différents de ceux de l'apoplexie et de l'arachnoïdite ; afflux subit et fréquent du sang vers la tête ; étourdissements, obscurcissement de la vue, apparence rouge des objets; tintements d'oreilles, pesanteurs de tête; faiblesse, engourdissements, fourmillements d'un côté du corps ou dans les membres; altération des facultés intellectuelles et morales; impatiences, irascibilité, morosité, mélancolie, terreur.

Il y a souvent un commencement d'encéphalite, quand l'arachnoïdite se déclare; mais les symptômes les plus apparents sont ceux de la maladie prédominante.

Dans l'arachnoïdite, le cerveau déjà irrité est comprimé par les membranes, dont l'inflammation a augmenté le volume et les sécrétions. Il est donc gêné dans l'exercice de ses fonctions : de là le dérangement des opérations intellectuelles et même le délire complet; de là des mouvements convulsifs des membres et des viscères, dus à l'action des nerfs, qui du cerveau communiquent à ces organes.

Dans l'encéphalite, le cerveau n'est pas seulement gêné par la compression de la membrane et des liquides épanchés, mais il subit plus ou moins promptement les transformations qui résultent de l'inflammation. Il éprouve d'abord une compression violente due à l'état d'inflammation, car alors il tend à augmenter de volume; et s'il était libre, il se porterait au dehors, en vertu de la turgescence inflammatoire qu'il subit. Cet état occasionne les phénomènes d'irritation; savoir, l'exaltation des facultés intellectuelles, les maux de tête violents, la sensibilité excessive des yeux, la contraction des muscles, la douleur des membres.

Par suite du travail inflammatoire, le cerveau change de nature; il s'amollit, subissant une sorte de liquéfaction. Le sang est injecté dans les vaisseaux, ou épanché, ou infiltré dans le cerveau même : bientôt après, le sang passe à l'état de pus, entretient et propage l'inflammation. Tantôt le pus se renferme en un kyste, en s'enveloppant d'une membrane; tantôt, et même plus souvent, la partie amollie, au centre de laquelle la suppuration s'est établie, dégénère et se détruit peu à peu.

Pendant ces altérations successives, des symptômes plus alarmants se manifestent. La partie lésée ou détruite du cerveau anime très-peu, et bientôt cesse entièrement d'animer les nerfs qui en partent : ceux-ci, à leur tour, refusent le mouvement aux muscles des membres et des viscères, selon la partie du cerveau qui est affectée : ce sont les symptômes d'affaissement. Avec la sensibilité, la douleur de tête cesse ; le malade perd peu à peu l'usage de la vue, de l'ouie : les membres, les viscères se paralysent successivement.

On conçoit que ces symptômes ne doivent avoir lieu que dans les muscles dont les nerfs correspondent à la partie affectée du cerveau.

L'arachnoïdite, l'encéphalite et une hémorragie au cerveau se trouvent souvent réunies, ou plutôt amenées l'une par l'autre. Une telle complication est très-grave, puisqu'une seule de ces maladies suffit pour causer la mort.

Les phénomènes d'irritation les plus effrayants pour les personnes qui entourent le malade, ne sont pas les plus alarmants pour le médecin : ils laissent encore de l'espoir. De très-copieuses évacuations de sang par la saignée, par l'application des sangsues, loin du siége de la maladie pour ne pas augmenter l'inflammation locale, détournent le cours du sang, ou peuvent même dégager le cerveau, s'il n'y a pas encore un trop grand épanchement ; car les membranes séreuses, les vaisseaux même peuvent absorber une certaine quantité de liquide. Des réfrigérants appliqués sans relâche sur la tête, tels que de l'eau très-froide, de la glace pilée, diminueront ou feront même cesser tout-à-coup l'inflammation ; mais ce moyen doit être employé sans interruption, autrement le calme momentané serait immédiatement suivi d'une réaction plus violente, ainsi que nous l'avons dit en traitant des moyens généraux. On fera succéder à l'application des sangsues aux jambes, des bains extrêmement chauds et irritants, qui auront le double effet de favoriser l'écoulement du sang, et d'appeler l'irritation vers les parties inférieures. C'est à la sagacité du médecin à reconnaître, si d'après le plus ou moins d'irritabilité de l'estomac et de l'intestin, les vomitifs, les purgatifs, les lavements irritants opéreraient une dérivation utile, ou plutôt une réaction dangereuse. On conçoit que les lavements offrent en général une chance moins défavorable.

Il y aurait souvent de l'imprudence à provoquer l'excitation à la peau par des moyens trop douloureux. En effet, la cause du mal est l'irritation du cerveau; et la douleur n'étant que la transmission au cerveau d'une impression excessivement forte, est par elle-même une cause, et quelquefois la seule cause d'irritation.

Rien n'est plus obscur, plus perfide que les pronostics de ces cruelles maladies. Le sujet peut avoir longtemps éprouvé des maux de tête sourds ou violents, des vertiges, des douleurs dans les membres, et n'y avoir fait nulle attention. Selon la portion du cerveau qui est attaquée et la disposition particulière de l'individu, les maux de tête sont faibles, inaperçus, négligés; il attribue à quelque affection rhumatismale les douleurs des membres : l'estomac, l'intestin se trouvent affectés secondairement. Une inflammation se déclare dans ces viscères, et l'on traite cette maladie, pendant que le mal primitif reste ignoré et continue ses ravages : les maux de tête sont attribués à la fièvre qui accompagne toujours une gastrite ou une gastro-entérite aiguë ; le délire qui survient quelquefois, comme l'effet d'une affection sympathique et secondaire, nommée *transport au cerveau* ; et lorsqu'enfin les convulsions surviennent, et que la paralysie, l'oblitération d'un ou de plusieurs sens frappent le malade, il ne reste plus aucune ressource au médecin désabusé.

Le moment le plus favorable pour attaquer l'encéphalite, est celui, dit-on, où apparaît le plus léger symptôme de paralysie. Disons plutôt que malheureusement on ne la reconnaît guère qu'à cette période, où déjà le cerveau est lésé. Mais enfin, cette première lésion peut n'être que l'effet d'un épanchement encore très-faible ; de telle sorte que le liquide puisse être résorbé. Mais si l'épanchement est considérable, si le ramollissement du cerveau occupe une assez grande portion de cet organe pour paralyser un grand nombre de nerfs, de façon que le malade ait perdu l'usage de plusieurs sens, et que les viscères cessent de remplir leurs fonctions, le mal est à peu-près irrémédiable.

La marche de cette maladie est prompte lorsqu'elle est très-aiguë ; si les douleurs, après avoir été très-violentes, cessent tout-à-coup, mais que la stupeur et la paralysie persistent, c'est un signe certain que la sensibilité s'éteint, et la mort survient.

On a conseillé l'opération du trépan, dans le but de dégager le cerveau du pus qui s'y est formé par l'encéphalite. Mais comment s'assurer qu'il est rassemblé en un seul foyer ? et comment l'aller chercher dans l'intérieur de la substance du cerveau ? On peut retrancher une partie de la substance corticale ou extérieure du cerveau, appelée aussi substance grise ;

mais à peine touche-t-on la substance blanche ou intérieure, le malade est tué sur le champ. Et quand le pus serait évacué, détruirait-on plus facilement la lésion et l'inflammation ? Quel topique adoucissant appliquerait-on sur un organe qui ne souffre aucun contact ?

Dans le cas d'épanchement séreux causé par l'arachnoïdite, on a pensé que l'acupuncture serait efficace, en favorisant par l'irritation qu'elle causerait, l'absorption du liquide épanché. Mais peut-on supposer cette lésion assez délicate pour ne pas tuer le malade à l'instant même ?

On a donné le nom d'HÉMENCÉPHALE à l'épanchement de sang au cerveau. Les plus fréquents et les plus dangereux sont ceux qui se font à la base du crâne, car ils sont plus promptement suivis de la mort, résultat de la compression qu'ils exercent : c'est l'apoplexie foudroyante.

Lorsque l'épanchement a lieu dans la substance cérébrale, il a pour effet la paralysie du côté opposé à celui où le cerveau est comprimé par le sang. C'est une suite de l'entrecroisement des nerfs.

Tantôt le sang se trouve en masse dans une sorte de lacune du cerveau, et entouré d'une portion ramollie de cet organe ; alors le tétanos est mêlé à la paralysie ; tantôt le sang est disséminé, et dans ce cas la paralysie est rarement complète ; enfin s'il est injecté dans tous les vaisseaux du cerveau, l'assoupissement est plus profond et la paralysie presque totale.

En général, c'est lorsque le sang n'a pas encore pénétré dans la substance cérébrale, qu'il reste quelque espoir de guérison, en détournant son cours, et en faisant disparaître la cause de l'afflux ; mais comme les données manquent pour connaître le lieu de la congestion et pour savoir si le liquide a pénétré la substance du cerveau, on n'a aucun moyen assuré de guérir l'hémencéphale qui n'est que l'apoplexie forte.

La constitution physique prédispose aussi plus ou ou moins aux maladies du cerveau. Des aberrations fréquentes de jugement, ou même un jugement peu solide et précipité, joints à une grande abondance de sang, à des excès en quelque genre que ce soit, conduisent à ces funestes maladies, surtout après des chagrins ou des passions violentes.

Les sujets dans lesquels le cerveau prédomine, et qui par la rapidité et la précision des opérations intellectuelles sont naturellement portés à l'étude, les enfants ainsi constitués, en qui l'on encourage ou l'on force même ces dispositions par un travail excessif, ou sont exposés aux maladies de l'encéphale, ou voient les autres facultés physiques rester sans force, acquérir peu de développement, et quelquefois même s'affaiblir au lieu de se fortifier.

Une lésion mécanique qui pénètre jusqu'aux méninges ou au cerveau, est une cause immédiate d'arachnoïdite ou d'encéphalite.

Enfin ces maladies peuvent être chroniques. Les affections convulsives ou paralytiques dénotent assez clairement une affection du cerveau; il s'y forme des squirres ou endurcissements, des kystes séreux ou sanguins dont le siége et même l'existence ne sont reconnus qu'après la mort. Ces dégénérescences paraissent ne devenir mortelles que lorsqu'elles excitent une nouvelle inflammation du cerveau : alors la maladie passe à l'état aigu. Ces désorganisations lentes sont presque toujours l'effet de quelque contusion. D'abord le malade en a été très-peu incommodé : ensuite des douleurs sourdes, des migraines, des vertiges ont lieu, sans qu'on se doute de la cause de ces accidents, qui d'abord ne reparaissent que de loin en loin, et n'attirent l'attention que quand ils deviennent continus et très-intenses.

L'HYDROCÉPHALE ou hydropisie de tête est l'épanchement d'une quantité ordinairement considérable de fluide séreux dans le crâne, ou dans le tissu cellulaire épicranien. Elle n'attaque que les enfants : elle est tantôt de naissance, tantôt accidentelle.

Cette définition paraît vicieuse en ce qu'elle décrit non la nature, mais le résultat de la maladie. On la regarde aujourd'hui comme provenant des mêmes causes que la fièvre ataxique : c'est-à-dire d'une complication de la gastro-entérite ou inflammation du canal intestinal, avec l'arachnoïdite et l'encéphalite qui lui succède. En effet les douleurs à la partie supérieure du ventre, les coliques, les diarrhées, le vomissement, la rougeur des bords et de la pointe de la langue, annoncent que l'intestin et l'estomac sont irrités : les autres phénomènes, à peu-près semblables à ceux des maladies de la tête, indiquent ces mêmes maladies. Les parois du crâne, plus tendres dans un très-jeune âge, cèdent facilement à l'effort du liquide épanché : il en résulte deux conséquences nécessaires ; l'une, que l'épanchement peut être plus considérable ; l'autre, que le cerveau, éprouvant moins de compression, la maladie peut passer à l'état chronique.

Les symptômes, ordinairement plus graves, tiennent sans doute à la grande irritabilité dont les organes sont doués dans la première enfance.

Laquelle des deux maladies, la gastro-entérite ou l'encéphalite, est-elle primitive ? c'est ce qu'il n'est ni facile, ni utile même de savoir, dès que toutes deux existent. Mais il paraît que l'affection du cerveau prédomine dans l'enfant.

Le cerveau étant en rapport étroit avec les organes gastro-intestinaux, il n'y a guère de maladie de ces viscères qui ne l'affecte : et lorsque le mal est parvenu à un certain période, il est difficile de décider quel organe est le plus fortement intéressé.

La sympathie étroite qui existe entre le cerveau et les organes digestifs nous engage à parler ici des maladies qui affectent ces derniers : en effet ces maladies, comme nous le verrons bientôt, se combinent presque toujours, quand elles ont un certain degré d'intensité, avec l'encéphalite et l'arachnoïdite.

## MALADIES DES MEMBRANES MUQUEUSES ET DES ORGANES QU'ELLES REVÊTENT.

---

### GASTRITE, ENTÉRITE, ETC.

L'ANOREXIE ou défaut d'appétit est l'indisposition en apparence la plus légère de l'estomac, et ce n'en est point une, quand cet état résulte de ce que la faim est apaisée. En effet, il est évident que le désir doit cesser avec le besoin ; aussi dès que l'aiguillon de la faim ne se fait plus sentir, on devrait s'abstenir sous peine d'indigestion, d'ingérer dans son estomac des aliments superflus. Mais cela n'arrive presque jamais, parce que les substances irritantes dont nos mets sont assaisonnés, plaisent au goût et augmentent l'activité de l'estomac. Voyez ALIMENTS, DIGESTION.

Quant à ceux qui, en dépit d'un état de réplétion qu'il est impossible de ne pas reconnaître, cherchent à se procurer un appétit factice, ils s'exposent volontairement aux maladies qui sont la suite naturelle de l'intempérance : une anorexie durable en est le premier degré.

Ainsi l'anorexie provient souvent de la surabondance d'aliments succulents, qui fournissent trop de matériaux nutritifs à l'organisme, pour qu'il puisse éprouver aucun besoin. Cette affection de l'estomac s'établit à notre insu, parce que certains aliments renfermant beaucoup de principes nutritifs sous un médiocre volume, nous sommes rassasiés sans nous en apercevoir. L'obésité ou excès d'embonpoint est le résultat d'un tel régime chez les sujets fortement constitués : chez les individus plus faibles, l'irritation se manifeste bientôt ; la diète, l'exercice, des aliments simples, grossiers même et peu abondants en principes nutritifs, diminueront l'embonpoint des uns, un régime doux calmera l'irritation chez les autres.

Mais si au lieu de recourir à ces moyens, on veut chercher à aiguiser l'appétit par des assaisonnements incendiaires, une inflammation d'estomac ou d'entrailles sera la suite inévitable d'une telle imprudence : chaque jour on en fait la triste épreuve.

Les sujets pléthoriques, robustes, irritables, se garderont surtout d'employer les purgatifs, les vomitifs, les toniques pour ranimer l'appétit. Des adoucissants, des boissons acidules, une nourriture légère et peu abondante feront cesser l'état d'irritation commençante de l'estomac.

Cependant le long usage d'aliments féculents, mucilagineux, fades, par conséquent, rend imparfait l'acte de la digestion ; l'estomac distendu par une masse presque inerte exerce laborieusement ses fonctions : l'usage modéré des stimulants, des liqueurs alcooliques, des toniques, n'est point nuisible ; et leur effet est d'autant moins sensible, qu'ils sont étendus, neutralisés, noyés dans les principes aqueux ou insipides que fournit une abondante nourriture végétale.

Si le défaut d'appétit est causé par la présence de mucosités abondantes, de substances qui ne peuvent se digérer, un vomitif dégage promptement l'estomac :

on reconnaît cet état de choses en ce que la langue est pâle, au lieu d'être rouge sur les bords et à la pointe; car cette dernière teinte est un signe infaillible d'irritation.

Chez les sujets très-lymphatiques, peu irritables, peu impressionnables, chez les vieillards faibles, le défaut d'appétit provient du peu d'activité de l'estomac : ils auront recours aux toniques, aux stimulants, aux amers pris à petites doses souvent répétées. Mais dès que des signes d'irritation se manifestent, il en faut interrompre l'usage.

Aux affections de l'estomac se combinent aussitôt celles de l'intestin, qui n'est qu'un prolongement du même viscère : les plus légères sont la DIARRHÉE, la LIENTERIE, la CONSTIPATION.

La diarrhée ou FLUX est une évacuation fréquente par les selles de matières fécales, ou de liquides sécrétés par la membrane muqueuse.

Lorsque l'estomac est embarrassé de matières d'une digestion difficile, et qu'il les a chassées dans le duodénum, l'intestin qui les reçoit en éprouve une impression irritante, si elles n'ont subi qu'incomplètement l'action digestive; il les expulse donc aussitôt, et les évacuations se répètent autant de fois qu'il se présente des matières non digérées.

Si on laisse l'estomac se dégager sans le fatiguer par de nouveaux aliments, ou même si l'on aide à ses efforts par des boissons douces qui délaient les masses dont il est rempli, le mal cesse avec la cause; mais si l'on néglige ces précautions, l'irritation de l'estomac et de l'intestin persiste ou s'aggrave : les selles deviennent muqueuses, ou comme on le dit vulgairement, GLAIREUSES, par la sécrétion surabondante des membranes irritées, et les aliments étant expulsés de l'estomac et de l'intestin presqu'aussitôt qu'on les a pris, la diarrhée prend le nom de LIENTERIE. Elle produit le double effet d'entretenir l'irritation, et de causer un prompt amaigrissement, non-seulement parce que les aliments ne se digèrent plus, mais encore parce qu'un excès de sécrétion appauvrit l'intérieur, qui se nourrit par l'absorption du suc graisseux.

Lorsqu'on veut bien faire cesser cette situation, il en résulte un appétit plus véhément et un surcroît d'activité dans toutes les fonctions nutritives, au moins chez les sujets sains d'ailleurs. C'est le résultat du besoin et d'un reste d'irritation. Ce phénomène a fait nommer la diarrhée BÉNÉFICE DE NATURE; expression fort impropre quand la diarrhée est subite, et provient d'une irritation commençante.

Une diète presque absolue, l'usage non interrompu des boissons très-peu nourrissantes, des lavements multipliés peuvent seuls faire cesser ce mal déjà assez grave.

L'usage d'aliments trop succulents, de vins généreux, de mets trop assaisonnés, produit sur les sujets robustes l'effet d'astringents; l'intestin se resserre, et les matières fécales y séjournent. Ce commencement d'irritation peut se terminer naturellement par la diarrhée, sinon, on aide au dégagement de l'intestin par des boissons douces, par des lavements, par un régime très-doux, qui rend aux fibres leur souplesse.

Mais chez les individus très-faibles, chez les vieillards, la constipation peut être l'effet du peu de ton des membranes musculaires gastro-intestinales. Dans ce cas, un tonique, un léger purgatif peut ranimer la sensibilité, et rendre aux viscères l'activité nécessaire pour remplir leurs fonctions.

Enfin l'anorexie ou défaut d'appétit peut être le précurseur et même déjà le symptôme de la GASTRITE ou INFLAMMATION de la membrane muqueuse de l'estomac.

La gastrite s'annonce en effet par le défaut d'appétit, quelquefois même, à cause de l'état d'irritation du viscère, par un surcroît d'appétit qui est de courte durée; on éprouve de la gène, un poids sur l'estomac, surtout après les repas; du dégoût pour les aliments, et principalement pour la viande; des nausées, du malaise, de la faiblesse, un sentiment de contusion dans les membres et dans les articulations.

Ce premier degré de la gastrite a été nommé mal à propos EMBARRAS GASTRIQUE; car tous les symptômes en sont dûs uniquement à l'rritation, et non à la présence de substances non digérées ou d'humeurs. Le mal peut alors encore céder à la diète, aux boissons adoucissantes, aux lavements : quelques sangsues appliquées au creux de l'estomac hâteront la guérison, par dérivation et par écoulement.

Dans cette nuance de la maladie, le sujet n'étant point encore alité, ignore le péril, se dissimule son état, et comme on le dit vulgairement, pour ne point s'écouter, il suit le même train de vie. Souvent, presque toujours même, surtout à la campagne, on se persuade que des aliments plus succulents et de bon vin ranimeront les forces languissantes. Alors la gastrite prend un caractère plus sérieux.

La gêne de l'estomac devient une douleur, la chaleur se fait sentir, l'appétit devient nul, le vomissement remplace les nausées, enfin on éprouve de la soif.

Si cette situation empire, la peau devient chaude, sèche; le pouls fréquent, vite et dur; l'urine plus rare, rouge et trouble, sans sédiment; le malade est constipé; il éprouve de la pesanteur, de la tension, et bientôt une véritable douleur au-dessus des orbites.

Dans cet état de choses, une quantité abondante de glaires, sécrétée par la membrane muqueuse irritée, sont rendues par le vomissement. La peau est alors pâle, tantôt froide, tantôt chaude, couverte de sueur d'une odeur aigre : ce fut ce degré de gastrite qu'on nomma FIÈVRE MUQUEUSE.

Un signe non équivoque d'une certaine inflammation de l'estomac, c'est la couleur rouge des bords et de la pointe de la langue; c'est l'effet de la continuité des membranes muqueuses. En outre la langue se recouvre d'un enduit blanc ou jaune, d'autant plus marqué que les bords sont plus rouges. Si un traitement incendiaire fait passer la gastrite à un degré plus intense, cet enduit devient brun, noir, écailleux : la langue se fendille. La couleur rouge et l'enduit s'effacent à mesure que le mal diminue : la guérison est prochaine, quand la langue pâlit sur les bords.

Il est évident que tout l'intérieur de la bouche doit participer à la rougeur de la langue. Souvent même, tout ce que la membrane muqueuse présente d'extérieur aux orifices, offre le même signe d'irritation. Ce seul symptôme ne doit laisser aucun doute sur l'irritation de l'estomac.

A ces signes on peut ajouter la soif, qui dénote que l'irritation s'étend vers l'intestin; le goût pour les acides, le défaut d'appétit, la chaleur âcre de la peau, la dureté du pouls, la constipation, qui annonce un commencement d'ENTÉRITE ou d'inflammation de l'intestin; quelquefois des douleurs sous les hypocondres (sous les côtes).

Au vomissement succèdent parfois des nausées continuelles, et le sentiment d'un corps rond qui causerait une compression douloureuse. Le calme passager qui suit le vomissement, fait croire au malade et souvent au médecin que l'évacuation a été salutaire et qu'il faut la provoquer de nouveau : de là l'usage des VOMITIFS, toujours funestes dans cette maladie.

Enfin nous sortons du domaine de la gastrite proprement dite, si nous considérons le mal dans ce degré d'intensité où les aberrations du jugement, les violents maux de tête, le délire indiquent que déjà le cerveau est affecté : dans celui surtout où l'estomac ne refuse plus rien, soit parce que sa membrane est profondément lésée, soit parce que le cerveau n'exerce plus d'influence sur ce viscère.

Les causes de la gastrite sont nombreuses; quelques-unes sont indépendantes de notre volonté, quelquefois même de nos précautions; mais la plupart tiennent au régime alimentaire, qui peut modifier puissamment les premières.

1° La chaleur atmosphérique et l'électricité augmentent la rapidité de la circulation, laissent les fibres peu irritables après la mort, et les cadavres très-disposés à la putréfaction; signes d'inflammation violente; 2° L'humidité jointe à la chaleur ou au froid, en augmente considérablement l'influence, à cause de la facilité avec laquelle les vapeurs aqueuses sont absorbées par la peau. Ainsi les chaleurs ou les froids humides, les orages, prédisposent aux FIÈVRES, c'est-à-dire à la gastrite. Les causes tirées du régime alimentaire, sont: 1° les aliments solides, les viandes noires, le gibier, certains poissons chargés d'ammoniaque et très-putrescibles, la raie, par exemple; les ragoûts assaisonnés d'épices, d'huile, de graisse, qui ont subi l'action du feu, les champignons, l'oignon, l'ail, l'échalotte, etc., les crucifères, la moutarde; 2° les boissons irritantes, comme l'alcool, l'eau-de-vie, les vins qui contiennent beaucoup de sels métalliques, beaucoup d'alcool, une trop grande proportion de matière colorante, ou des acides végétaux pénétrants; 3° les médicaments réputés stomachiques, tels que les élixirs, les teintures, les apéritifs, les désobstruants, les fondants, les antiglaireux, les vomitifs et le quinquina administrés mal à propos.

L'effet de toutes ces causes tient à leur intensité, à l'abus et à la prédisposition du sujet; elles agissent plus efficacement sur les individus pléthoriques, irritables; les causes extérieures sont plus puissantes sur ceux qui ne sont point accoutumés aux intempéries des saisons, à moins qu'elles n'aient ce degré de force auquel rien ne résiste. Un régime irritant, joint aux causes extérieures, manque rarement son effet: au moins il prédispose à un haut degré: alors ce qu'on appelle remède de précaution, savoir un purgatif, un vomitif, suffit pour établir décidément l'inflammation.

Les émanations des matières végétales ou animales en putréfaction, celles d'hommes bien portants, mais réunis, renfermés en un lieu trop étroit, déterminent aussi la FIÈVRE PUTRIDE, ou la gastrite aiguë. On doute si ces gaz s'introduisent dans l'estomac à l'aide des aliments ou de la salive qui en sont imprégnés, si la peau les ayant absorbées et introduites dans l'organisme, elles sont ensuite expulsées à la surface muqueuse où elles déterminent l'inflammation, si, introduites directement dans le poumon par la respiration, elles agissent sympathiquement sur la membrane gastrique, ordinairement plus disposée à en ressentir l'effet: ou si enfin, l'action très-sensible que les miasmes exercent sur les membranes de l'odorat et sur l'arrière-bouche, suffit pour causer l'inflammation le long du canal, et développer la gastrite.

Comme le passage d'un état à un autre est quelquefois subit, souvent indiqué par des phénomènes peu sensibles, et qu'enfin ces crises ont fréquemment lieu pendant la nuit, les personnes qui entourent un malade doivent examiner avec la plus scrupuleuse attention les moindres variations qui surviennent dans son état, et en rendre compte au médecin : car ce dernier ne peut le plus souvent rien soupçonner de ces changements : de graves désordres ont lieu, et il ne peut y porter remède. On ne doit surtout négliger aucun des signes qui annoncent l'altération des facultés intellectuelles ou morales ; car dès-lors le cerveau est affecté, et la maladie prend un caractère plus grave.

Les causes qui produisent la gastrite font assez connaître les préceptes à suivre pour s'en préserver : préceptes plus faciles à indiquer qu'à observer. Cependant on ne doit point se lasser de donner des conseils utiles.

Un surcroît extraordinaire d'appétit exige une grande modération dans le boire et le manger, l'usage de boissons acidulées agréables, l'abstinence de vin et de viande. Si au contraire on éprouve une diminution d'appétit, ou même du dégoût pour les aliments, on fera disparaître ces premiers symptômes de gastrite par une diète sévère, des boissons acidules s'il y a de la soif, gommeuses édulcorées s'il n'y en a point : on y joindra l'exercice en plein air, et le repos d'esprit si cela est possible.

Ce traitement si simple prévient souvent des maladies très-graves. Mais au lieu de s'y soumettre, le malade, ignorant son état, ne songe qu'à satisfaire un appétit excessif, ou cherche à ranimer un appétit languissant par des aliments et des boissons incendiaires : à ces premières fautes, nous allons joindre le tableau de la situation où l'ancienne médecine plongeait le malade, dans l'intention de le débarrasser des matières surabondantes, putrides, dont on supposait le canal digestif rempli, et de rendre l'activité aux viscères affaiblis. Si le sujet, quelque robuste qu'il fût, était enfin atteint plus sérieusement, on tâchait de débarrasser l'estomac par un vomitif, quoique déjà les bords et la pointe rouges de la langue indiquassent l'irritation gastrique. Il arrivait par fois qu'après une violente secousse de tout le corps, et une vive irritation de l'estomac, ce moyen redoutable produisait l'abattement, et qu'une moiteur générale annonçait une révulsion du centre à la circonférence; alors la langue se nettoyait, l'appétit revenait, et le malade se rétablissait, quoique fatigué par ces rudes épreuves.

Mais le plus souvent ce remède perfide aggrave les symptômes : on éprouve les accidents sérieux dont l'ensemble caractérise ce que le vulgaire appelle UNE FIÈVRE. Dans cette situation du malade, si un vomitif est de nouveau administré, quelquefois, mais bien rarement, il opère l'effet dérivatif que nous avons décrit; mais presque toujours on voit survenir tous les phénomènes d'une gastrite aiguë et intense. Nous avons déjà dit ailleurs que cela s'appelait découvrir, déclarer la maladie : alors on prescrivait des boissons de même nature, mais légèrement toniques, amères, aromatiques, laxatives, afin d'achever la prétendue dépuration des humeurs, si bien commencée par le vomitif, auquel plusieurs joignaient un purgatif, traitement qui n'était que la continuation du début : ou plus sage, le médecin prescrivait la diète, les boissons et les lavements, ce qui au moins réparait une partie du mal : et si le malade se rétablissait, on se félicitait d'avoir opéré en sept ou vingt-un jours, une guérisou qu'on n'avait fait que retarder, et qui aurait dû avoir lieu en vingt-quatre ou quarante-huit heures.

Si cependant le sujet avait été violemment attaqué, si l'effet pernicieux de l'émétique et des purgatifs n'avait pu être assez affaibli par la diète et les adoucissants, l'affaissement, la torpeur, le délire, les agitations convulsives survenaient, et déjà le danger était imminent. Alors enfin on recourait aux vésicatoires et aux rubéfiants, remèdes salutaires s'ils ne sont pas employés trop tard, s'ils ne font pas réagir l'inflammation sur le centre, sans toutefois interrompre l'usage des toniques internes dans l'intention de ranimer les forces ou d'arrêter la putridité, la gangrène. Moyen infaillible d'en hâter l'invasion! l'inflammation portée au plus haut point, le cerveau s'irritait sympathiquement, et une encéphalite irrémédiable interrompant la communication du cerveau avec les autres viscères, terminait promptement la vie du malade. Ce n'est point ainsi qu'on traite aujourd'hui cette maladie.

Une diète dont la sévérité est proportionnée à l'intensité du mal, laisse dans l'inaction un organe trop irrité pour exercer ses fonctions sans en souffrir. Des boissons légères, acidulées le calment, et suffisent à l'entretien d'un corps dont les forces vitales sont déjà trop exaltées. S'il n'y a pas de soif, on pourra donner des boissons gommeuses, légèrement sucrées, pour en corriger la fadeur.

Si la prédisposition du sujet a subitement porté la maladie à un degré qui rende ces moyens insuffisants, ou si la négligence, l'obstination à continuer un régime impropre ou nuisible, enfin si quelques praticiens, partisans de l'ancienne méthode, ont aggravé le mal, et que déjà l'état du malade exige un prompt soulagement, on ordonnera d'abord une diète ABSOLUE; on continuera l'usage des boissons convenables, mais très-peu chargées; on interdira les sirops généralement lourds; on appliquera sur le champ au creux de l'estomac de huit à vingt sangsues; on laissera couler le sang jusqu'à ce que la défaillance survienne, et qu'il s'arrête de lui-même. A la suite de cette application, des linges ou mieux des flanelles mouillées de décoction de racine de guimauve ou de graine de lin, en général mucilagineuse, seront placées chaudes sur le ventre. Des lavements de même nature seront donnés fréquemment.

L'écoulement du sang et la piqûre des sangsues sont à la fois, comme nous l'avons dit, un débilitant et un dérivatif : l'application de linges chauds amollit la peau, y appelle la chaleur interne; enfin, les lavements calment l'irritation intestinale, et favorisent l'expulsion des matières fécales, dont le séjour causé par une constipation opiniâtre augmente encore l'inflammation. Si au bout de douze ou de vingt-quatre heures le malade n'est pas sensiblement soulagé, on réitérera l'application des sangsues.

L'évacuation des matériaux inflammatoires devant être prompte et locale, la saignée ne saurait remplacer l'application des sangsues. Si cependant la gastrite, d'ailleurs légère, se développe sans autres symptômes dominants qu'une circulation fébrile très-prononcée, ce qu'on a nommé FIÈVRE INFLAMMATOIRE, des saignées copieuses sont indiquées.

Si la gastrite est parvenue a ce degré d'intensité où le vomissement persiste avec opiniâtreté, ou si l'on n'est appelé qu'au moment où le malade ne garde aucune boisson, il faut n'en donner que de très-petites quantités à la fois, et successivement essayer l'eau gommeuse, l'eau acidulée, l'eau pure très-légèrement sucrée, enfin l'eau pure et fraîche. Mais en même temps il faut, sans le moindre retard, appliquer un grand nombre de sangsues, et entretenir un écoulement non interrompu de sang. C'est le seul moyen d'arrêter les progrès de l'inflammation qui est sur le point d'ôter à l'estomac tout son ressort : dès qu'une fois il reçoit les liquides sans réagir, et qu'il s'en laisse distendre, il est paralysé, et le cerveau est affecté sans remède.

Lorsque, par un traitement incendiaire, l'inflammation est devenue très-difficile à éteindre, que l'accablement extrême, les sueurs et la diarrhée fétides en indiquent la violence, la mort serait presqu'infailliblement le résultat de l'administration des toniques. Alors encore il faut avoir recours à l'évacuation prompte du sang; à ce moyen tout puissant on joindra les adoucissants à l'intérieur, les fomentations, les lavages à l'eau très-chaude chargée de vinaigre; les cataplasmes de moutarde promenés sans cesse, mais laissés très-peu de temps à la même place sur les membres inférieurs. Par ces derniers moyens on provoque l'irritation à la peau, et loin du siége de la maladie.

Les rubéfiants ne sont indiqués dans la gastrite, que quand la maladie est sur son déclin et l'affaiblissement considérable; ils sont dangereux lorsque le cerveau, déjà affecté, recevrait par ces agents douloureux une impression funeste. Mais dans le degré peu intense de la gastrite, nommé FIÈVRE MUQUEUSE, où l'estomac ne paraît que médiocrement irrité, ils sont employés avec succès. Dans cette nuance de la gastrite, les symptômes sont peu violents, mais le cerveau est très-disposé à s'affecter. Il faut par cette raison appeler toute l'irritation à la peau, et y déterminer une sécrétion de mucosités qui fasse tarir celle de l'estomac.

De ce que nous avons dit de l'inflammation en général et de la gastrite en particulier, résulte le résumé suivant du traitement, selon les circonstances.

DIÈTE SÉVÈRE et même ABSOLUE, dès que la maladie acquiert un certain degré de violence.

BOISSONS ADOUCISSANTES, légèrement ACIDULÉES, toujours TRÈS-LÉGÈRES, prises souvent et à petites doses.

Les TONIQUES, les VOMITIFS, les PURGATIFS sont d'un effet toujours extrêmement douteux, mais le plus souvent funeste. Cependant on use dans la gastrite muqueuse, de boissons aromatiques très-chaudes, parce que l'estomac est très-peu affecté, et que l'irritation au cerveau étant toujours à craindre, on doit s'efforcer de la détourner.

L'APPLICATION DES SANGSUES doit toujours être proportionnée à la force de l'inflammation, parce que si l'on voulait exciter à la peau une irritation plus forte que celle qui existe à l'intérieur, on aurait lieu de craindre une réaction sur l'estomac; mais on doit soustraire à l'inflammation d'autant plus de matériaux, qu'elle est plus violente. Est-elle peu intense, mais opiniâtre, on doit la combattre par des émissions de sang peu copieuses, mais fréquemment répétées.

La SAIGNÉE doit être préférée, 1° quand la fièvre est le symptôme prédominant; 2° quand les organes circulatoires ou respiratoires, savoir le cœur, le poumon, le foie, paraissent être intéressés; 3° quand on craint un afflux vers le cerveau, et à plus forte raison quand cet afflux a déjà lieu.

Les IRRITANTS appliqués à la peau, tels que les VÉSICATOIRES, les SINAPISMES, sont toujours d'un effet bien douteux; ils peuvent causer une révulsion salutaire, éloigner l'irritation du cerveau; trop douloureux, ils augmenteraient l'irritation même qu'on veut détourner. Les TOPIQUES CHAUDS, ÉMOLLIENTS, produisent à un degré moins prononcé l'effet des rubéfiants, sans présenter les mêmes dangers.

Les personnes chez lesquelles le système nerveux est excessivement susceptible, présentent au médecin de grandes difficultés dans le traitement. Les évacuations sanguines un peu fortes augmentent l'irritation chez elles, au lieu de la calmer : les émollients mêmes, s'ils ne sont employés avec précaution et avec une gradation très-ménagée, produisent souvent l'effet d'irritants. Les émissions de sang doivent être peu abondantes chez les vieillards, et chez ceux que l'action SÉDATIVE de quelques miasmes a réduits à un état voisin de la paralysie.

Pendant la convalescence, on doit prendre les plus grandes précautions pour éviter la rechûte qui est très-souvent mortelle. Les organes digestifs, fatigués par des secousses violentes et répétées, sont loin de pouvoir exercer dans leur plénitude les fonctions auxquelles ils sont destinés ; ils ont d'ailleurs conservé une telle susceptibilité, que le moindre abus ferait reparaître l'inflàmmation avec plus de violence qu'auparavant : des bouillons d'abord très-peu nourrissants, long-temps avant de se permettre des aliments solides, que l'on choisira parmi les plus légers ; l'interdiction absolue du vin, etc. Au surplus il est important de ne rien hasarder, et de se soumettre, sans se permettre aucun écart, au régime prescrit par le médecin.

On mettra la même réserve dans tout le reste : les travaux soit physiques, soit intellectuels long-temps interrompus, ne doivent être repris qu'avec une extrême réserve. On évitera surtout toute émotion, toute affection morale un peu vive, de quelque genre que ce soit ; car l'expérience prouve que tout sentiment moral, toute passion influe directement sur l'organe digestif et sur ceux de la circulation.

Quelque certaine que paraisse la marche que nous

venons de tracer, l'art rencontre encore de nombreux obstacles, et même des écueils.

Lorsqu'une cause passagère, telle qu'une émanation exhalée d'un point peu étendu, un refroidissement subit, l'action momentanée de la chaleur, etc., a produit son effet, la maladie a lieu sans doute, mais le sujet cesse d'être soumis à son influence, et l'art exerce ses ressources avec le succès qu'on a lieu d'en attendre.

Si au contraire des miasmes délétères, exhalés plus ou moins long-temps, se combinent avec l'atmosphère de toute une région; si un climat où l'humidité se trouve jointe, soit au froid, soit à une chaleur excessive, exerce son influence sur des individus qui ne l'ont point encore éprouvée; si enfin la nourriture, les boissons usitées dans un pays, si l'eau qu'on y trouve contiennent des principes de maladie, ce sont là des causes permanentes que l'art combat presque sans succès; car tandis que le médecin se comporte à l'égard du malade avec toute la sagesse dont le jugement humain est susceptible, les mêmes causes continuant d'agir sans qu'il puisse les détruire, ni souvent même les atténuer sensiblement, il ne peut que lutter contre elles, et résister à leurs attaques sans cesse renaissantes.

Aussi quand une maladie épidémique commence à sévir, si elle a un certain degré de force, elle moissonne dans les premiers moments tous ceux qu'elle atteint: c'est qu'alors la cause déploie toute son énergie. Elle n'est pas moins meurtrière, lorsque les miasmes exhalés d'une foule de malades et de mourants, viennent infecter l'air d'un nouveau venin.

On agite la question si les maladies épidémiques sont ou non contagieuses? Il serait téméraire et dangereux d'affirmer qu'elles ne le sont pas. Il est certain qu'une foule d'individus sont frappés par la cause régnante, et sans qu'aucune communication avec des malades ait eu lieu. Mais croit-on que les émanations d'un corps livré à un violent travail inflammatoire ne soient point chargées de gaz nuisibles? La FIÈVRE D'HÔPITAL est une preuve du contraire. Chacun sait que cette espèce de gastrite, fruit de la mauvaise nourriture, de l'intempérie des saisons et des privations de toute espèce, se développe dans des lieux où l'air est très-pur, et se communique enfin aux habitants.

La disposition très-irritable de certains sujets, le peu d'exactitude à suivre un régime convenable, le trop d'application aux travaux intellectuels, enfin les peines d'esprit, les passions tristes, qu'il est bien rarement en notre pouvoir de maîtriser ou de calmer, sont des causes qui empêchent de faire cesser complètement l'inflammation gastrique : car elles la produisent souvent. Alors, sous l'empire même des moyens les plus efficaces, la gastrite devient LENTE OU CHRONIQUE. Nous en parlerons ici, parce qu'elle est malheureusement très-commune, et que si elle est souvent incurable, on peut obtenir des soulagements et même des rémittences assez durables, à l'aide d'un régime souvent trop sévère, il est vrai, pour que la plupart des malades puissent s'y soumettre.

Si ce n'est point à la suite d'une gastrite aiguë mal guérie, c'est le plus ordinairement comme résultat d'un EMBARRAS D'ESTOMAC que survient la gastrite chronique. Cet embarras gastrique s'annonce par un défaut d'appétit assez prononcé, des digestions difficiles, et ce qui paraît le constituer, c'est surtout une abondante sécrétion de mucosités qui reviennent à la bouche, aigres et mêlées d'aliments, ou qui s'échappent par les selles : c'est l'effet de l'inflammation commençante. Ce premier degré de gastrite reconnaît les mêmes causes, mais moins actives que la gastrite proprement dite.

Si l'on néglige toute précaution, et si l'on reste exposé à l'influence des mêmes causes, l'appétit ne revient point, les indigestions sont fréquentes, divers symptômes fâcheux s'établissent, tous ayant pour résultat d'abord la non-nutrition et par conséquent un amaigrissement rapide, et par suite du travail désorganisateur de l'inflammation, la destruction plus ou moins lente de l'estomac lui-même : ces tristes phénomènes n'ont pas lieu sans accabler le malade de vives et longues douleurs : les nausées, les vomissements surviennent périodiquement, souvent même sans qu'il ait pris aucune nourriture : les organes respiratoires étant affectés par sympathie, une toux sèche et fréquente le tourmente ; une fièvre lente, mais continue, et proportionnée au degré de l'inflammation achève d'épuiser ses forces, enfin il tombe dans le MARASME ; c'est le dernier degré d'amaigrissement où le corps non seulement ne se nourrit plus, mais a perdu toute faculté d'assimiler la nourriture à sa substance.

Des maladies irrémédiables sont par fois le produit de la gastrite chronique. Tels sont les SQUIRRHES, ou tumeurs, endurcissement de la membrane de l'estomac ; les CANCERS, ou ulcères incurables, qui ne sont que le développement de l'espèce de végétation du squirrhe.

La gastrite chronique peut céder aux remèdes dans l'espace de quelques semaines ; elle peut durer plusieurs mois, plusieurs années : on l'a vue ne faire succomber le malade qu'après vingt ans de douleurs.

Cette maladie, attaquée dès ses commencements, se guérit par les mêmes procédés que la gastrite aiguë ; mais comme les remèdes doivent suivre la marche du mal, les moyens puissants, tels que les évacuations de sang et les dérivatifs ne peuvent être employés avec la même énergie. Des applications très-fréquentes d'un petit nombre de sangsues, précédées d'une saignée qui prévient ou arrête la fièvre, des bains tièdes qui provoquent doucement l'irritation à la peau, un exercice manuel qui empêche la concentration des forces et opère une distraction quelquefois supérieure à tous les remèdes, tels sont les moyens externes que la raison présente et que l'expérience justifie; telle est, le croira-t-on, la partie la plus facile du traitement. Mais s'astreindre au régime le plus sévère, s'abstenir de tout aliment succulent, de toute boisson irritante, se contenter pour toute nourriture, d'une très-petite quantité de végétaux à peine assaisonnés, et vivre ainsi des mois, des années entières, sous peine de payer d'une grave rechûte un écart d'un instant, c'est un genre de vie auquel toute la force de la raison peut à peine soumettre la plupart des malades, et que bien des hommes trouveraient sans doute peu préférable à la mort.

Cependant, lorsque les digestions deviennent de plus en plus faciles, qu'elles ne sont plus ni douloureuses ni trop longues, on commence à prendre des bouillons de viande, de la soupe grasse, des œufs, des viandes blanches et jeunes; mais si la guérison est suspendue dans sa marche, que l'on recoure aussitôt aux végétaux et aux fécules.

Les purgatifs, les antispasmodiques, les toniques, les amers, étant tous des irritants, doivent être sévèrement proscrits dans la gastrite chronique.

Les NARCOTIQUES, OU STUPÉFIANTS, OU SOPORIFIQUES ne font cesser la douleur qu'en réduisant à l'insensibilité, en paralysant l'organe. On ne peut se les permettre que quand le marasme, les douleurs atroces et le vomissement continuel annoncent une désorganisation à laquelle rien ne peut remédier; il y aurait de la barbarie à ne point chercher, par un moyen quelconque, à calmer les dernières souffrances.

Celui qui est parvenu à se guérir d'une gastrite chronique doit renoncer pour toujours aux excès de table, ne se livrer à aucun plaisir, à aucun exercice qui exige un développement considérable des forces physiques ou intellectuelles : car l'estomac reste toujours éminemment disposé à l'irritation, et le moindre excès peut faire reparaître la maladie, ou même la faire passer à l'état aigu.

Nous avons déjà dit que toute affection de l'estomac ne tarde pas à se faire ressentir à l'intestin, et cette remarque nous a conduits à parler de la constipation et de la diarrhée momentanée, ou du plus faible degré de l'ENTÉRITE; car c'est sous ce nom que l'on comprend les maladies qui résultent de l'irritation et de l'inflammation de la membrane muqueuse intestinale, ou de l'intérieur du canal. Mais comme cette affection n'est pas toujours occasionnée par la gastrite, nous allons d'abord en énumérer les diverses causes.

1° La gastrite qui se propage par continuité de la membrane dans l'intestin grêle, et tantôt change ainsi de siége, ou continue elle-même tout en causant l'entérite; 2° toute inflammation aiguë ou chronique intérieure, qui abandonne l'organe qu'elle attaquait pour causer l'entérite, ou qui la produit sans cesser elle-même; 3° le refroidissement subit de la peau, surtout aux membres inférieurs, et principalement à la plante des pieds, par suite de la concentration du sang capillaire et de l'action vitale; le froid ou la chaleur humide et considérable; 4.° la disparition brusque de toute inflammation extérieure, qui se porte par dérivation sur l'intestin, lorsqu'elle n'a pas parcouru, dans son premier siége, les périodes qui doivent en amener la terminaison; 5° la cessation de tout écoulement habituel, continu ou périodique, d'où il résulte surabondance et afflux de sang capillaire; 6° enfin ce qui provoque de préférence l'entérite ou inflammation d'entrailles, c'est une nourriture mal saine dans un pays froid et humide, ou chaud et humide à un haut degré, l'ABUS DES PURGATIFS et le refroidissement des membres inférieurs.

On reconnaît généralement quatre degrés dans l'entérite.

1° L'entérite légère sans évacuation, ou CONSTIPATION, dont nous avons parlé, et qui dépend toujours d'un degré analogue de gastrite. Nous ne parlons pas ici de la constipation produite par la paralysie.

2° La diarrhée momentanée ou continue; 3° la diarrhée plus douloureuse, ou dysenterie; 4° l'entérite occupant toute l'épaisseur des tuniques de l'intestin, la plus redoutable de toutes, ou entérite phlegmoneuse.

Les amers pris à très-petites doses répétées, agissant plus peut-être sur l'intestin que sur l'estomac, y occasionnent une irritation légère ou une faible entérite qui souvent fait disparaître une autre inflammation, une fièvre même: il paraît que tel est l'effet du quinquina, dont nous parlerons bientôt.

La constipation, cédant à un régime doux, fait place à une diarrhée momentanée qui débarrasse l'intestin; ou, quand on la néglige, elle peut agir sur le cerveau et sur le cœur, causer ainsi la FIÈVRE, et devenir une maladie grave, avec ou sans diarrhée. Nous en parlerons par la suite.

L'inflammation peut se propager le long de l'intestin, et causer, comme nous l'avons dit, la DIARRHÉE LIENTÉRIQUE. Cette maladie, qui peut occasionner dans le court espace de vingt-quatre heures un affaiblissement considérable, devient quelquefois chronique, et alors très-fâcheuse : elle jette le sujet dans une maigreur qui enfin dégénère en marasme, si rien n'a pu l'arrêter.

Il est bien reconnu que l'abstinence complète des aliments, prolongée aussi long-temps que le malade peut la supporter, l'usage des fécules à l'eau plutôt qu'au lait, les boissons gommeuses ou acidules, toujours sucrées, les fomentations émollientes, les cataplasmes et les lotions de même genre sur le ventre, enfin les bains, sont les seuls remèdes efficaces.

Si cependant la diarrhée ne s'arrête point, et même dès le commencement, si le ventre est chaud, les douleurs fortes, et s'il y a de la fièvre, on appliquera des sangsues à la partie la plus douloureuse du ventre.

A la diarrhée succède, quand elle se guérit, une légère constipation qu'il faut bien se garder de vouloir faire cesser au moyen des laxatifs, et encore moins des purgatifs. Trompé par le mot de LAXATIF, on se persuade que les substances décorées de cette épithète RELACHENT, DÉTENDENT les fibres musculaires. Il n'en est rien. Elles ne peuvent faire agir l'intestin qu'en le stimulant; c'est-à-dire en l'irritant à la manière des purgatifs. On continuera un régime doux, on mangera peu, et long-temps on s'abstiendra des aliments, on s'éloignera des causes qui ont dû préparer et produire la maladie dont on vient de sortir.

Il est évident que les toniques, les amers, les purgatifs sont plus propres à augmenter qu'à guérir la diarrhée : il faut donc proscrire la rhubarbe, l'ipécacuanha, et notamment le quinquina. Si, très-rarement encore, ces agents détournent l'irritation et la portent sur l'estomac, on y gagne une gastrite, ou l'on aggrave celle qui existait déjà : d'ailleurs on n'est jamais sûr d'obtenir ce résultat.

Ce qui a donné lieu de les employer, c'est la fausse idée que des matières fécales, bilieuses, pituiteuses, glaireuses, remplissaient l'estomac, les intestins, et qu'il en fallait hâter l'expulsion. Comme si ces cavités pouvaient contenir ce que produit une diarrhée d'un mois, et même de deux ou trois jours.

L'eau de riz est celle des boissons féculentes qu'on peut obtenir la moins chargée : sucrée, elle est aussi très-agréable. Le riz n'est pas plus astringent que toute autre fécule ; toutes les boissons féculentes et mucilagineuses, lorsqu'on y joint la diète, produisent le même effet ; non qu'elles resserrent, mais au contraire parce qu'elles calment l'irritation.

Quant à l'opium, cette substance dont les effets sont si différents selon la dose, la constitution du sujet et l'état de ses organes, et dont le principal effet paraît être d'affaiblir l'action vitale, il peut sous ce dernier point de vue, être employé contre la diarrhée : mais c'est à la prudence d'un médecin éclairé qu'il faut en réserver l'usage.

Si la diarrhée chronique dure cinq ou six mois, un an, elle est à peu près incurable : car cette longue durée vient ordinairement de ce que le malade n'a pas voulu ou n'a pas pu s'astreindre au régime qu'exigeait son état. C'est cependant ce régime qui seul peut le sauver. Lorsqu'il est considérablement et depuis long-temps affaibli, les évacuations de sang ne feraient que hâter la catastrophe. Au traitement que nous avons indiqué, on ajoutera des frictions sèches sur la peau, des rubéfiants réitérés, mais surtout des vêtements secs et chauds; des chemises de laine, des gilets de laine opèrent quelquefois la guérison tentée vainement par d'autres moyens. Enfin l'opium retarde la marche de la maladie, l'arrête quelquefois, et au moins calme les douleurs qui deviennent atroces.

« La DYSENTERIE est cette nuance de l'entérite aiguë « dans laquelle le malade éprouve de vives douleurs « abdominales (coliques), fait de vains efforts pour « aller à la garde-robe, s'y présente sans cesse, souvent « en vain, ou n'évacue qu'une petite quantité de ma- « tières muqueuses, fréquemment sanguinolentes, et « même du sang pur ».

Les mêmes causes qui déterminent la diarrhée, peuvent aussi, selon leur intensité et la disposition du sujet, occasionner la dysenterie; mais les fruits acerbes et verts, les grains détériorés par l'humidité, la chaleur humide, les émanations qu'exhalent les corps des malades ou des hommes entassés dans des lieux mal aérés, sont plus particulièrement propres à faire naître cette dernière maladie. Les affections tristes, la mauvaise nourriture, l'irritabilité du sujet y disposent puissamment. Enfin elle succède souvent à une diarrhée opiniâtre, ou à toute autre maladie chronique.

Quand la dysenterie est primitive, elle a pour signes précurseurs une constipation opiniâtre, suivie d'une diarrhée qui se manifeste pendant un ou deux jours: mais les selles deviennent bientôt difficiles, douloureuses, enfin presque nulles, quoique très-fréquentes; le malade éprouve des épreintes, des tranchées, un resserrement extrême, une démangeaison, une chaleur âcre et mordicante à l'anus; le pouls est un peu serré, la langue est chargée. Il ne rend qu'avec effort des mucosités filantes, des matières séreuses, très-chaudes, abondantes, mêlées de sang: quoique le ventre soit peu douloureux, il semble qu'il soit traversé par une barre. Les selles sont de plus en plus abondantes, glaireuses, sanguinolentes. Alors, ou les symptômes diminuent peu à peu, et la guérison a lieu; ou la diarrhée s'établit et se prolonge; ou enfin la maladie s'aggrave, les déjections deviennent plus abondantes et les efforts plus douloureux, les convulsions surviennent, le cerveau est vivement affecté, et le malade succombe. L'inflammation est quelquefois assez rapide pour passer en peu de jours à la grangrène.

Une fièvre violente se déclare chez les sujets jeunes, robustes, pléthoriques; souvent la dysenterie est accompagnée des symptômes de la gastrite, ce qu'on reconnaît à la couleur rouge des bords et de la pointe de la langue.

Les déjections de sang pur indiquent le plus haut degré d'inflammation; mais les mucosités sanguinolentes, semblables à du pus, la chaleur considérable de la peau, la décomposition des traits, la pâleur, l'ordeur cadavéreuse annoncent la gangrène imminente ou déjà commençante. Cependant lorsqu'un organe important est attaqué, les accidents qui en résultent tuent ordinairement le malade avant que la gangrène ait eu lieu.

Nous répétons ici que la diarrhée chronique et la dysenterie qui, sans venir à la suite d'autres maladies, ont cependant pour causes des circonstances particulières, sont moins difficiles à guérir que quand elles sont épidémiques; car dans ce dernier cas la cause est permanente, on n'y soustrait qu'imparfaitement les individus mêmes qui se trouvent placés dans les circonstances les plus favorables : ainsi les effets sans cesse renaissants d'une influence constante, retardent et souvent arrêtent les succès que devraient produire le plus sage traitement.

Nous allons rapporter ici presque textuellement la manière dont Broussais a établi les principes du traitement de la dysenterie.

1° Épargner à la membrane enflammée la présence des corps étrangers qui pourraient en augmenter l'irritation ; 2° y introduire les substances qui jouissent d'une propriété opposée.

En vertu du premier de ces principes, *une abstinence presque absolue est nécessaire*, et suffirait, selon lui, pour opérer la guérison, quelle que fût la violence du mal, parce que les membranes muqueuses dont l'estomac et l'intestin sont tapissées, résistent long-temps à la désorganisation, quoique violemment emflammées.

Il veut qu'on ne commence à donner des aliments que quand les épreintes commencent à cesser, et que les selles deviennent plus faciles : plus on aura été sévère, dit-il, et plus tôt ce changement heureux se fera remarquer. En procédant d'une manière convenable, on peut faire décroître très-sensiblement les symptômes en vingt-quatre ou trente-six heures, ou du moins en trois ou quatre jours. Jusqu'alors on doit avoir observé rigoureusement l'abstinence ; et lorsqu'enfin la diminution des symptômes permet l'usage de quelques aliments, on commencera par les bouillons les plus légers, la fécule de pommes de terre, le salep, puis on donnera du poisson, et enfin les viandes les plus légères.

Quelquefois l'inflammation est si intense, que les boissons même les plus douces sont expulsées : alors le sucre même est irritant. On peut conclure de là que les boissons acidules conviennent peu dans cette maladie.

Les flanelles trempées d'un liquide chaud et émollient, les cataplasmes appliqués sur le ventre, les bains chauds surtout, sont d'une grande utilité : les demi-lavements de même nature, introduits lentement, sont salutaires quand on peut les recevoir sans douleur. On observera que dans la diarrhée et dans la dysenterie, les boissons très-chaudes produisent toujours un grand bien : souvent cette condition suffit pour arrêter le mal. Si les douleurs sont vives, et que la dysenterie continue dans toute sa force pendant plus de vingt-quatre heures, on appliquera huit, vingt, et même trente sangsues à l'anus, et on laissera couler le sang, mais sans en hâter la sortie ; cette application peut être nécessaire plusieurs fois : et l'on favorisera, par une diète sévère, les bons effets que cette évacuation doit produire.

Quand le malade a éprouvé un grand affaiblissement par des évacuations excessives, par des déjections sanguinolentes, que les extrémités sont froides, la face pâle et grippée, on ne peut prescrire qu'un très-petit nombre de sangsues ; mais on fera fomenter le corps avec un mélange d'eau et de vinaigre très-chauds, et l'on prescrira des lavements émollients ; on pourra y faire infuser quelques têtes de pavot.

Un air sec et sain, des vêtements chauds, une propreté extrême, l'éloignement de toute odeur infecte, de toute humidité, telles sont les précautions sanitaires indispensables, sur tout dans le cas de dysenterie épidémique : ceux qui ne sont pas encore atteints, y joindront l'usage d'aliments aussi salubres qu'ils pourront se les procurer.

La dysenterie peut devenir chronique. Il serait efficace, mais il est impossible d'astreindre les malades à une diète absolue qui se prolongerait quelquefois plus de quarante jours. Cependant, en suivant le régime le plus sévère qu'il soit possible d'obtenir, en traitant la maladie de la manière la plus convenable, on peut obtenir d'heureux résultats.

Les soins que la convalescence exige méritent toute l'attention du médecin : tant qu'il y a des selles liquides et un sentiment de malaise, on doit être extrêmement réservé dans l'usage des aliments.

Lorsque l'inflammation d'intestin est portée à ce degré de violence qui constitue l'ENTÉRITE PHLEGMONEUSE, les symptômes les plus graves se manifestent : des douleurs fixes dans une parties du ventre, avec une chaleur brûlante, une tumeur oblongue et dure, à l'endroit où l'on éprouve la douleur ; d'abord la rétraction, puis l'enflure du ventre ; la soif, les vomissements, les constipations ; la dureté et la dépression du pouls ; la fréquence de la respiration, la coloration de l'urine ; le hoquet, l'anxiété, la perte totale des forces ; et, par intervalles, les mouvements convulsifs, la stupeur, et le froid des extrémités. Les matières fécales n'ont point d'issue, à cause du rétrécissement de l'intestin : elles le distendent au-dessus de ce rétrécissement : la constipation est opiniâtre, les mucosités, sécrétées abondamment, délaient les matières qui s'échappent par l'étroite issue qui leur reste.

Cette inflammation peut être causée par l'abus des purgatifs, par l'empoisonnement, par l'épaississement et la viscosité des matières accumulées dans la cavité des intestins, par l'étranglement des hernies. Elle attaque souvent à la fois la membranne muqueuse, la membranc fibro-musculaire et la membrane séreuse ; c'est-à-dire les trois tissus qui composent l'organe. Les symptômes que nous avons décrits prouvent que l'estomac et le cerveau ne tardent pas à être affectés. Cette redoutable inflammation se termine ou par la gangrène que manifestent le frisson, l'aspect cadavéreux, la cessation presque subite des douleurs; ou par la suppuration, phénomène non moins funeste, et que l'on ne reconnaît guère qu'aux déjections qui ressemblent à du pus; enfin par l'endurcissement, l'épaississement des membranes, et alors l'intestin devient d'un volume égal à celui du bras, tandis que sa cavité diminue.

Si cette violente maladie ne se termine très-promptement par la gangrène ou un peu moins rapidement par la suppuration, elle peut devenir chronique: alors, après que le malade a successivement éprouvé les accidents de la diarrhée, de la dysenterie, enfin de la gastrite, les déjections deviennent noirâtres, le marasme survient, et la mort termine des souffrances qui quelquefois ont duré plusieurs années.

Si cette entérite est due à une cause mécanique, telle que l'étranglement d'une hernie, il faut débrider à l'instant l'instestin comprimé; car la gangrène et la mort surviendraient promptement: dans ce cas la maladie cesse avec la cause. Si elle est le résultat immédiat d'une violente inflammation, il faut recourir sans le moindre délai aux moyens les plus énergiques. Des cataplasmes émollients, des fomentations de même nature, une copieuse saignée au bras qui calme l'effervescence générale et prévienne l'afflux au cerveau; des sangsues au nombre de vingt, trente et même quarante appliquées sur le ventre pour dégager la partie affectée et détourner l'inflammation; des bains de pieds fortement sinapisés et très-chauds: tels sont les procédés qui seuls peuvent soustraire le malade à une prompte mort, ou à une longue et douloureuse agonie.

Le FOIE est, après l'intestin, le viscère qui est le plus directement en rapport avec l'estomac. Cet organe n'est, comme nous l'avons dit, qu'une glande très-volumineuse, dont la principale fonction connue est de former et de sécréter la BILE, du sang dont il est constamment rempli. La veine-porte, qui naît de tous les vaisseaux de la région du ventre, et qui s'y divise en un nombre infini de ramifications à deux branches, y apporte vraisemblablement les matériaux de la bile. Les surfaces muqueuses des canaux biliaires, et du bassin ou réservoir qui la reçoit pour la verser dans l'intestin, sont continues avec ce dernier : ainsi toute affection gastro-intestinale est promptement ressentie par le foie.

Le foie forme dans l'enfance la dix-huitième partie, et dans l'age adulte environ la trente-sixième partie du poids du corps. On sait que la bile qui en est sécrétée complète l'acte de la digestion, et qu'en général elle doit remplir des fonctions importantes, mais dont on ne connaît nullement la nature.

En rapport intime avec le cerveau par le grand nombre de ses nerfs, et avec le cœur à cause de la grande quantité de sang qu'il reçoit et qui lui donne une puissante influence sur la circulation; en contact avec le diaphragme et le péritoine qui le recouvre en partie, couvrant l'estomac, et communiquant avec les voies digestives par les canaux biliaires, il est évident que le foie se ressent des affections de tous ces organes, et qu'à son tour il réagit puissamment sur chacun d'eux.

Les sujets en qui le foie prédomine sont naturellement sujets aux maladies de ce viscère. En effet, ceux qui sont doués d'un tempérament bilieux augmentent encore, en se livrant aux goûts et aux passions qu'il entraîne, cette prédominance du foie qui en est la principale cause : les chaleurs sèches, plus encore les chaleurs humides, la vie et les travaux sédentaires, les passions tristes et malheureuses, l'éloignement de la société en augmentent encore l'influence et accélèrent le développement des maladies de cet organe.

On a nommé HÉPATITE l'inflammation du foie. Cette maladie s'annonce par les symptômes suivants.

Comme dans toutes les inflammations, un frisson a lieu, et indique par le refroidissement extérieur, la concentration de la chaleur au dedans; puis, par une prompte réaction, une ardeur se fait sentir dans le bas-ventre, suivie d'une soif vive et d'une chaleur générale : la douleur tantôt aiguë, tantôt obtuse, s'étend des dernières côtes le long du même côté de la poitrine, jusques derrière la clavicule, au cou et dans tout le bras droit. Le diaphragme intéressé dans l'inflammation, occasionne par ses mouvements convulsifs une toux ordinairement sèche, par fois le hoquet; la respiration plus gênée à droite, excitant le mouvement d'organes irrités, augmente les douleurs; enfin, l'estomac n'étant pas moins affecté, on voit apparaître tous les symptômes d'une gastrite secondaire : perte de l'appétit, langue rouge à la pointe et sur les bords, jaune, verdâtre, noirâtre, ensuite à sa surface, etc.

Les mouvements précipités et convulsifs du diaphragme, l'irritation secondaire de la plèvre, la douleur au côté droit et à la clavicule, la toux qui est la suite de ces symptômes, et qui elle-même les aggrave ainsi que l'irritation, ont souvent donné lieu de confondre l'hépatite avec une maladie de poitrine, à moins que les nausées suivies de vomissements de bile jaune, verte, brune, les déjections blanchâtres, grisâtres, la jaunisse qui indique une infiltration bilieuse, ne décèlent le siége primitif du mal. Quant aux symptômes gastriques, ils sont presque inséparables de toutes les maladies, et se proportionnent à leur intensité.

Dans l'hépatite aiguë, le médecin doit être assez promptement désabusé, à cause des symptômes non équivoques qui ne tardent pas à se manifester. Mais dans une hépatite lente, où l'inflammation du foie restant elle-même profondément cachée, intéresse la plèvre, le diaphragme, l'estomac, le poumon, organes dont les moindres affections sont promptement sensibles, il n'est ni surprenant, ni rare que la maladie reste inconnue des années entières, et qu'on croie avoir à traiter une gastrite chronique, une affection lente du poumon ou de la poitrine.

L'inflammation du foie se termine, comme toutes les autres inflammations, par la résolution, quand le traitement a été rationnel et commencé à temps : sinon l'organe se détruit par diverses espèces de dégénérescences qui toutes sont souvent mortelles, soit que la maladie reste aiguë, soit qu'elle passe à l'état chronique.

Quelquefois, avant qu'il y ait eu altération de l'organe, le cerveau est affecté : le délire, les convulsions, la paralysie de quelque membre surviennent, et le malade succombe.

Quant à la suppuration, fût-elle bornée à la destruction de la portion enflammée, il est rare qu'elle ne cause point la mort par l'épanchement du pus dans quelque autre organe.

Au reste, le foie est situé si profondément, qu'on ne peut guère juger du degré et du genre d'altération qu'il subit : une observation qui cependant est utile, c'est que si le siége de l'inflammation est à la partie extérieure ou convexe, le cœur, le poumon, le cerveau, sont plus particulièrement affectés : si au contraire elle règne à la partie inférieure ou concave, elle réagit sur l'estomac et les intestins.

La diète sévère est de rigueur dans l'inflammation

du foie, ainsi que dans toutes les maladies aiguës. L'application des sangsues, dont le nombre est indiqué par la violence du mal, doit avoir lieu aussi près qu'il est possible du siége de la douleur : au-dessous des côtes droites, si le mal paraît se rapprocher de l'extérieur; à l'anus, s'il paraît régner dans les parties internes et concaves, afin d'agir plus directement sur les organes conducteurs de la bile.

Et vû la quantité considérable de sang veineux que la veine-porte jette sans cesse dans le foie, l'inflammation de ce viscère non-seulement est très-difficile à calmer, mais encore imprime à la circulation un mouvement fébrile très-prononcé. Il est donc essentiel d'affaiblir l'activité de l'organe et le mouvement circulatoire par des saignées copieuses et fréquemment réitérées.

L'application des sangsues à l'anus est souvent suivie des plus heureux résultats. En effet, lorsque la partie concave du foie est particulièrement enflammée, les conduits biliaires, et par suite l'estomac et l'intestin en éprouvent la réaction. Alors les sangsues au creux de l'estomac contribuent aussi à la guérison.

Lorsqu'enfin les saignées locales et générales ont assez ralenti le mouvement circulatoire, des bains chauds ou tièdes complètent ordinairement la guérison.

L'hépatite chronique ne diffère proprement de l'hépatite aiguë que par le degré d'intensité des symptômes. Les maladies lentes du foie se déclarent par des douleurs faibles et passagères ; à peine durent-elles quelques minutes, quelques secondes même : long-temps le sujet ne se croit point malade, mais peu à peu l'appétit se perd, un abattement physique et moral survient, sans que le malade puisse s'en rendre raison.

Les premiers symptômes qui décèlent l'affection de

ce viscère, sont l'amertume de la bouche, un enduit jaunâtre sur la langue, une coloration semblable du pourtour des lèvres et des aîles du nez, une pesanteur au creux de l'estomac, la lenteur des digestions, le défaut d'appétit, le dégoût des viandes, les maux de tête, un sentiment de lassitude générale, sans qu'il y ait encore de fièvre, un sentiment de contusion dans les membres. Tout cela prouve, non la surabondance de la bile, mais un état morbide du foie, qui est l'organe sécréteur de ce liquide.

Ce premier degré d'irritation du foie, ou d'HÉPATITE très-légère, est ordinairement développé chez un sujet hépatique bilieux, par le passage subit d'une température à une autre, surtout après un excès, un écart de régime, ou un repas copieux. Alors, si avant que le mal s'aggrave, on a recours à la diète, au repos, aux boissons acidules, le calme et la santé se rétablissent assez ordinairement. Mais si ces précautions sont négligées, ou si elles sont prises avec peu de persévérance, peu à peu l'embonpoint diminue, la peau prend une légère teinte jaune, et au bout de quelque temps, de nouveaux symptômes annoncent que la maladie s'aggrave : l'appétit se perd; les douleurs à l'hypocondre droit et au creux de l'estomac deviennent fortes et durables; les digestions sont longues et pénibles; le foie augmente de volume d'une manière sensible. La couleur jaune de la peau augmente, les digestions deviennent de plus en plus difficiles; enfin l'amaigrissement dégénère en marasme, et le malade succombe.

Dès l'instant où le mal commence à inquiéter le malade, il est très-dangereux; car dès lors le foie commence à s'altérer, soit par une suppuration lente, soit par un endurcissement chronique, ou des tumeurs qui se développent en ulcères ou plaies, soit enfin par le ramollissement et la friabilité de sa substance.

Aux moyens généraux communs à toutes les maladies, savoir une diète plus ou moins sévère, un régime très-doux, l'abstinence de tout aliment irritant, une température moyenne, un air sec et pur, on joindra l'application très-fréquemment répétée d'un petit nombre de sangsues : ces saignées locales doivent avoir lieu à quatre, huit et même quinze jours d'intervalle, selon l'urgence.

Quant à la saignée du bras, ou saignée générale, elle est de peu d'utilité dans l'inflammation lente du foie. En effet, cette inflammation occupe d'abord peu d'étendue, a peu d'intensité, et n'exerçant par cette raison aucune réaction sur le cœur, n'imprime aucun surcroît de vitesse au mouvement circulatoire.

On appliquera sur la région du foie des cataplasmes chauds, émollients, et des fomentations de même nature seront très-utiles : préparés avec une forte dose de têtes de pavots, ils apaiseront les vives douleurs. Les demi-bains seront préférables aux bains, en ce qu'ils stimuleront la peau des parties inférieures, stimulation qui peut être augmentée par des particules sulfureuses ou salines : ainsi les eaux sulfureuses ou minérales seront salutaires.

Un des principaux phénomènes que présentent les affections du foie et les désordres que peut causer la bile, est l'ICTÈRE OU JAUNISSE, c'est-à-dire la coloration en jaune de la peau, soit partielle, soit totale, soit légère, soit très-foncée. Tantôt la jaunisse survient dans le cours d'une hépatite, et il ne faut la regarder que comme un symptôme d'exacerbation : tantôt elle paraît d'abord, et s'accompagne de tous les symptômes de l'inflammation du foie, dont elle n'est elle-même qu'un accident. Ainsi, quelque frappant que soit ce phénomène, il n'est point une maladie particulière. D'ailleurs, aux yeux de l'observateur attentif, la jaunisse commence avec l'hépatite. En effet, à peine le foie est-il affecté, à peine la sécrétion de la bile est-elle surabondante, le pourtour des lèvres, les aîles du nez et la conjonctive prennent une teinte jaune : cette coloration est même naturelle et permanente dans les sujets hépatiques-bilieux.

Nous terminerons ce que nous nous proposons de dire sur les membranes mucoso-intestinales et leurs glandes, par quelques détails sur les maladies des REINS, organes sécréteurs de l'urine qu'ils versent dans la VESSIE.

Les REINS sont deux glandes situées profondément entre les dernières vertèbres et le péritoine. L'inflammation de cet organe se nomme NÉPHRITE : c'est ce qu'on appelait improprement colique néphrétique.

Cette maladie a pour symptômes une chaleur brûlante, une vive douleur dans la région des reins : l'accroissement de cette douleur par l'inspiration, par les efforts que fait le malade, soit pour uriner, soit pour aller à la selle; une sorte de stupeur ou d'engourdissement dans l'aine; enfin, la plus grande difficulté à se lever et à se tenir debout; le malade ne se trouve bien que couché sur le dos.

Soit par continuité et sympathie, soit à cause de la nature irritante de l'urine que sécrètent les reins enflammés, la vessie finit par prendre part à l'irritation.

Si la maladie est abandonnée à elle-même, l'inflammation peut s'affaiblir peu à peu et se résoudre : alors les symptômes diminuent; mais le plus souvent la suppuration s'établit. Dans ce cas, si le pus est absorbé par l'action vitale, ou s'il s'écoule par les urines, et que cet écoulement tarisse, le rein revient à son état naturel, et la guérison a lieu. Mais il peut arriver ou que l'écoulement ne tarisse que quand l'organe est détruit, ou que le pus fuse en divers endroits, et aille former des abcès, ou que toute l'économie animale le résorbe et en soit infecté; enfin il peut se faire que la suppuration s'établisse lentement, et que tout l'organe se transforme en une poche pleine de pus. Tous ces accidents sont funestes.

La néphrite n'est promptement mortelle que quand l'inflammation est assez violente pour produire la gangrène; alors les secours de l'art sont inutiles.

Les remèdes à opposer à la néphrite aiguë, comme dans les maladies de tous les organes glanduleux, sont l'application des sangsues à la région lombaire pour diminuer l'engorgement, et la saignée du bras pour affaiblir le mouvement fébrile, et faire en sorte que l'organe reçoive moins de sang; la diète, mais surtout l'usage des boissons mucilagineuses et adoucissantes; les bains, l'application d'emplâtres émollients et de fomentations de même nature.

La néphrite chronique ne diffère de la néphrite aiguë que par le peu d'intensité des symptômes: ils sont quelquefois si obscurs, si fugitifs, qu'ils échappent à l'attention du malade comme à l'observation du médecin; rien cependant ne mérite le plus grand soin. Il faut se rendre un compte exact de la moindre douleur lombaire, du moindre dérangement dans la sécrétion de l'urine. La néphrite chronique détruit sourdement l'organe, et devient irrémédiable si on ne l'attaque de bonne heure.

La cause la plus générale de la néphrite est une activité trop grande des reins à sécréter l'urine: d'où il suit qu'elle est plus fréquente parmi les individus qui exercent certaines professions; les cavaliers, par exemple. Les longs voyages à cheval, ou dans des voitures rudes et sur des chemins difficiles où les cahots sont fréquents, sont propres à développer cette maladie.

Enfin, comme presque toutes les maladies inflammatoires, elle peut être occasionnée secondairement par la gastrite, l'entérite, la gastro-entérite, ou toute autre inflammation interne; et comme le traitement diffère peu dans ces maladies, les mêmes moyens curatifs peuvent être employés, mais plus localement, dans ces inflammations compliquées.

La suractivité de l'action des reins augmente quelquefois la sécrétion de l'urine, au point de transformer en ce liquide presque tout le produit de l'absorption nutritive ou interne. Cet excès de sécrétion constitue la maladie nommée DIABÈTE OU DIABÉTÈS, rare en France, fort commune en Angleterre.

Les sucs du tissu cellulaire et des membranes séreuses sont absorbés par l'action des reins : la peau absorbe rapidement à l'extérieur; les ulcères, les plaies, s'il en existe, se dessèchent bientôt : en vain on cherche à calmer une soif inextinguible, un appétit insatiable; l'absorption et la sécrétion rénale augmentent, pour ainsi dire, en raison des matériaux qu'on lui fournit.

Il n'y a point à craindre pour la vie du malade, tant que les digestions se font bien et que l'appétit continue; mais si les vomissements et la diarrhée surviennent, ces symptômes de l'inflammation de l'estomac annoncent un désordre plus grave, une lésion irréparable dans la substance des reins : alors il n'y a plus de guérison à espérer.

Un des plus singuliers phénomènes de cette maladie, c'est que l'urine d'abord inodore et insipide, devient de plus en plus sucrée à mesure que la maladie fait des progrès. Cette saveur est due à l'absence de l'urée, de l'acide urique, et même de tout autre acide libre. L'urine ne contient plus que du sucre et de l'hydrochlorate de soude.

Les boissons chaudes, aqueuses, fermentées, prises habituellement en grande quantité, telles que le thé, le cidre, le poiré, la bière, les eaux minérales, l'usage des diurétiques, sont les causes principales qui, en excitant l'action rénale, produisent une sécrétion excessive de l'urine.

Les sujets affectés du diabète rendent dix, vingt, trente, cinquante, et l'on dit même, jusqu'à deux cents livres d'urine par jour ; lorsque la maladie est avancée, l'appétit se perd : boire et uriner sont les seuls besoins du malade.

Un air chaud et sec, des aliments très-substantiels, de la soupe grasse, du pain, des viandes faisandées, rôties, grasses, du vin généreux bu pur pendant les repas, et coupé avec moitié d'eau pendant les intervalles, tels sont le régime et le traitement qu'on a crus jusqu'à présent convenables à cette maladie.

L'inflammation de la VESSIE se nomme CYSTITE. Des douleurs au bas-ventre, qui alors est fortement tendu, une chaleur intérieure, qui se fait ressentir ainsi que la douleur jusqu'à l'extrêmité de l'urètre, des envies très-fréquentes ou à peine interrompues d'uriner, auxquelles le malade ne satisfait que très-difficilement, ou ne peut quelquefois nullement satisfaire : tels sont les symptômes de cette maladie. L'urine que le sujet parvient à expulser s'échappe goutte à goutte, et fait éprouver une ardeur et une douleur excessives. D'abord aqueuse et limpide, elle devient ensuite blanchâtre, opaque, et exhale une odeur ammoniacale ; la sécheresse, la chaleur de la peau, la sécheresse et la couleur blanche de la langue, la dureté et la fréquence du pouls, la soif excessive, la perte de l'appétit, indiquent la force de l'inflammation.

Tous ces symptômes augmentent d'intensité, lorsqu'on n'a pas recours aux moyens qui peuvent en arrêter le cours; la langue devient rouge sur les bords, et les autres signes de la gastrite surviennent: la sueur prend une odeur urineuse: les accidents cérébraux, savoir la somnolence, le délire, les maux de tête excessifs annoncent la réaction au cerveau, et le malade succombe.

Mais plus souvent encore, après quelques jours de souffrances aiguës, le mal diminue, le bas-ventre est moins dur et moins douloureux: l'urine s'écoule abondamment, soit que le malade urine souvent, soit qu'il urine beaucoup à la fois; mais il continue à éprouver de vives douleurs toutes les fois que l'émission du liquide a lieu, et la cystite devient chronique.

Alors une inflammation lente s'établit; l'urine est rougeâtre, trouble, dépose des matières blanchâtres et visqueuses, grises, jaunâtres, analogues au blanc d'œuf; il arrive quelquefois que le sujet n'est point trop incommodé, et que les douleurs, qui n'ont lieu que quand le besoin d'uriner se fait sentir, sont d'ailleurs très-supportables; il reprend des forces, de l'embonpoint même, et cet état de choses peut durer un grand nombre d'années.

Lorsque la cystite est fort ancienne, elle laisse de longs intervalles de repos, puis tout-à-coup de violentes douleurs se font sentir au périnée: le mal s'exaspère, l'amaigrissement succède, et le malade tombe enfin dans le marasme.

Lorsque l'inflammation a été longue et violente, les tissus qui composent la vessie se détruisent, dégénèrent en squirrhes, en cancers, souvent aussi la membrane s'ulcère, tombe en gangrène, et l'urine, le pus, les débris s'épanchent dans le tissu cellulaire environnant.

La cystite aiguë se termine rarement par la mort, à moins qu'elle n'ait été tout-à-fait négligée, ou que le régime n'ait été entièrement propre à lui faire parcourir toutes ses périodes ; mais presque toujours elle devient chronique, et alors elle est très-difficile à guérir : elle assujétit le malade aux soins les plus gênants, à un régime sévère et pénible, et finit toujours par causer la mort : si le malade guérit, il conserve une grande disposition à la contracter de nouveau.

L'inflammation de la vessie a pris différents noms relatifs aux divers phénomènes qu'elle présente, et qu'on avait pris pour autant de maladies toutes différentes. Ainsi comme l'organe tantôt retient le liquide ou ne le laisse échapper que goutte à goutte, tantôt rend une quantité considérable de mucus, tantôt enfin par ses contractions spasmodiques et réitérées sollicite de fréquentes émissions d'urine, la cystite a été nommée RÉTENTION D'URINE, CATARRHE DE LA VESSIE, INCONTINENCE D'URINE.

Quelquefois le séjour prolongé de l'urine dans la vessie est dû, non à l'inflammation de ce viscère, mais au défaut de ressort de l'organe, occasionné par l'âge ou par quelque autre maladie. En effet, après de violentes inflammations, le tissu cellulaire, les membranes, les vaisseaux capillaires et les nerfs, long-temps et fortement distendus, perdent une partie de leur ressort, et ne remplissent qu'imparfaitement leurs fonctions : la vessie, remplie de liquide, n'est plus susceptible d'opérer des contractions assez puissantes pour l'expulser.

Outre l'abus des boissons irritantes et des mets trop assaisonnés, qui prédisposent à toutes les inflammations, les causes de la cystite sont l'irritation trop fréquente de l'urètre, mais surtout la négligence de satisfaire au besoin d'uriner. Cet oubli est fréquent chez les personnes fortement occupées de travaux sédentaires qui exigent une attention soutenue : le séjour trop prolongé de l'urine dans la vessie détermine presque toujours l'inflammation de ce viscère.

La suppression subite d'un écoulement quelconque, de la transpiration même, le passage brusque du chaud au froid, peuvent aussi produire la cystite. En effet, il n'est point d'individu en qui un système ou un organe ne soit plus faible, plus irritable que les autres, par suite de son organisation propre, de ses habitudes, ou de quelque affection précédente. De là il résulte que toute cause inflammatoire ou répercussive frappe de préférence le système ou l'organe déjà prédisposé.

Une nourriture très-légère et peu abondante, la diète même, et surtout les boissons adoucissantes et mucilagineuses sont indiquées dans la cystite aiguë. Toute boisson irritante communiquerait à l'urine une propriété semblable, et augmenterait ainsi l'inflammation de la vessie. A ces antiphlogistiques généraux on joindra des demi-bains ou des bains entiers, des cataplasmes émollients sur le bas-ventre, la vapeur de l'eau chaude dirigée vers le périnée, des lavements mucilagineux : enfin l'application de sangsues au périnée, au nombre de dix à douze. Si le sujet est replet et sanguin, une ou deux saignées abondantes seront très-utiles.

Si ces moyens ne calment pas l'inflammation, et que l'écoulement de l'urine soit difficile ou reste impossible, on ne peut sauver le malade qu'en vidant la vessie par une opération assez douloureuse : ici l'art et la science doivent être invoqués, et la cure exige les soins d'un praticien habile.

La cystite chronique reconnaît les mêmes causes que

la cystite aiguë, elle est même souvent le résultat de cette dernière. Ainsi elle exige le même régime, mais elle assujétit le malade à des soins minutieux, à des pratiques gênantes et même douloureuses qui loin de se changer en habitudes, rendent souvent la vie insupportable. En effet, soit que la retention ait lieu par suite de défaut de contractilité de l'organe, soit que le liquide se trouve souvent arrêté par les substances muqueuses ou les glaires, on est très-souvent obligé de recourir à la sonde. Quant au régime, il doit consister en aliments substantiels, mais peu irritants; des soupes végétales, des bouillons peu chargés d'osmazôme: on s'interdira sévèrement les liqueurs fermentées, qui communiquent à l'urine leurs propriétés stimulantes, et agissent directement sur l'organe.

Nous recommandons aux personnes affectées de rétention d'urine, de ne pas se livrer aux médicaments toniques et irritants que l'on a long-temps prescrits. Ainsi les sudorifiques, les diurétiques (substances qui provoquent l'émission de l'urine), les purgatifs, les antimoniaux, les amers, les eaux minérales, les baumes, le quinquina, la thériaque, le vin, etc., évidemment nuisibles dans la cystite aiguë, ne le sont pas moins dans la cystite chronique, qui n'est qu'une modification de la première.

## MALADIES DES VOIES RESPIRATOIRES.

Les membranes muqueuses respiratoires sont celles qui tapissent les canaux aériens et vont aboutir au poumon. C'est donc à la qualité et à la température de l'air qu'elles doivent presque toutes les affections auxquelles elles sont sujettes; cependant elles ne restent point indifférentes aux inflammations violentes du foie ou des organes digestifs, et quelquefois l'affection qu'elles éprouvent, quoique secondaire, est assez grave pour laisser au moins du doute sur le siége primitif du mal.

Une grande cavité, qui suit immédiatement celle de la bouche et des fosses nasales, et qui par conséquent communique avec toutes deux, se nomme ARRIÈRE-BOUCHE, GOSIER, OU PHARYNX. C'est en quelque sorte une entrée commune, qui introduit d'une part dans les voies respiratoires, de l'autre dans le canal digestif. Cet appareil, musculo-membraneux, est revêtu d'une membrane muqueuse, et pourvu de nerfs et de muscles qui servent à la déglutition, c'est-à-dire, à l'action d'avaler. Un peu au-dessous est le LARYNX, pourvu des muscles et des nerfs qui forment l'organe vocal : cet organe se rétrécit en un canal nommé TRACHÉE-ARTÈRE, exclusivement destiné au passage de l'air ; à une assez grande profondeur, ce canal se divise en deux autres, qui portent le nom de BRONCHES : enfin les bronches se subdivisent à l'infini, et jettent leurs ramifications presque capillaires dans le tissu spongieux du poumon.

Le larynx, la trachée-artère, les bronches et jusqu'aux dernières subdivisions de ces canaux, sont fibro-membrano-cartilagineux : les cartilages qui entrent dans leur formation sont des cercles ou arceaux soutenus par une membrane muqueuse, et mus par une membrane musculeuse. Le larynx a ses muscles, dont le mouvement produit les intonations si diversifiées de la voix.

Le poumon reçoit quatre sortes de vaisseaux, 1° les canaux aériens, ou ramifications des bronches ; 2° des artères ; 3° des veines ; 4° des lymphatiques. C'est dans cet organe, ainsi que nous l'avons déjà dit, que le sang noir des artères pulmonaires reçoit, par le contact, de l'air, la qualité de sang artériel, et ensuite est ramené au cœur par les veines pulmonaires.

Il est à remarquer que dans leurs entrelacements, les vaisseaux du sang rouge et ceux du sang noir s'embouchent fréquemment les uns dans les autres.

Enfin les vaisseaux lymphatiques, les uns superficiels, les autres profonds, tirent, comme partout ailleurs, le liquide qu'ils charrient dans la substance même de l'organe, et vont se rendre dans certaines glandes, nommées bronchiques ou pulmonaires.

Le danger que présentent les affections de ces organes, déjà graves en elles-mêmes, s'accroît encore selon la profondeur à laquelle elles se développent.

L'intérieur de la bouche est sans cesse humecté par la sécrétion salivaire. Il peut être le siége d'irritations plus ou moins violentes. Tantôt elles se bornent au développement de quelques tumeurs, suivies de petits ulcères nommés APHTHES ; tantôt l'inflammation est violente au point de détruire le ressort organique, et le SCORBUT se manifeste ; enfin quelquefois la GANGRÈNE s'empare des tissus enflammés, et le malade succombe après avoir éprouvé tous les accidents de l'encéphalite, et vu tomber en lambeaux ses lèvres, son palais, etc.

Les humeurs sécrétées par les différentes parties des voies respiratoires, diffèrent de nature et de consistance.

La SALIVE sort des glandes salivaires qui garnissent tout l'intérieur de la bouche. Elle est limpide, sans odeur, sans saveur, un peu plus pesante que l'eau.

Nous avons déjà dit qu'elle est nécessaire à la digestion. Les AMYGDALES, sorte de glandes en forme d'amandes, versent dans l'arrière-bouche un mucus à peu-près semblable. Le larynx ou gosier laisse suinter un liquide plus épais : la trachée-artère et les bronches sont pourvues de follicules muqueux continuellement humectés d'une humeur semblable; enfin, la MEMBRANE PITUITAIRE qui tapisse tout l'intérieur des fosses nasales, et qui communique par le pharynx ou l'arrière-bouche avec le canal aérien et les voies digestives, produit un mucus beaucoup plus épais, et que l'on croit fort improprement venir du cerveau. En effet, exactement renfermé dans la boîte du crâne, le cerveau ne peut verser aucune humeur.

Ces différentes sécrétions éprouvent de nombreuses modifications dans les diverses maladies des organes respiratoires dont nous allons nous occuper.

Le MAL DE GORGE, OU ANGINE, OU ESQUINANCIE, est le résultat de l'irritation ou de l'inflammation plus ou moins intense des membranes muqueuses de l'arrière-bouche, du larynx, de la trachée-artère, et même quelquefois de ces trois régions de la gorge. Le malade se plaint d'avoir mal à la gorge : si l'inflammation est violente, le gonflement des parties lui fait croire qu'il va étouffer, et le menace réellement de suffocation. Si un mouvement fébrile se déclare, le mal en est encore aggravé; il devient difficile d'avaler et même de respirer.

Si l'inflammation ne se modère point, la suppuration peut avoir lieu, et ce travail inflammatoire augmente encore la fièvre; mais dès que le pus s'est fait une issue, ou qu'on lui en a procuré une, les symptômes diminuent et la maladie se termine heureusement. Si au contraire le pus ne peut s'échapper, l'inflammation s'étend, les cavités s'obstruent, et la suffocation a lieu.

Enfin, il peut arriver que l'inflammation ayant atteint son dernier période, les parties affectées soient frappées de gangrène : comme dans tous les cas semblables, le malade a éprouvé des douleurs atroces, auxquelles succèdent le refroidissement de la peau, la petitesse du pouls, la cessation absolue des douleurs; et si la réaction vitale ne peut expulser les parties gangrenées, la faiblesse gagne tous les organes, et la vie s'éteint. Heureusement ces cas sont fort rares.

L'angine ou esquinancie peut, ainsi que toutes les autres inflammations, être primitive ou secondaire.

Les causes de l'angine primitive sont : le contact d'un air froid, de boissons à la glace, irritantes, ou d'un stimulant quelconque; la présence d'un corps étranger dans la gorge; les cris, le chant et la déclamation, selon la durée et la violence de ces actions.

Le refroidissement de la peau, la suppression subite de la transpiration ou d'un écoulement quelconque, produit très-fréquemment par réaction, l'irritation de la gorge.

Cette maladie se déclare secondairement par suite des affections de la poitrine; quelquefois même elle se complique avec la gastrite et les autres maladies intestinales.

On conçoit que cette maladie affecte plus particulièrement les sujets jeunes, irritables, pléthoriques; qu'elle est plus commune dans les saisons où l'air est variable, et dans les contrées où la température passe subitement du chaud au froid, du sec à l'humide; en hiver et au sommet des montagnes, où un air froid vient frapper violemment la gorge; enfin, dans les lieux bas et humides.

Lorsque l'angine est très-faible, l'abstinence de vin, de toute boisson irritante, l'usage des boissons adoucissantes, mucilagineuses suffit pour en déterminer la guérison; mais comme on ne peut prévoir le degré d'intensité dont elle est susceptible, on doit avoir aussitôt recours à la diète et aux évacuations de sang. Si le malade est pléthorique et jeune, une saignée copieuse, quelquefois deux suffisent pour faire cesser l'inflammation; mais si le malade est peu coloré, lymphatique, une ou deux palettes de sang suffisent pour obtenir l'amélioration désirée.

Cependant cette déplétion qui tend à rendre le calme à la circulation, ne suffit pas pour faire cesser l'afflux du sang qui se détermine vers la tête: quinze, vingt et quelquefois trente sangsues sont nécessaires pour dégager la partie enflammée. On les applique à la partie inférieure du cou, au-dessus des clavicules et à la partie supérieure de la poitrine, ou bien sous le menton et à la partie supérieure du devant de la gorge. La déplétion doit être considérable et prompte; on doit laisser couler le sang après que les sangsues sont tombées, non-seulement pour que le dégagement nécessaire ait lieu, mais encore de peur que les piqûres fermées trop promptement ne causent une irritation violente, et n'aggravent ainsi la maladie au lieu de la guérir.

Les cataplasmes légers, tièdes, émollients, posés à nu sur les piqûres des sangsues, favorisent l'écoulement du sang par leur chaleur modérée, et préviennent l'irritation.

La vapeur de l'eau chaude introduite dans le larynx par inspiration, produit de très-bons effets.

Les lavements préviennent souvent l'irritation sympathique de l'estomac et de l'intestin, et contribuent à calmer celle de la gorge.

Quant aux moyens purement dérivatifs, voici l'usage qu'on peut en faire: les rubéfiants, tels que les cataplasmes de moutarde ou d'oseille, et les liniments ammoniacaux, excitent une vive rougeur; et comme ils ne dégagent la partie irritée par aucun écoulement, ils peuvent opérer une réaction dangereuse. Les vésicatoires volants sont bien préférables, en ce qu'ils procurent un écoulement abondant de mucosités.

Les purgatifs, dans la force de l'inflammation, causeraient une réaction funeste; dans le déclin de la maladie, au contraire, un lavement laxatif, même fortement purgatif, opère une dérivation efficace.

Les vomitifs ne sont utiles que chez les sujets dont l'estomac n'est point irritable; du reste ils sont souvent utiles, en ce qu'ils débarrassent le larynx des mucosités accumulées, épaissies par le travail inflammatoire: ces amas suffoqueraient le malade, car elles tendent, sur le déclin, à s'organiser en fausses membranes.

Lorsque l'inflammation frappe principalement les amygdales, le traitement n'est pas différent de celui que nous venons d'indiquer; mais si les glandes entrent en suppuration, ou lorsqu'elles se gonflent au point de faire craindre la suffocation, il faut avoir recours à l'art chirurgical, soit pour donner issue au pus, soit pour enlever par l'action de quelque caustique les parties tuméfiées.

C'est surtout dans ces maladies que la funeste influence des miasmes se fait remarquer. En effet, le vice de l'air produit quelquefois des angines gangréneuses épidémiques, dont la guérison est d'autant plus difficile que la cause en est constamment agissante; et les jeunes élèves en chirurgie, trop appliqués à la dissection des cadavres putréfiés, sont souvent atteints de cette sorte d'inflammation.

Dans ce dernier cas, l'esquinancie gangréneuse n'est pas nécessairement mortelle; mais une main exercée peut seule enlever les escarres gangréneuses, qui au lieu de se détacher, étendraient la corruption.

Une maladie bien plus fréquente encore, et qui présente mille nuances différentes sous le nom de RHUME, de CATARRHE, de COQUELUCHE, de CROUP, etc., c'est l'ANGINE BRONCHIQUE, ou la BRONCHITE, c'est-à-dire l'inflammation des bronches.

La fréquence de cette maladie sous tant de formes diverses, ou plutôt à des degrés si variés, prouve que la membrane muqueuse des organes respiratoires est la plus sensible, ou ce qui est la même chose, la plus irritable de toutes. Nous croyons pouvoir affirmer qu'aucun individu n'y a jamais échappé. Quel est celui qui dans le cours de sa vie, n'a eu, pour me servir des termes vulgaires, ni rhume de cerveau, ni rhume de poitrine? Il serait facile, au contraire, de trouver des sujets en qui cette affection fût en quelque sorte habituelle et permanente.

Tout le monde connaît les symptômes du rhume: léger frisson, ou extrême sensibilité au froid provenant d'une concentration de la chaleur vers l'organe affecté; souvent même léger mouvement fébrile; titillation et même douleur à la gorge, qui provoque la toux; expectoration d'abord assez abondante, bientôt difficile, et même nulle à mesure que la toux et l'irritation augmentent; diminution d'appétit, lorsque l'irritation est assez forte pour se faire sentir aux organes digestifs; mais ensuite, pour peu que le malade prenne les précautions générales que nous avons déjà tant de fois conseillées, relativement au régime seulement, l'expectoration devient plus facile, la toux diminue, et les organes reviennent à leur état naturel.

Ainsi les antiphlogistiques sont encore ici le vrai et seul remède. On demandera pourquoi il faut s'interdire les boissons stimulantes et les aliments irritants, ou trop succulents; pourquoi même se prescrire une sorte de diète, puisque les aliments ne doivent, ni ne peuvent passer par les voies respiratoires? D'abord les aliments passent de la bouche dans le pharynx, ou arrière-bouche, dont la membrane muqueuse se prolongeant pour tapisser les voies aériennes, y transmet à l'instant même toutes les impressions qu'elle éprouve. Quant à l'estomac, nous avons prouvé qu'il ne peut être irrité sans faire partager l'irritation aux organes voisins.

Long-temps on a employé les purgatifs et même les vomitifs contre le rhume; mais ce n'était point en qualité de dérivatifs qu'on avait recours à ces agents: PURGER, DÉBARRASSER le corps d'une ABONDANCE d'humeurs, tel était le seul but; et long-temps encore on s'exprimera ainsi dans le monde.

L'effet des purgatifs et des vomitifs est, nous l'avons vingt fois répété, de causer une irritation d'estomac, et par conséquent d'y appeler celle des bronches, lorsque ces dernières sont irritées. Mais l'emploi de ce moyen ne peut être salutaire que chez des sujets très-sains d'ailleurs, et surtout dont l'estomac se trouve dans un état naturel; car si ce viscère est dejà dans un état d'irritation ou de souffrance, un surcroît d'irritation le fait réagir sur les organes voisins, et principalement sur ceux qui sont déjà affectés.

Des individus robustes, sains, ont pu se guérir d'un rhume par un excès de table, par l'usage immodéré de liqueurs fortes : l'eau-de-vie brûlée avec du sucre a été conseillée et employée. Ce remède, plus agréable sans doute que l'émétique ou qu'une médecine, produit à peu-près le même effet; en irritant l'estomac, il y appelle l'afflux du sang, et fait cesser l'irritation des bronches. Ce moyen, efficace chez un petit nombre de sujets, et seulement dans des circonstances favorables qu'eux-mêmes ne peuvent connaître, est dangereux et même funeste dans une infinité d'autres cas.

Les causes du RHUME, ou ANGINE BRONCHIQUE, sont aussi la respiration d'un air ou trop froid, ou excessivement chaud; les cris prolongés, l'usage immodéré de l'organe vocal, soit par la parole, soit par le chant; un refroidissement subit, la suppression de la transpiration, etc.

Les personnes irritables, pléthoriques, jeunes, sont généralement plus exposées que d'autres aux rhumes ou angines bronchiques. Et l'on ne peut trop blâmer la négligence avec laquelle on traite ces sortes d'affections, ni trop en faire connaître les suites funestes.

Si le rhume est négligé, ou s'il est aggravé par un régime imprudent, l'irritation se propage jusque dans les dernières ramifications des bronches, et le poumon est presque infailliblement affecté; et si l'on concevait quel intervalle imperceptible sépare quelquefois la bronchite de la pneumonie, on ne s'endormirait pas, pour ainsi dire, au bord du précipice.

On a déjà dit que quand les membranes muqueuses sont vivement enflammées, elles ne laissent échapper aucun liquide: elles ne recommencent à sécréter que quand l'inflammation diminue. Voilà pourquoi l'EXPECTORATION facile est d'un bon augure.

Ainsi les crachats ne sont nullement un amas d'humeurs, c'est le résultat d'un travail plus actif des membranes muqueuses; et s'il est avantageux d'en faciliter l'évacuation, il est inutile et même dangereux de l'entretenir.

L'inflammation des membranes pituitaires, ou des fosses nasales, a été nommée par les médecins CORYZA;

c'est ce qu'on appelle vulgairement RHUME DE CERVEAU. Ce qu'il y a de certain, c'est que cette irritation est le plus souvent occasionnée par le refroidissement du DERME CHEVELU, c'est-à-dire de la peau de la tête: celui du cou ou des pieds peut aussi le produire.

Chacun connaît les symptômes de cette affection, qui peut être quelquefois violente au point de se communiquer aux voies digestives, et alors l'appétit se perd. Cette complication n'a lieu que chez les personnes dont l'estomac est déjà dans un état peu naturel. Mais ce qui arrive très-fréquemment, c'est que l'irritation des membranes pituitaires passe au larynx et aux bronches: dans le langage vulgaire, on dit alors que le rhume de cerveau est tombé sur la poitrine.

Une température douce, des boissons propres à diminuer l'irritation, du repos, sont les moyens presque toujours suffisants pour enlever ce mal léger.

La bronchite ou le rhume étant souvent le résultat immédiat des vicissitudes de l'atmosphère du chaud au froid, du sec à l'humide, cette maladie devient fréquemment épidémique au printemps et à l'automne; mais ces phénomènes sont peu remarqués, à cause du peu d'intensité du mal.

Si la cause est beaucoup plus puissante qu'à l'ordinaire, la bronchite se présente avec l'appareil alarmant des symptômes qui constituent la COQUELUCHE.

« A son début, et souvent pendant trois ou quatre « jours, une, deux ou trois semaines, on ne peut « souvent la distinguer d'un rhume ordinaire, c'est-à- « dire, de la bronchite. Après le temps plus ou moins « long que nous venons d'indiquer, la toux devient « plus sèche, plus forte, plus pénible, moins fré- « quente; elle reparaît par quintes, qu'annonce un « picotement ressenti vers la partie supérieure du

« larynx ou plutôt vers la glotte. Le malade saisit le « premier objet qui tombe sous sa main, cesse de « parler, éprouve de l'oppression, fait une grande ins- « piration, qui produit un son particulier, quelquefois « un sifflement bien marqué, et qui est suivie de cinq « ou six expirations convulsives, avec effort de toux, « anxiété extrême et sentiment de strangulation immi- « nente. La circulation s'accélère; le pouls devient vite « et fréquent, en même temps que petit et serré; les « extrémités se refroidissent; la face devient rouge, « violette, et elle semble se tuméfier; les traits expri- « ment une angoisse extrême; les paupières se gonflent; « les yeux deviennent rouges et brillants, les larmes « coulent; une vive douleur se fait sentir à la tête, « d'autant plus fortement que cette partie n'est point « soutenue, les artères de cette partie et celles du cou « battent avec force, les veines jugulaires se gonflent; « enfin, lorsque la toux est violente et répétée, il s'é- « tablit une hémorragie nasale, rarement abondante, « et qui est assez souvent suivie de la cessation des « accidents.

« Au milieu de cet appareil de symptômes, un vo- « missement de matières glaireuses ou alimentaires s'é- « tablit fréquemment, ou bien il sort un mucus épais « et filant, excrété avec une peine infinie. Isolées ou « réunies, ces deux évacuations annoncent la fin de « l'accès. Dès qu'il est terminé, le sujet se retrouve « ordinairement aussi bien portant qu'il était aupara- « vant, quoique fatigué. Souvent on ne pourrait croire « qu'il vient de se trouver dans un état aussi pénible, « et l'amélioration continue jusqu'à ce qu'un nouvel « accès se montre. Dans les premiers accès bien carac- « térisés, l'expectoration est à peu près nulle, ainsi « qu'au plus haut degré de la maladie; à mesure que

« celle-ci décroît, l'expectoration devient plus abon-
« dante et plus facile.

« Lorsque la violence est extrême, le sujet frappe « du pied, pousse des cris inarticulés, et il n'est pas « rare de le voir tomber en convulsion, ou dans un « état de roideur tétanique ou de coma (léthargie) qui « fait craindre pour ses jours; l'urine, les excréments « sont alors quelquefois expulsés avec force, et invo-« lontairement. Rarement il reparaît le matin; il se « manifeste ordinairement dans le cours de la journée, « et le plus souvent pendant la nuit. Dans l'espace de « vingt-quatre heures, il peut se renouveler jusqu'à « quinze ou dix-huit fois. Les cris, un air froid ou très-« chaud, l'inspiration de la poussière, de la fumée ou « d'un gaz irritant, la peur, une émotion quelconque, « une contrariété, l'agitation, la course, le saut, suf-« fisent pour le faire reparaître.

« Les accès reviennent au moins pendant une quin-« zaine de jours; mais il n'est pas rare qu'ils se mani-« festent pendant un mois, six semaines, deux ou trois « mois, et même davantage. Après ce temps, ils de-« viennent le plus ordinairement de moins en moins « fréquents, moins pénibles et moins prolongés, et le « malade recouvre sa santé première.

« Si au contraire la maladie se prolonge, les symp-« tômes de la coqueluche font peu à peu place à ceux « de l'inflammation chronique des bronches ou du pa-« renchyne pulmonaire, et enfin à ceux de la phthisie. « D'autres fois la coqueluche cesse, mais il reste une « maladie convulsive, telle que l'épilepsie ou de simples « convulsions; tandis que, dans d'autres cas, le sujet « conserve une gastrite chronique ».

La coqueluche attaque les individus jeunes et irritables, par conséquent les enfants. Ainsi, tout ce qui peut augmenter l'irritabilité, ou l'irascibilité si naturelle à cet âge, contribue à aggraver les symptômes de cette maladie. Les enfants volontaires, auxquels on n'a jamais résisté, éprouvent des accès plus violents, en raison de l'impatience qu'ils en éprouvent, et des privations auxquelles on est forcé de les soumettre.

Par elle-même, la coqueluche est une maladie peu alarmante, et le traitement en est fort simple. Une température douce, un air sec, des vêtements chauds, beaucoup de repos, des boissons douces, sucrées, légèrement aromatisées; une nourriture peu stimulante, la réduction des aliments au moins de moitié, l'abstinence absolue de viande, à laquelle on substituera tout au plus de la soupe grasse, dont le bouillon soit coupé avec du bouillon de veau ou d'oseille, suffisent presque toujours pour prévenir l'irritation de l'estomac, et même pour calmer celle des bronches.

La négligence, la difficulté d'assujétir les enfants à un régime convenable, mais surtout l'emploi imprudent des purgatifs, des vomitifs, des toniques, du quinquina, enfin des irritants quels qu'ils soient, aggravent les accidents, rendent les accès plus violents et plus fréquents. Alors l'inflammation peut gagner les poumons, la plèvre, l'estomac; le sang peut affluer rapidement vers le cerveau irrité par sympathie, et le sujet succombe à la pneumonie, à la pleurésie, à la gastrite, à l'encéphalite.

Après quelques jours d'un simple rhume, à la suite d'une coqueluche opiniâtre, et même sans aucun accident précurseur au moins apparent, la membrane du larynx et même de la trachée-artère s'enflamme violemment, produit une quantité considérable d'épaisses mucosités que le travail inflammatoire organise en fausses membranes; ces sortes de peaux tapissent bientôt le canal respiratoire, et se rapprochent peu à peu; quelquefois cette production morbide flotte par lambeaux au milieu d'un liquide épais et semblable à du pus, qui finit par fermer entièrement le passage à l'air. Telle est la maladie que l'on a nommée CROUP, et qui n'est, comme on voit, qu'une nuance de la bronchite, ou une laryngite.

Les symptômes de cette redoutable maladie sont souvent fort obscurs. Déjà atteint d'un rhume ou d'une coqueluche, l'enfant éprouve du malaise : il est ou très-pâle ou très-coloré; il se couche accablé, et après quelques heures d'un sommeil tranquille, il est éveillé en sursaut par un sentiment de suffocation; il éprouve un picotement, une douleur dans la partie antérieure du cou ; la respiration est gênée et devient bruyante.

Lorsque l'oppression est excessive, la toux incessamment répétée, le bruit en devient sonore, rauque, l'inspiration sifflante, et de ces deux sons réunis résulte le SON CROUPAL.

Tantôt la toux est absolument sèche et l'expectoration nulle; tantôt la toux est accompagnée de vomissements, et le malade rend des mucosités filantes mêlées de sang : ces symptômes ont particulièrement lieu pendant les premiers accès ; mais lorsque la maladie est au plus haut degré, le sujet rend des lambeaux qui ont la forme de membranes, et qui sont plus ou moins étendus.

Tantôt le croup est une maladie continue, extrêmement violente, qui détermine la mort au bout de trente ou quarante heures, quelquefois après six ou huit. Tantôt, et c'est ce qui arrive le plus ordinairement, il se manifeste par accès. Le premier accès est léger, presque inaperçu ; le second est plus intense; le troisième peut être mortel.

L'évacuation de mucosités épaisses et membraneuses produit un mieux réel, mais qui souvent ne se soutient pas. En effet ces fausses membranes ne sont que le produit de l'inflammation, et tant que celle-ci subsiste avec la même intensité, le mucus épais se reproduit ainsi que le danger de la suffocation.

Ce danger n'est pas le seul qui menace le malade. Le cerveau est sympathiquement irrité, le sang s'y porte avec violence, l'assoupissement et le coma ont lieu; l'estomac participe même à l'irritation, et la gastrite se développe: le cœur et tout l'appareil circulatoire sont par fois surexcités, et livrés à une violente fièvre; mais de toutes les suites du croup, la plus fréquente et la plus immédiate est l'inflammation du poumon et de la plèvre.

Les causes du croup sont les mêmes dispositions atmosphériques qui occasionnent les rhumes ordinaires, les esquinancies, les coqueluches, etc.; et quand, dans le cours d'une coqueluche, la face devient rouge, la respiration gênée, et que la fièvre et l'assoupissement ont lieu, le croup est ordinairement imminent.

Les sujets mous, lymphatiques, chez lesquels cependant la membrane muqueuse est très-impressionnable, sont particulièrement sujets au croup: or, ces deux dispositions se trouvent réunies chez les enfants: c'est surtout de la seconde à la septième année qu'ils sont le plus exposés à cette maladie. A cela il faut ajouter que chez eux le canal respiratoire étant beaucoup plus étroit, la fausse membrane et les mucosités ne tardent pas à en remplir presque tout l'espace.

Comme le croup une fois développé laisse peu d'espoir de guérison, il faut d'abord user de tous les préservatifs que la raison indique, lorsque des circonstances particulières ou générales menacent de son invasion : un enfant est-il très-irritable, et ce qu'on appelle très-délicat ? il faut le soustraire aux changements brusques de la température, aux impressions d'un air humide et froid. Est-il robuste, destiné à une profession qui exige un grand développement de forces ? il faut le rendre, par l'habitude, insensible à toutes les variations atmosphériques.

Mais lorsque déjà de faibles symptômes apparaissent, surtout dans les lieux et les saisons où le croup devient épidémique, c'est-à-dire, si la respiration devient gênée, si quelqu'oppression se fait sentir, il ne faut pas tarder à appliquer un certain nombre de sangsues au cou, et ne permettre que l'usage de boissons mucilagineuses, légères, édulcorées.

Il faut cependant user de cette ressource avec réserve. En effet, si après avoir perdu une quantité considérable de sang, le malade ne se trouve point soulagé ou ne l'est que momentanément, si l'inflammation continue, et par conséquent avec elle l'oppression et la gêne, si le sujet est considérablement affaibli, il reste bien peu d'espoir.

Nous avons déjà dit qu'il n'y a souvent qu'un intervalle presque insensible entre les diverses inflammations du canal respiratoire, et celle du poumon : en effet, de toutes les causes qui peuvent déterminer l'inflammation du poumon, ou la PNEUMONIE, la bronchite, c'est-à-dire le rhume sous toutes ses formes est généralement la plus fréquente.

De toutes les maladies des organes respiratoires, la plus dangereuse à l'état aigu et surtout à l'état chronique, celle dans laquelle tendent à se transformer les rhumes ou bronchites, les coqueluches et même le croup, c'est la PNEUMONIE, OU INFLAMMATION DU POUMON.

Cette maladie a été long-temps déguisée, masquée sous des dénominations qui l'ont fait souvent méconnaître, et plus mal à propos encore, divisée selon les divers aspects qu'elle présente, en autant de maladies distinctes, quoiqu'on ne puisse y reconnaître qu'une même affection.

Il est donc de la plus haute importance de savoir que le CATARRE PULMONAIRE, la FLUXION DE POITRINE, la PÉRIPNEUMONIE, la PULMONIE, la PHTHISIE PULMONAIRE, ne sont que des maladies du même organe, considérées dans leurs différents degrés d'intensité, selon les progrès qu'elles peuvent avoir faits, ou les effets qu'elles produisent: toutes ne sont autre chose que l'INFLAMMATION DU POUMON, ou la PNEUMONIE.

Le mot CATARRHE signifie écoulement: c'est l'effet naturel de toute inflammation d'une membrane muqueuse, qui dans un certain degré d'inflammation, ne laisse rien échapper, et qui ensuite donne un écoulement abondant du MUCUS qui lui est propre. Il y a donc autant de catarrhes que d'organes muqueux; mais sous le nom de catarrhe pulmonaire, on a entendu l'écoulement muqueux, produit par les voies respiratoires, ou une expectoration continuelle et abondante : ce nom aussi insidieux que le symptôme qu'il exprime, est souvent donné aux écoulements de pus et de débris qui résultent de la destruction des organes.

FLUXION signifie aussi écoulement: on a donné ce nom à toutes les maladies qui ont paru provenir d'un amas d'humeurs accumulées sur un même organe, ou tendant à s'y porter. Ainsi il y avait des fluxions d'yeux, des fluxions d'oreilles, des fluxions de poitrine, etc. Ce nom est banni de la médecine moderne qui ne voit dans ces affections que l'inflammation des divers organes, et surtout l'afflux du sang, qui, comme nous l'avons déjà démontré, se porte avec plus ou moins de violence vers le point enflammé.

C'est de la maladie appelée encore aujourd'hui FLUXION DE POITRINE, et maintenant mieux nommée PNEUMONIE AIGUE, que nous allons nous occuper.

Le contact subit d'un air froid, ou excessivement chaud, le refroidissement subit du canal gastrique par une boisson très-fraîche lorsque l'on a trop chaud, de violents efforts pendant lesquels on retient sa respiration, peuvent causer presqu'à l'instant une pneumonie aiguë. En effet, ou les bronches communiquent rapidement au poumon la violente irritation qu'elles éprouvent, ou il partage sympathiquement celle du canal digestif; qu'un point du poumon soit affecté, le sang s'y porte avec violence des nombreux vaisseaux qui y aboutissent : l'inflammation s'étend sans obstacle, et envahit quelquefois les deux lobes du poumon.

Des symptômes alarmants, mais bien dessinés, accompagnent toujours cet état de choses : le malade éprouve un sentiment de pesanteur, de plénitude, d'anxiété; les vaisseaux aériens, soit comprimés peu à peu par le gonflement des vaisseaux capillaires, soit gorgés de sang, la respiration exige plus d'effort, à mesure que l'air pénètre plus difficilement dans le poumon. Bientôt, si la maladie est abandonnée à elle-même, la respiration devient presque impossible, et le danger de la suffocation est imminent : l'inflammation et la compression qui en résultent à chaque mouvement respiratoire, causent une vive douleur que le malade attribue tantôt à toute la poitrine, tantôt à un seul côté : une toux continuelle est causée par le passage de l'air dans les bronches vivement irritées, et des crachats sont rendus avec plus ou moins d'efforts; plus ils sont visqueux, plus les membranes qui les produisent sont enflammées. L'affluence du sang est indiquée par les gouttes nombreuses de ce liquide qui s'y trouvent comme suspendues.

Tant que l'on méconnut la nature et les fonctions du poumon, que les anciens regardaient comme une sorte de laine organisée, de coussin sur lequel reposent d'autres organes; tant que l'on ignora la circulation du sang, les médecins furent excusables de rester spectateurs oisifs des progrès du mal, et d'abandonner le malade à lui-même, ou comme on le disait, aux efforts salutaires de la nature. Mais aujourd'hui qu'on a soulevé un coin du voile qui cache encore tant de mystères, il est vraiment coupable, celui qui s'obstine à méconnaître le cours funeste des opérations de cette nature, si souvent invoquée en vain.

Le surcroît d'activité vitale dans le poumon le désorganise, ou plutôt lui donne une organisation toute différente de celle qui lui est propre. En vertu du travail nutritif, le sang s'assimile à la substance du poumon, et le change bientôt en une chair compacte de la nature de celle du foie : il est évident que dans cet état il devient impénétrable à l'air; l'acte respiratoire est nécessairement arrêté, et le malade périt.

Les évacuations de sang copieuses et répétées peuvent seules sauver les jours du sujet, et empêcher la CARNIFICATION du poumon. En effet, si l'on se rappelle que c'est dans le poumon que se rend déjà tout le sang veineux pour y recevoir le contact de l'air, on doit concevoir avec quelle effrayante rapidité et en quelle masse il doit s'y rendre, lorsqu'une violente inflammation l'y appelle.

Ainsi, nonobstant la faiblesse apparente du malade,

et les clameurs de ceux qui l'entourent, le médecin doit opérer sans retard de copieuses saignées : l'effet en est aussi prompt que la parole. A mesure que le sang s'écoule, la respiration devient plus facile, la douleur diminue, et le malade pénétré de reconnaissance, bénit celui auquel il doit son salut. Vain espoir! bientôt l'oppression revient, les douleurs reparaissent, et le malade lui-même, effrayé de l'énorme quantité de sang qu'on lui soustrait, de son affaiblissement et de l'apparition opiniâtre et répétée des mêmes symptômes, se défie d'un soulagement passager, et quelquefois le refuse. Mais que l'homme éclairé et sensible ne se rebute point : il est presque toujours sûr de réussir; s'il échoue, c'est qu'il a été appelé trop tard, ou que la violence du mal surpasse les ressources de l'art. Son zèle est souvent méconnu, même lorsque le succès a couronné ses efforts; mais rien ne doit éloigner l'ami de l'humanité de la route que lui trace sa conscience.

Entraîné par l'impulsion funeste qui souvent a causé son mal, le malade, dans les ardeurs qu'il éprouve, demande à grands cris des boissons fraîches : qu'on se garde bien d'obtempérer à ses désirs. Des boissons tièdes, légères, mucilagineuses, à petites doses, sont les seules que le malade puisse se permettre; car on doit éviter soigneusement tout ce qui peut directement, ou sympathiquement entretenir quelque irritation.

Quand la pneumonie aiguë éclate avec cette violence, il est impossible de la méconnaître, et au moyen des saignées générales, la guérison en est presque toujours certaine; mais qu'on n'espère pas les remplacer par l'application des sangsues, en quelque nombre qu'elles soient. En effet, c'est la masse entière du sang qui afflue dans l'organe : c'est donc la source de la circulation qu'il faut tarir presque à l'instant; et quelque effrayante que puisse paraître cette proposition au préjugé et à l'ignorance, elle n'en est pas moins certaine. On attendrait en vain le même effet des sangsues, qui n'enlèvent que le sang capillaire: la suffocation aurait lieu, avant que le dégagement pût être sensible. Le plus grand nombre des pneumonies aiguës, ou fluxions de poitrine, traitées uniquement par les sangsues, ont eu une issue funeste.

Quand le sujet est robuste, pléthorique, sanguin, la pneumonie n'en est que plus violente et plus rapide dans sa marche: alors, aux saignées génerales on peut et l'on doit joindre l'application des sangsues au point le plus douloureux. Par là on opère uue double déplétion, dont la seconde surtout est moins prompte, et cause une dérivation très-utile.

La pneumonie aiguë se complique souvent avec quelque inflammation d'un organe voisin. Tantôt elle est tellement foudroyante, qu'elle tue le malade si les secours de l'art ne sont pas administrés sur-le-champ, ou les nerfs du cerveau sont attaqués sympathiquement avec tant de violence, que le malade succombe dans une sorte d'insensibilité ou de paralysie générale, à une inflammation secondaire du cerveau, ou de ses membranes, sans qu'aucun symptôme de pneumonie ait pu éclater. Tantôt elle produit par sympathie la gastrite, l'entérite, l'inflammation du foie: les signes de ces maladies secondaires arrêtent seuls l'attention du médecin, et ceux de la pneumonie restent négligés ou inaperçus. Enfin, quelquefois elle s'établit insidieusement, et les phénomènes de son invasion sont à peine sensibles. Le malade croit n'éprouver aucune douleur, aucune oppression, quelquefois même il ne tousse ni ne crache: cependant il succombe tout-à-coup, et le médecin étonné trouve le poumon durci, carnifié, hépatisé, c'est-à-dire ayant la consistance du foie.

Persuadés avec raison que l'état de la respiration doit toujours déceler un mal qui en attaque l'organe, les médecins observateurs ont cherché, dans ces cas douteux, les moyens de distinguer les phénomènes qu'elle présente. La PERCUSSION est un de ces procédés: le malade étant couché sur le dos, bien à plat, ou lorsque son état le lui permet, étant assis, on frappe avec les quatre doigts d'une main, et toujours avec la même force, le devant de la poitrine, le dos ou les parties latérales. Si partout la percussion rend un son clair aux parties qui ne sont point chargées de chair, on en conclut que la respiration est dans son état naturel: si au contraire le son devient sourd, mat, obscur, là où il devrait être clair, c'est un signe que le poumon s'engorge, ou il y a bronchite avec commencement de pneumonie; si le poumon n'est déjà plus perméable à l'air, le son pectoral est nul. Il est inutile de dire que la percussion doit être faite avec ménagement, surtout lorsque la poitrine est dans un état douloureux.

Le second moyen d'exploration est le STHÉTOSCOPE. Ce mot signifie examinateur de la poitrine. On appelle ainsi un cylindre, ou rouleau de bois, de seize lignes de diamètre et d'un pied de longueur, percé dans son centre d'un tube de trois lignes de diamètre, et brisé au milieu à l'aide d'une vis. Une des pièces est évasée à son extrémité, à une profondeur d'environ un pouce et demi, en forme d'entonnoir. Ainsi disposé, cet instrument sert à examiner la respiration et le râle. On le tient comme une plume à écrire, appuyé sur la poitrine, dans toute la surface de son extrémité inférieure, et l'oreille appliquée sur l'autre, on entend le bruit nommé MURMURE RESPIRATOIRE, si l'acte de la respiration n'éprouve point de gêne; moins sonore et accompagné d'un son qu'on nomme RALE CRÉPITANT, dans les commencements de la pneumonie; le son est nul, quoique le mouvement respiratoire soit sensible dans la force de l'engorgement. Soit à l'invasion de la maladie, soit sur son déclin, les humeurs n'étant pas encore ou n'étant plus visqueuses et tenaces, on entend un bruit qui semble venir de corps baignés dans un liquide, et qu'on nomme RALE MUQUEUX.

Les deux moyens exploratoires que nous venons d'indiquer, offrent d'autant plus de certitude que leurs témoignages sont réunis : plus d'une erreur funeste a eu lieu, pour n'en avoir consulté qu'un seul, et nous regardons la percussion comme capable de donner les plus utiles renseignements.

Que la pneumonie se déguise sous de faibles symptômes, ou par sa complication avec d'autres maladies, elle fait les mêmes ravages, et ne cède qu'au même traitement. Les saignées dégageront le poumon, et l'application des sangsues sur le siége de la maladie secondaire sont alors les seuls moyens d'obtenir la guérison. En effet, on doit maintenant concevoir, et d'après les principes généraux que nous avons donnés, et d'après les nombreuses applications que nous en avons déjà faites, que toute inflammation violente cesse par le dégagement de l'organe où le sang afflue; enfin que presque toutes les maladies se réduisent à l'inflammation de l'organe, et cèdent toutes à des moyens semblables, mais locaux autant qu'il est possible.

Dans certains départements, on nomme INTRANSPIRATION, la pneumonie ou fluxion de poitrine causée par un refroidissement subit, la peau étant en état de transpiration, principalement quand cette maladie est assez peu violente pour céder aux adoucissants, et à l'application de quelques sangsues.

Au reste, il est toujours très-imprudent de ne pas guérir complètement une pneumonie aiguë, et de s'arrêter lorsque le malade a échappé aux premiers dangers. On court le même risque en laissant invétérer un rhume qui bientôt, par l'abondance des sécrétions, prend l'aspect de ce qu'on appelle catarrhe pulmonaire.

Quand une pneumonie a été incomplètement guérie, le plus souvent par la témérité du malade, qui se livre trop tôt à ses anciennes habitudes et à un régime peu convenable, quoiqu'il reprenne des forces et de l'embonpoint, il lui reste une petite toux sèche, des chaleurs dans la poitrine : au bout de quelque temps une petite fièvre accompagnée de sueur s'établit tous les soirs : l'embonpoint diminue, et le sujet tombe dans le dépérissement. Les rhumes négligés sont suivis de symptômes à peu près semblables.

Ainsi s'établit la PNEUMONIE LENTE, et par suite la PHTHISIE PULMONAIRE ou destruction chronique du poumon. Cette maladie peut aussi être l'effet d'un vice de conformation de la poitrine ; mais le plus souvent elle est la suite d'un genre de vie et d'un régime peu convenables auxquels on soumet des individus dont on méconnaît la constitution.

Ainsi les sujets dont la poitrine est étroite, le poumon peu étendu, qui sont à la fois faibles et irritables, sont principalement exposés à cette longue et triste maladie.

Des tubercules ou pustules se forment à la surface du poumon : leur existence est annoncée par une toux sèche, et tous les phénomènes d'une inflammation lente. s'ils se dessèchent, ce qui est fort rare, la guérison a lieu ; s'ils entrent en suppuration, le malade rend le pus par des crachats à mesure qu'il se forme, et se trouve soulagé, car cette matière le menaçait de suffocation; mais l'inflammation et la suppuration s'étendent, et après une longue suite de douleurs, le malade tombe dans le marasme et succombe.

Les exercices violents, les boissons froides, les excitants quels qu'ils soient, hâtent le développement de cette cruelle maladie. Une application opiniâtre à l'étude, de profonds chagrins, l'abus des liqueurs fortes, des plaisirs vénériens, en sont aussi des causes fréquentes.

La suppuration du poumon peut être disséminée dans divers points de sa substance, sans qu'il y ait eu de tubercules.

Lorsqu'une pneumonie aiguë n'a pas été radicalement guérie, et que la pneumonie lente ou chronique s'établit, il est temps encore de lutter contre cette redoutable maladie, si la dégéneresence du poumon n'a pas commencé, ou si elle n'en est qu'aux premiers symptômes.

1° On prescrira les aliments féculents, gélatineux; les bouillons, les soupes, les viandes blanches, le laitage, les boissons gommeuses, édulcorées, les émollients, les loochs; 2° les vêtements chauds; 3° on s'interdira sévèrement tout excitant, savoir épices, vins, bière, liqueurs; 4° s'il y a fièvre intermittente, on pourra l'arrêter par de petites doses de quinquina, prises dans les instants de calme; 5° On interrompra toute profession, tout exercice propre à entretenir ou à développer l'inflammation; 6° si l'accélération du pouls est prononcée, le sujet pléthorique et jouissant encore de ses forces, la saignée générale sera salutaire; 7° on appliquera des cataplasmes chauds pendant la saison froide; 8° les vésicatoires et les rubéfiants seront utiles, si le sujet est peu irritable; 9° on s'efforcera de faire reparaître les hémorragies et les écoulements habituels; 10° enfin on rejetera courageusement tous les spécifiques, les irritants, les acides, les mercuriaux, etc., qui loin de modérer l'inflammation du poumon, ne font qu'alimenter l'incendie soit directement, soit sympathiquement.

L'avidité et l'effronterie du charlatanisme d'une part, l'ignorance et la crédulité de l'autre font chaque jour de nouvelles victimes. Quand donc l'homme de bon sens s'appliquera-t-il à connaître au moins les effets des agents et des végétaux qui l'entourent, des aliments dont il use journellement? Quand cessera-t-il de recevoir avec une sorte de respect religieux le poison qui va causer sa mort ou ruiner sa santé?

La pulmonie chronique commençante peut céder à ces moyens curatifs, et on la verrait plus souvent s'arrêter dans son cours, si les malades suivaient exactement les règles que nous venons de prescrire. Mais combien d'écarts, dont souvent un seul suffit pour rendre le mal irrémédiable? S'ils pouvaient voir la situation pour ainsi dire menaçante de l'organe enflammé et prêt à entrer en suppuration, ils ne croiraient pas sans doute qu'un irritant, qu'une substance dont souvent ils ne connaissent que le nom prononcé devant eux pour la première fois, peut enlever le mal comme AVEC LA MAIN.

Les soins les plus rationnels paraissent-ils infructueux? que pour cela on n'y substitue point un régime et des procédés incendiaires. On les proportionne à l'état du sujet. S'il est déjà affaibli, les vésicatoires seront plus utiles que la saignée; on appliquera des cautères aux parois de la poitrine. En effet, l'afflux du sang n'est plus alors aussi considérable, et le dérivatif a au moins l'avantage de diminuer l'inflammation.

S'il est des procédés propres à entretenir des espérances fondées, ou du moins à éloigner la catastrophe quand elle est devenue inévitable, ce sont sans doute ceux dont l'effet infaillible est de rétablir dans leur rhythme naturel la respiration, la circulation, et toutes les fonctions vitales.

N'abandonnons point les phthisiques à la nature, qui les traite en cruelle marâtre, ne leur permettons pas de se livrer à leur appétit; cette coupable indifférence, dont ils s'applaudissent d'abord, hâte nécessairement leur fin; car les aliments et les boissons pour lesquels ils ont le plus d'appétence, sont presque toujours les plus nuisibles.

## MALADIES DES MEMBRANES SÉREUSES.

Situées autour des organes qu'elles enveloppent intérieurement, les membranes séreuses communiquent d'une part avec l'organe qu'elles recouvrent, de l'autre avec le tissu cellulaire à larges mailles qui sépare les viscères, et leur laisse une certaine liberté de mouvement en empêchant leur contact. Soit qu'elles portent dans ce tissu extérieur LE FLUIDE SÉREUX fourni par l'organe qu'elles protégent, soit qu'elles le fournissent elles-mêmes, il paraît que ce fluide est le superflu de la nutrition de l'organe, et rentre, par les vaisseaux lymphatiques, dans le torrent circulatoire.

Nous rappelons ici que les membranes séreuses sont, l'ARACHNOÏDE, autour du cerveau: la PLÈVRE, qui tapisse intérieurement les côtes et la poitrine: le PÉRITOINE, qui s'applique sur les intestins, le foie, la rate, et une partie de l'estomac: le PÉRICARDE qui enveloppe le cœur.

Privées de sensibilité dans l'état naturel, les membranes séreuses enflammées causent de vives douleurs:

leur inflammation a pour résultat, l'épaississement plus ou moins considérable de leur tissu, et par conséquent la compression des organes voisins; enfin l'épanchement du liquide qu'elles exhalent, diversement modifié, selon le degré et l'intensité de l'inflammation.

Nous avons déjà parlé de l'arachnoïdite, à cause de l'action mutuelle et sympathique du cerveau et de ses membranes avec les organes respiratoires, circulatoires et digestifs.

Nous répéterons ici que l'inflammation de l'arachnoïde produit d'abord l'épaississement de cette membrane et la compression du cerveau: que souvent elle épanche dans la substance du cerveau la sérosité qu'elle exhale; enfin que cet épanchement, s'il est trop considérable pour être résorbé, cause infailliblement l'interruption des fonctions cérébrales.

On observera que l'épanchement séreux peut avoir lieu entre les deux feuillets de l'arachnoïde: que s'il est plus abondant, il va infiltrer le cerveau: enfin que cette sécrétion, excessivement abondante, cause l'hydrocéphale ou hydropisie de tête.

La PLÈVRE est, comme nous l'avons déjà dit, cette membrane séreuse qui revêt intérieurement la cavité de la poitrine, tandis que le second feuillet se replie sur le poumon, et se prolonge jusqu'aux bronches.

Ainsi que toutes les séreuses, elle ne peut être affectée que secondairement; mais elle paraît être en sympathie étroite avec la peau, qui, par sa propriété absorptive, est en quelque sorte un organe respiratoire, comme elle est un sens général.

La pneumonie, la bronchite aiguë, mais surtout le refroidissement immédiat de la peau, ou le refroidissement sympathique causé par une boisson très-froide quand la peau est couverte de sueur, sont les causes les plus fréquentes de la PLEURÉSIE, ou inflammation de la plèvre.

Un frisson, avant-coureur infaillible de toute inflammation intérieure, une violente douleur de côté, tellement augmentée par l'acte respiratoire que le malade l'interrompt autant qu'il lui est possible pour alléger la souffrance, tels sont les symptômes de la pleurésie immédiate, c'est-à-dire, qui ne provient que d'une impression reçue à la peau extérieure, ou au canal gastrique.

Le premier effet de cette inflammation paraît être un épaississement considérable de la plèvre, et la suppression de toute sécrétion. Quelquefois l'irritation se communique rapidement au cerveau, et le malade périt promptement dans les accidents de l'aracnoïdite ou de l'encéphalite.

Plus souvent, l'inflammation de la plèvre se communique au poumon, et il en résulte la complication redoutable de la pleurésie et de la pneumonie.

Soit simple, soit compliquée, la pleurésie occasionne bientôt un épanchement plus ou moins abondant de sérosité entre les deux feuillets de la plèvre. A mesure que cet épanchement s'opère, le poumon est de plus en plus comprimé; la respiration devient difficile; le côté vers lequel se fait l'épanchement acquiert une augmentation de volume sensible à l'œil; le son de la poitrine est mat: la voix devient comme chevrotante au commencement de l'épanchement; si ce phénomène disparaît tout-à-coup, c'est que l'épanchement devient plus considérable: il reparaît quand les sérosités sont absorbées en partie: enfin il cesse quand l'épanchement se forme de nouveau. Le bruit de la respiration devient nul des deux côtés, lorsque l'inflammation s'étend à toute la plèvre : la sérosité sécrétée remplit enfin presque entièrement la cavité de la poitrine, et l'épanchement prend le nom d'HYDROPISIE DE POITRINE ou d'HYDROTHORAX.

On a donc trois dangers imminents à éviter dans la pleurésie: l'hydropisie de la poitrine, la compression du poumon, et l'inflammation consécutive de ce dernier organe; ainsi on doit regarder la pleurésie comme une des maladies les plus graves qui puissent affliger l'humanité.

Dans le travail inflammatoire, les matières séreuses s'organisent d'abord en flocons, en couches albumineuses : des traînées de sang semblent y être jetées çà et là par l'affluence de ce liquide; bientôt ces couches prennent la consistance de membranes, les traînées de sang se métamorphosent en vaisseaux sanguins; il semblerait qu'une nouvelle plèvre s'est formée. Lorsqu'à la suite de cette organisation secondaire le malade guérit, on prétend qu'une nouvelle inflammation est moins dangereuse, soit que les sérosités soient plus promptement absorbées, soit que l'inflammation et l'exhalation se terminent à ces organes nouveaux.

Mais lorsque la pleurésie est très-intense, et que le cours de ses accidents n'a pu être arrêté, les sécrétions deviennent purulentes, des points gangréneux se montrent à la surface de la plèvre, cette membrane se perfore, le poumon est ramolli et tombe lui-même en suppuration.

Le siége du mal et son intensité accélèrent toujours la circulation. Une et même plusieurs saignées du bras, copieuses et rapprochées, sont nécessaires pour arrêter ce mouvement fébrile qui d'abord effet de l'inflammation, en devient l'aliment principal; et c'est ce qui a fait si long-temps regarder les fièvres comme les causes des désordres dont elles ne sont que le résultat.

Ainsi on fera plusieurs saignées copieuses; on y joindra l'application d'un grand nombre de sangsues, vers le siége de la douleur, à cause de l'importance dont il est de détourner promptement l'inflammation des plèvres; et cette dérivation est d'autant mieux indiquée, que la peau est très-voisine de la plèvre, et a un rapport singulier de fonctions avec les organes respiratoires: des cataplasmes de farine de graine de lin, ou autres analogues, doivent être appliqués chauds, et à nu, dès que les sangsues sont tombées: ils doivent être souvent renouvelés pour favoriser l'écoulement.

Nous devons cependant un conseil aux partisans exclusifs de la saignée. Une saignée jusqu'à défaillance fait pâlir la peau, et ce signe de langueur de l'action vitale à la surface annonce la concentration, ou la réunion vers le centre de ce qui reste de forces. Or, c'est précisément ce qu'il faut éviter dans la pleurésie; c'est au médecin expérimenté à proportionner l'énergie de ses remèdes à l'état du malade.

Les bains sont peu convenables dans cette maladie. En effet, on ne peut les administrer que chauds, et ils ne feraient qu'accélérer la circulation.

Les rubéfiants, et en général les révulsifs qui n'exposent pas à une réaction vers l'intérieur, seront convenables; le vésicatoire volant est surtout préférable, parce qu'il détermine à la peau la sécrétion de cette même sérosité que la plèvre épanche. Mais avant d'employer ces irritants si voisins du siége de la maladie, il faut avoir considérablement affaibli la véhémence du mouvement circulatoire à l'aide des saignées et des sangsues.

Quelque avancée que soit la maladie, les émissions de sang seront toujours utiles; moins elles seront abondantes, plus elles seront fréquentes: et plus le malade sera affaibli, plus le médecin devra être circonspect. Il ne faut perdre l'espérance que quand le poumon est déjà atteint, ou que la plèvre se désorganise.

S'il y a PLEURO-ENCÉPHALITE, c'est-à-dire, si la somnolence, la paralysie annoncent que le cerveau est fortement affecté, une saignée copieuse du pied peut sauver le malade, en détournant le cours que le sang avait pris.

Une diète presque totale, des boissons mucilagineuses, toujours chaudes, sont le régime à suivre dans la pleurésie : les expectorants sont dangereux comme irritants, et inutiles comme évacuants ; en effet le siége de la pleurésie n'est point dans les bronches, et il s'agit seulement ou de prévenir l'épanchement, ou de favoriser l'absorption du fluide épanché.

Dans la cavité thoracique se trouve encore le PÉRICARDE, membranne séreuse qui enveloppe le cœur, et se replie vers la plèvre. Il suit de là que la pleurésie se complique souvent avec l'inflammation du péricarde, ou la PÉRICARDITE, maladie peu connue.

L'usage immodéré des boissons à la glace, l'abus des liqueurs spiritueuses, mais surtout les peines concentrées, et une trop grande abondance de sang, produisent l'inflammation du péricarde : elle peut aussi, comme tant d'autres, être occasionnée par réaction, par suppression d'un écoulement habituel ou périodique, etc.

Les symptômes de cette maladie grave sont toujours très-obscurs. Ils sont d'abord presque les mêmes que ceux de la pleurésie. mais bientôt la chaleur et la douleur se concentrent aux environs du cœur ; la respiration devient haute et gênée, l'anxiété, l'angoisse sont extrêmes et continuelles ; le malade ne peut redresser le côté gauche de la poitrine, ni s'y coucher : l'épanchement séreux du péricarde s'opère, et peut devenir purulent selon le degré de l'inflammation; bientôt tout le tissu cellulaire s'infiltre de sérosité ou de pus, et le malade périt.

Le traitement est le même que pour la pleurésie, avec laquelle la péricardite est souvent confondue ou compliquée. La gêne de la respiration et la fièvre ne peuvent manquer d'avoir lieu dans l'inflammation d'une membrane que la plèvre recouvre et qui, enveloppant le le cœur, le comprime et le gêne soit par le gonflement qu'elle éprouve, soit par les sérosités qu'elle répand. Il est évident que les émissions sanguines doivent être d'une grande utilité.

Les médecins divisent cette maladie, dont le diagnostic est si obscur, en aiguë, subaiguë, et chronique, et le plus souvent ils n'en peuvent constater l'existence qu'après la mort du sujet.

Des membranes séreuses, le PÉRITOINE est celle qui occupe le plus d'étendue. C'est un sac sans ouverture, dont la surface interne, partout en contact avec elle-même, est continuellement humectée, ainsi que toutes les membranes du même genre, d'une exhalation vaporeuse. Le feuillet externe, plus épais que l'interne, tapisse le diaphragme, cette table musculaire qui sépare la région de la poitrine de celle du ventre; sur le devant, il s'étend à peu de distance de la peau, le long des muscles du bas-ventre; par derrière, il s'applique au foie, aux reins, à la surface de plusieurs grosses veines, et à la partie antérieure de la vessie; enfin le feuillet interne, plus mince que l'externe, enveloppe les intestins, mais en beaucoup d'endroits d'une manière lâche, et en laissant de grands intervalles, comme pour n'apporter aucun obstacle aux mouvements et aux distensions de cet organe: différents replis, nommés

ÉPIPLOONS, s'étendent d'un organe à l'autre, sur l'estomac, le foie, la rate; un tissu cellulaire très-lâche, et divers ligaments rattachent le péritoine dans toutes ces circonvolutions.

Il résulte de cette disposition que la PÉRITONITE, ou inflammation du péritoine, est une maladie grave, et qui, lorsqu'elle envahit toute cette membrane, et qu'elle est parvenue à un certain degré d'intensité, affecte presque tous les viscères.

Les causes de cette inflammation, comme de tant d'autres, sont 1° tout refroidissement à l'extérieur, qui produit une concentration de l'action vitale. On a observé que le refroidissement des membres inférieurs et surtout des pieds, l'occasionne principalement; 2° la suppression subite de tout écoulement habituel; 3° l'intempérance; 4° l'habitation dans des lieux froids et humides.

Les femmes, et surtout celles qui sont tout récemment accouchées, sont principalement exposées à cette dangereuse maladie. D'une part, la sensibilité sans doute très-exaltée après des secousses aussi violentes, dispose éminemment à l'inflammation; de l'autre, la circulation long-temps gênée, et qui s'était principalement dirigée vers les organes supérieurs, se précipite vers les vaisseaux devenus libres, et les gorge de sang tout-à-coup.

L'invasion de la péritonite aiguë est presque subite: une douleur presque semblable à une piqûre d'aiguille, se manifeste sur un point peu étendu du bas-ventre, et se dissipe. Bientôt après elle se renouvelle sur une plus grande surface: si l'inflammation est violente, au bout de peu d'heures elle devient insupportable, semblable à une très-forte colique, et envahit tout le bas-ventre: comme le siége en est presque extérieur, puisque le péritoine revêt les couches musculaires peu éloignées de la peau, le malade ne peut pas même souffrir le contact du drap qui le couvre. On conçoit que sa situation la plus supportable est d'être couché sur le dos.

L'expression de la physionomie est très-remarquable dans les affections séreuses, et surtout dans la péritonite : la figure est gripée, les traits alongés, profondément altérés; le nez et le menton deviennent tirés et pointus; la pâleur est effrayante; enfin le visage prend cet aspect extraordinaire, hideux, presque cadavérique, nommé assez improprement par les médecins FACE HIPPOCRATIQUE.

Les ravages de la maladie sont prompts et terribles : tous les viscères, et souvent la triple tunique de l'intestin participent à l'inflammation; la gastro-entérite et la gastrite éclatent en même temps. Le péritoine tombe promptement en gangrène : la couche musculaire et la membrane muqueuse partagent cet état de mort, et l'intestin est percé en un ou plusieurs endroits; une mort prompte et inévitable est la suite de ces affreux désordres.

Souvent l'arachnoïde est sympathiquement affectée, et quelquefois même si rapidement et si violemment, que le malade succombe autant sous les effets de la maladie cérébrale secondaire que de la péritonite.

La cessation subite des douleurs, l'altération plus profonde des traits, la perte subite et totale des forces, tandis que d'ailleurs le malade conserve l'usage de ses facultés intellectuelles, tels sont les indices certains de la gangrène dans cette maladie comme dans toutes les inflammations qui se terminent d'une manière aussi funeste.

Selon la force et la prédisposition du sujet, la péritonite peut se terminer par la mort le quatrième ou le cinquième jour, se prolonger jusqu'au quinzième ou au vingtième; enfin, devenir chronique. Tantôt elle débute de la manière la plus violente, tantôt les symptômes en sont tellement obscurs, elle s'établit d'une manière si insidieuse, surtout chez les individus doués de peu d'excitabilité, qu'elle devient incurable, ou qu'elle a frappé de mort avant qu'on ait reconnu sa présence.

Lorsque la maladie a duré un grand nombre de jours avec une violence toujours égale, il est rare d'en obtenir la guérison. En effet, l'épanchement séreux ne tarde pas à se produire: le travail inflammatoire transforme bientôt le liquide en flocons albumineux, en couches membraneuses; des brides, des ligaments s'organisent. Bientôt les viscères sur lesquels s'étend le péritoine, savoir la partie inférieure de l'estomac, le foie, la rate, l'intestin, la vessie, etc. se réunissent en une masse informe, et leurs fonctions d'abord languissantes, finissent par cesser tout-à-fait.

Si l'inflammation est plus lente dans sa marche, le liquide épanché, trop abondant par l'afflux du sang qui le produit, pour être résorbé par le tissu cellulaire environnant, infiltre ce tissu, et peu à peu celui de tout le corps : cet épanchement, cette infiltration générale du tissu cellulaire est la maladie secondaire nommée HYDROPISIE OU ASCITE.

Le traitement de la péritonite aiguë doit être aussi énergique que cette maladie. La diète absolue est nécessaire, car on doit soigneusement éviter tout ce qui peut augmenter l'irritation de l'intestin, ou en exciter les contractions : par la même raison, les lavements sont nuisibles; des boissons très-légères, tièdes, adoucissantes, édulcorées, sont les seules substances nutritives dont on puisse user.

On appliquera sans le moindre retard, dix à douze sangsues sur le point douloureux, et un bien plus grand nombre, si la douleur s'étend sur toute la surface du ventre, principalement si le malade est robuste et replet. Le soulagement est prompt : le sujet se croit même guéri ; mais dès le lendemain, souvent même au bout de quelques heures, une douleur renaissante avertit que le mal n'a pas encore cédé. Le sang coule rapidement sur quelque point que l'évacuation n'a point dégagé, et la souffrance devient aussi vive qu'elle l'était d'abord. Un bon nombre de sangsues appliquées sans retard au point douloureux, calmeront encore ce second accès : un troisième, un quatrième peuvent survenir, même après un jour ou deux de relâche ; il faut les combattre par le même moyen. Enfin, on doit poursuivre le mal qui semble se réfugier jusque dans les derniers replis de cette vaste membrane, et ne donner ni à l'inflammation, ni à l'épanchement consécutif le temps d'exercer leurs ravages. Mais plus les accès sont faibles, moins on doit appliquer de sangsues ; d'abord parce que des moyens supérieurs à l'urgence du besoin ne produiraient rien de plus ; en second lieu, parce qu'il serait extrêmement imprudent de ne pas ménager les forces du malade, dans une phlegmasie où la moindre étincelle rallume si souvent un incendie qu'on ne peut éteindre, qu'en lui dérobant graduellement et sans cesse les matériaux qui peuvent l'alimenter.

Par cette raison encore nous pensons que la saignée du bras, quelque abondante qu'elle soit, est inutile dans la péritonite ; ou, pour nous exprimer avec plus de justesse, peu abondante elle ne serait de nul effet, très-copieuse elle deviendrait funeste. En effet, le siége de cette inflammation est trop éloigné des organes circulatoires pour qu'une saignée générale dégage les organes affectés : d'ailleurs elle occupe un si vaste espace, et pour l'ordinaire éclate avec une telle violence, que pour peu qu'on laissât de sang au malade, ce liquide se porterait vers le péritoine. Ainsi l'application des sangsues n'en serait pas moins d'une absolue nécessité, et l'affaiblissement extrême du sujet rendrait impraticable ce remède unique.

Nous n'avons point remarqué que les bains produisissent de bons effets dans la péritonite, et nous croyons pouvoir en donner la raison. L'effet de la chaleur est de dilater les corps; d'ailleurs la chaleur n'est déjà que trop considérable : les vaisseaux capillaires, déjà gorgés de sang, ne seraient que plus distendus par la dilatation de ce liquide, dont le calorique précipiterait encore le cours vers les parties enflammées.

La constipation est fréquente dans la péritonite. Lorsque les accès les plus violents ont été calmés, que déjà le mouvement intestinal peut avoir lieu avec moins de danger, et qu'enfin la présence prolongée des matières fécales devient un foyer d'inflammation, il faut employer les laxatifs les plus doux pour en obtenir l'évacuation. L'huile de ricin, la manne, le tamarin, un sel peu actif dissous dans du petit lait, tels sont les purgatifs propres à remplir ce but avec le moins d'inconvénients.

La guérison s'annonce non-seulement par la cessation des douleurs, mais encore par le retour de la physionomie à son état naturel; cependant, les fonctions intestinales et même celles de l'estomac peuvent rester long-temps languissantes. La distension extrême qu'ont éprouvée tous les organes, les tissus et les vaisseaux, ne leur permet point de reprendre promptement leur premier état; et si la modération et la prudence ne président pas au choix des aliments, si l'on se livre trop tôt à des exercices fatigants, les digestions deviennent longues, laborieuses, les évacuations difficiles, et enfin la maladie peut reparaître.

Si nos propres observations nous ont donné lieu de penser, contre l'opinion de plusieurs hommes célèbres, que la saignée générale n'est de nul effet dans la péritonite proprement dite, il est certain que quand le cerveau commence à s'affecter, elle est utile pour prévenir les accidents qui résulteraient d'une telle complication.

La saignée générale est encore utile lorsque l'inflammation du péritoine affecte la plèvre ou le péricarde, et détermine ainsi une pleurésie ou une péricardite secondaire. En effet, dans ces dernières maladies, la saignée du bras dégage les organes comprimés, et tend à diminuer le mouvement trop accéléré de la circulation. Mais il est rare que la péritonite combattue énergiquement dès son apparition, puisse envahir d'autres organes, d'autres membranes, à moins que les parties environnantes ne soient disposées à l'inflammation; et quand cette redoutable complication a lieu, il est bien difficile d'en arrêter les progrès.

Si les lavements sont dangereux dans la violence des premières douleurs, ils deviennent d'une grande utilité lorsque déjà l'intestin peut se prêter à quelques mouvements, subir quelque tension. On les injectera d'abord en petite quantité, pour éviter une distension dangereuse, et pour que le liquide adoucissant puisse baigner quelque temps la membrane irritée; car dans l'état d'inflammation, une quantité un peu plus considérable de ce liquide serait rejetée à l'instant. Il n'est pas rare non plus que la constipation cède à ce moyen si simple, et bien préférable à l'emploi des prétendus LAXATIFS qui, quelque doux qu'ils soient, n'opèrent leur effet que comme irritants.

Quoique les douleurs soient atroces dans les premiers accès, il serait dangereux de les calmer par des narcotiques; car la douleur est souvent un avertissement utile de la lésion des organes; et comme les narcotiques ou calmants, tout en assoupissant la sensibilité nerveuse, n'arrêtent point le travail inflammatoire, de graves désorganisations s'établiraient, et n'étant point accompagnées de douleur, rien n'en décèlerait l'existence. Cependant, lorsque le danger le plus pressant est éloigné, l'usage modéré d'un calmant peut enlever ce qui reste d'irritation, et l'empêcher de reparaître.

Les vésicatoires, les rubéfiants, loin d'opérer une révulsion avantageuse, réagiraient sur le siége de la douleur, déjà si voisin de la peau.

Mais lorsque le ventre est devenu moins douloureux, des fomentations tièdes, légères, introduisant les parties aqueuses à l'intérieur par la force absorptive de la peau, amènent la résolution d'un reste d'inflammation cachée: elles produisent principalement leurs bons effets, lorsqu'elles sont appliquées sur les piqûres toutes récentes des sangsues.

De ce qui vient d'être dit, on doit conclure que la péritonite est une maladie très-dangereuse. Aiguë, elle peut déterminer la mort en peu d'heures, et quelquefois résiste long-temps aux plus puissants moyens : si elle est traitée peu rationnellement, et que cependant le sujet ne succombe point d'abord, elle devient chronique, et détermine nécessairement ou des adhérences qui troublent les sécrétions, ou des tubercules qui se développent plus ou moins lentement, et dont la suppuration infiltre et infecte le tissu cellulaire; ou enfin, lorsque l'inflammation est le plus faible, le plus inaperçue, elle dégénère en HYDROPISIE GÉNÉRALE OU ASCITE, maladie secondaire presque toujours incurable.

Il faut donc attaquer la péritonite avec énergie, et ne cesser de la combattre que quand les douleurs ne se font plus sentir.

## MALADIES DES ARTICULATIONS, DITES RHUMATISMES.

Les ARTICULATIONS sont recouvertes de sacs membraneux, de la nature des membranes séreuses, et comme elles, exhalant sous la forme de rosée un liquide dont s'humecte ce qui les entoure. Ce liquide de nature albumineuse comme la sérosité, a été nommé SYNOVIE, et les membranes qui l'exhalent, MEMBRANES SYNOVIALES. Ce liquide, tout en facilitant le jeu des articulations, contribue sans doute aussi à la nutrition des parties voisines, et le surplus rentre dans la circulation par les vaisseaux lymphatiques.

Les membranes synoviales sont en contact avec les tendons, avec le périoste, organes fibreux dont le système, partout continu, forme les aponévroses ou ligaments des os aux muscles, tandis que le développement de ces mêmes aponévroses forme les gaines ou enveloppes qui contiennent les muscles, et en divisent les différentes parties.

Cette communication si directe des membranes synoviales avec le système fibreux et le système musculaire, a fait penser que le rhumatisme a son siége primitif dans ces membranes fibro-séreuses.

Ainsi, lorsqu'une membrane synoviale ou articulaire s'irrite, les membranes fibreuses voisines, douées d'une très-grande sensibilité, partagent cette affection; et la douleur se transmet dans les aponévroses, dans les gaines fibreuses, dans le muscle lui-même, et souvent même avec rapidité d'une articulation à une autre.

Ainsi on regarde le RHUMATISME comme la douleur ressentie, soit dans les articulations, soit aux aponévroses, soit aux muscles mêmes, par suite de l'inflammation des membranes synoviales.

Le rhumatisme, comme toutes les autres inflammations, est aigu ou chronique. Il est plus souvent aigu dans les sujets pléthoriques-sanguins, irritables; il devient plutôt chronique chez les individus doués d'un tempérament lymphatique.

Le rhumatisme, soit aigu, soit chronique, est donc une maladie tantôt fibreuse, tantôt musculaire, tantôt fibro-musculaire. On lui donne le nom de GOUTTE quand il attaque les petites articulations.

Au reste, les causes de cette maladie et de ses différentes nuances sont encore enveloppées de profondes ténèbres. On sait qu'un refroidissement, surtout à la plante des pieds, la suppression de la sueur dans la même partie, le contact d'un vent frais, d'un courant d'air à la surface du corps, des écoulements supprimés, etc., peuvent occasionner le rhumatisme: les excès de table, l'intempérance en quelque genre que ce soit, déterminent plutôt l'invasion de la goutte.

On conçoit que cette affection peut s'étendre aux muscles des viscères, et aux membranes musculaires qui les enveloppent: alors on dit que le rhumatisme est tombé sur l'estomac, sur l'intestin, etc., et il détermine, par suite de l'inflammation de ces mêmes organes, des maladies et des désordres très-graves.

La saignée du bras est de peu d'effet dans le rhumatisme aigu. En effet, pour qu'elle diminuât le mal, il faudrait qu'elle fût excessivement copieuse: peu abondante, elle n'allège nullement la maladie. Mais l'application des sangsues le plus près qu'il soit possible du siége de la douleur, produit les effets que nous avons déjà si souvent décrits. Et si le rhumatisme attaque un organe intérieur, un viscère, ce moyen opère une révulsion toujours avantageuse et dont le besoin est souvent pressant, surtout lorsque les muscles de la poitrine ou de l'estomac sont affectés.

Nous répéterons ici ce que nous avons dit tant de fois, que quand l'estomac ou l'intestin est irrité, une diète absolue est nécessaire; car la gastrite ou l'entérite qui peuvent avoir lieu secondairement, seraient d'autant plus dangereuses, qu'elles augmenteraient encore l'irritation primitive.

La constipation est fréquente dans ce cas: elle cède aux adoucissants; les seuls laxatifs auxquels on puisse avoir recours, sont l'huile de ricin, la manne, le le tamarin, etc.

Les calmants ou narcotiques ne doivent être employés que momentanément, lorsque le malade semble près de succomber à l'excès de la douleur, ou lorsque l'affection nerveuse est d'une intensité capable de suspendre subitement les fonctions d'un organe essentiel. Leur premier effet, bien salutaire sans doute, est de calmer les vives inquiétudes d'un être souffrant; mais le danger le plus pressant étant écarté, ne fût-ce que pour un instant, il faut renoncer à ces palliatifs aussi trompeurs que dangereux.

Les révulsifs douloureux appliqués à la peau sont dangereux, lorsque le siége du mal en est lui-même peu éloigné. Une chaleur assez forte, entretenue par un corps qui la conserve long-temps, est sur la peau un dérivatif efficace, et dont on n'a rien à redouter. Ainsi, dans certaines douleurs violentes du crâne, occasionnées probablement par quelque affection rhumatismale de la dure-mère, un cataplasme extrêmement chaud, composé par exemple de pommes de terre tirées du feu à l'instant même, produit un effet prompt et certain.

Quant au rhumatisme chronique, ou même qui a conservé quelque chose de la violence des maladies aiguës, les saignées générales ne peuvent l'atteindre. Un petit nombre de sangsues fréquemment appliquées sont d'autant plus efficaces que le mal est plus éloigné du caractère chronique. Lorsque l'inflammation est faible, mais opiniâtre, aucun dérivatif ne doit être négligé; mais de tous ces moyens révulsifs, le plus doux, le plus facile à employer, le plus négligé, et celui qui n'est pas le moins efficace, c'est la friction fréquente de la peau avec de la flanelle imbibée d'un liquide chaud, ou même l'application d'un linge fortement échauffé.

Lorsque l'arthrite se complique avec la gastrite, il en résulte une maladie que l'on nomme vulgairement GOUTTE, et qui serait nommée avec plus de justesse GASTRO-ARTHRITE.

Le danger qui résulte de cette complication est facile à concevoir: les dérivatifs qui éloignent le mal des articulations, peuvent le porter sur les viscères, et réciproquement; de sorte qu'en éloignant l'irritation de ceux-ci, on court risque de la rejeter sur les articulations.

Si l'estomac est sain, on appliquera autour de l'articulation malade, de vingt à trente sangsues; on laissera saigner les piqûres jusqu'à ce qu'elles se ferment, et on réitérera cette application de vingt-quatre en vingt-quatre heures. Si après la cessation de la douleur articulaire, l'irritation se manifeste à l'estomac, aux reins, au cerveau, on appliquera un grand nombre de sangsues près du viscère affecté, sans négliger toutefois d'attirer à la peau, par des sinapismes, l'irritation articulaire.

Ainsi ce n'est point sur l'estomac que doivent être dirigés les dérivatifs : ceux qui croiraient détourner l'arthrite par l'usage des liqueurs fermentées, seraient bientôt cruellement détrompés. Si au contraire, après que les premiers accès sont calmés, le malade s'interdit tout excès de table, toute liqueur spiritueuse, s'il évite tout aliment irritant, il peut compter sur un parfait rétablissement.

L'arthrite traitée d'une manière peu convenable, ou livrée à elle-même, est suivie des plus grands désordres. Tantôt, comme dans la goutte, le liquide synovial se concrète en une matière crayeuse que l'on nomme TOPHUS. Des abcès purulents ont lieu dans les articulations; des kystes se forment dans les tendons. Tantôt la synovie abondamment exhalée, et n'étant point résorbée par les surfaces voisines, cause cette hydropisie d'articulations nommée HYDRARTHRE; enfin les cartilages, les os eux-mêmes se carient, des épanchements aqueux, purulents ont lieu.

L'arthrite, soit sous le nom de rhumatisme, soit sous celui de goutte, est peut-être la maladie dans laquelle un exercice modéré produit l'effet le plus salutaire. En effet, y a-t-il un dérivatif plus doux, plus naturel, plus général que le travail manuel qui exige un certain développement de forces, ou qu'une marche assez rapide et assez prolongée pour causer quelque fatigue? Il en résulte une excitation générale, une légère irritation qui appelle le sang à tous les points de la surface, et le détourne d'un centre d'inflammation.

Il est une espèce d'arthrite très-commune, nommée vulgairement SCIATIQUE, parce qu'elle porte la douleur le long du grand nerf de la cuisse nommé NERF SCIATIQUE, le plus grand nerf de tout le corps.

Cette affection rhumatismale a son siége dans l'articulation nommée COXO-FÉMORALE, qui est la jointure de l'os de la hanche ou du bassin avec celui de la cuisse. Cette articulation est une de celles qui offrent la plus grande surface: aussi l'arthrite qui s'y manifeste est-elle très-douloureuse. Si on l'attaque sur-le-champ par l'application d'un grand nombre de sangsues près du siége de la douleur, on en est, pour ainsi dire, délivré à l'instant; mais si l'on donne à l'inflammation le temps de s'étendre le long du nerf sciatique, et de l'envahir ainsi que son névrilême ou enveloppe, elle fait souffrir le malade des semaines et des mois entiers : un petit nombre de sangsues appliquées dans les différents endroits où la douleur éclate successivement, finissent par diminuer le mal, mais n'en abrègent guère la durée.

Une chaleur tempérée, assez élevée même, mais continuée uniformément, doit concurremment avec un régime sage, une vie sobre et un exercice modéré, rappeler le sang en proportion égale dans tous les vaisseaux voisins de la peau, et vaincre à la fin les maladies articulaires, ou du moins les rendre extrêmement supportables. Quant à la sueur abondante, qui est encore un effet de la chaleur, il est évident qu'elle est une sorte d'évacuation. Immédiatement produite par tous les liquides les plus voisins de la peau, son émission est favorisée par l'action du calorique qui dilate les vaisseaux exhalants : c'est donc avec raison qu'elle a été de tout temps regardée comme un remède tout-puissant contre les maladies articulaires, dont elle prévient les fâcheuses suites, savoir les concrétions et les hydropisies synoviales; elle peut donc, sous ce rapport, rendre la sécrétion synoviale ou articulaire moins abondante.

Les bains sont peu convenables dans les affections séreuses et synoviales, c'est-à-dire dans toutes les maladies suivies d'un épanchement quelconque; car l'absorption assez considérable du liquide par la peau, ne peut contribuer qu'à augmenter l'engorgement du tissu cellulaire. Certaines boissons aromatiques, surtout chez les sujets bien constitués d'ailleurs, et dont l'estomac n'est ni irrité ni irritable, entretiennent une utile révulsion à la peau. En effet, les AROMES, dont l'odeur agréable, mais excitante, décèle assez les propriétés, sont généralement amers, par conséquent toniques, et légèrement excitants.

De tous les dérivatifs, les FUMIGATIONS OU BAINS DE VAPEUR sont les plus efficaces; ils présentent tous les avantages du bain liquide, sans en avoir les inconvénients. Une vapeur chaude, reçue à tous les points de la superficie, la pénètre uniformément d'une douce chaleur, appelle le sang à la peau, cause peut-être, par sympathie, une légère excitation dans le système muqueux, ou dans les canaux intérieurs continus avec la peau, et par conséquent attire de toute part le sang loin du siége de la maladie.

De quelque manière qu'on applique à la peau l'action du calorique, on doit prendre les plus grandes précautions pour que le malade n'éprouve pas de refroidissement: nous ne nous lasserons pas de répéter que l'effet du froid est toujours de concentrer l'action vitale, et par conséquent d'augmenter toute inflammation intérieure.

Les vapeurs sèches sont quelquefois préférables, en

ce qu'elles ne présentent pas le moindre danger d'absorption humide. Voici en quoi consistent, et comment s'opèrent ces FUMIGATIONS SÈCHES, AROMATIQUES. On met sur un réchaud ou mieux sur une plaque de fer rougie au feu, une pincée de lavande, de romarin, de sauge et d'encens; cette vapeur est portée sur toute la peau, ou du moins sur la partie malade. Aux effets de la chaleur, se joignent ceux de la qualité excitante, stimulante des aromates, effets d'autant plus sûrs que la forme gazeuse les rend plus pénétrants.

Le lecteur a pu remarquer que toutes les maladies des membranes séreuses, étant toujours accompagnées de l'épanchement du liquide exhalé par chacune d'elles, il en résulte, lorsque le liquide ne peut être résorbé par les vaisseaux capillaires lymphatiques et reporté dans la circulation, une INFILTRATION du tissu cellulaire ou des organes voisins, qui est nommée HYDROPISIE.

Ainsi l'arachnoïdite produit l'hydropisie de tête ou HYDROCÉPHALE.

La pleurésie, l'hydropisie de poitrine ou HYDROTHORAX.

La pericardite, l'hydropisie du pericarde ou HYDROPERICARDE.

La péritonite, l'hydropisie générale ou ASCITE.

L'arthrite, l'hydropisie articulaire ou HYDRARTHRE.

L'hydrocéphale est accompagnée ou suivie de l'hydropisie de la moëlle épinière ou HYDRORACHIS : souvent les symptômes de cette dernière effacent ceux de l'hydrocéphale.

L'hydropisie de poitrine, de péricarde, l'ascite même, vers leur période la plus avancée, envahissent aussi le poumon qui s'infiltre de sérosité, et devient presque imperméable à l'air. Cette infiltration secondaire se nomme HYDROPNEUMONIE.

Nous ne présentons ici cette liste de maladies mortelles, que pour inspirer un juste effroi à nos lecteurs; puissent-ils veiller assez sur eux-mêmes pour éviter les maladies aiguës qui ont des suites si redoutables, ou, s'ils en sont atteints, ne rien négliger pour s'en guérir, ne pas s'arrêter à moitié chemin, ne pas conserver la moindre trace d'inflammation, et se délivrer, par des précautions sages et long-temps observées, de toute disposition à les contracter de nouveau.

Ce qui rend les hydropisies si funestes, c'est qu'elles sont très-souvent des maladies secondaires, résultat immédiat de la désorganisation des tissus, ou d'un grand désordre dans leurs fonctions. Quant à la manière dont les hydropisies donnent la mort, c'est par la compression des organes entourés d'un tissu cellulaire gorgé de liquide, comme dans l'hydrocéphale et l'hydrothorax: par les effets désorganisateurs d'une inflammation chronique; enfin, par la surabondance de lymphe qui dénature le sang.

Une résorption subite ou lente de la sérosité est le but auquel doit tendre le médecin; cette résorption ne peut avoir lieu que par un changement de disposition, une réorganisation des tissus. Ainsi l'hydropisie est nécessairement et promptement mortelle, quand elle comprime ou attaque un organe dont l'exercice continuel et indispensable ne peut être interrompu. Moins menaçante quand elle occupe un autre siége, elle laisse au moins le temps de tenter quelques efforts: l'abstinence des liquides pour ôter à l'épanchement ses matériaux; l'usage des toniques pour rendre aux organes, aux vaisseaux, leur force absorptive; l'évacuation des eaux par l'opération chirurgicale nommée ponction; la compression mécanique quand les eaux ont été tirées, etc.

L'art médical avoue ici son impuissance et l'empirisme qui en est la suite. Nous n'entretiendrons donc pas plus long-temps le lecteur de ces matières obscures, dont la connaissance paraît tenir à celle du tissu élémentaire de l'être animé.

## MALADIES DE LA PEAU.

La PEAU n'est que la continuation à l'extérieur de la membrane muqueuse qui tapisse les canaux internes, ou plutôt elle n'est elle-même qu'une membrane muqueuse revêtue de tissus qui en modèrent la sensibilité, et la rendent propre à souffrir le contact des corps extérieurs.

L'analogie entre ces deux tissus se fait remarquer par la ressemblance de leurs fonctions. Tous deux absorbent les liquides et même les gaz appliqués à leur surface, tous deux jouissent de la sensibilité; enfin tous deux sont des organes sécréteurs, puisque la peau laisse sans cesse échapper cette sécrétion ou TRANSPIRATION vaporeuse qui prend le nom de SUEUR, lorsque plus abondante, elle se présente sous la forme de liquide.

La peau a aussi ses maladies, ses inflammations. Elles se compliquent presque toutes avec une affection des membranes muqueuses, et souvent on ignore laquelle des deux est primitive.

Les principales maladies inflammatoires de la peau sont la GALE, la ROUGEOLE, la SCARLATINE, la MILIAIRE, la VARICELLE, la VARIOLE OU PETITE VÉROLE, la VACCINE, l'ÉRYSIPÈLE, les DARTRES, la LÈPRE.

La GALE paraît être une affection purement superficielle. Une vive démangeaison, des pustules dures et arrondies, qui se développent en grand nombre à la face dorsale des mains, entre les doigts, autour des articulations, sur la poitrine, sur le ventre, tels sont les signes auxquels on reconnaît cette maladie. Des insectes microscopiques, logés, dit-on, dans ces pustules, y causent un prurit insupportable.

Si l'on abandonne cette phlegmasie à elle-même, non seulement les boutons se multiplient et la peau s'enflamme vivement; mais encore la membrane muqueuse de l'estomac s'affecte sympathiquement: d'abord le malade perd l'appétit et les forces: bientôt survient une gastrite chronique, une inflammation du foie, et ces maladies secondaires sont d'autant plus rebelles qu'il n'y a point de révulsion à opérer sur la peau déjà enflammée; enfin le marasme survient.

Il est rare que la gale, même invétérée, ait des suites aussi funestes: on voit des sujets chez qui elle reste stationnaire, et qui d'ailleurs se portent bien. Les bains, les boissons douces, l'abstinence des irritants, sont les moyens qui suffisent le plus souvent pour se débarrasser de cette dégoûtante maladie. Est-elle rebelle, ou veut-on en être promptement délivré? les bains sulfureux, alcalins, sont ordinairement efficaces.

Les purgatifs violents, les révulsifs à l'intérieur, peuvent occasionner une gastrite ou une inflammation d'entrailles, sans procurer cependant la guérison que l'on désire; enfin si la suppression subite de cette sécrétion inflammatoire a lieu, le tissu cellulaire peut s'infiltrer de la sérosité arrêtée pour ainsi dire au passage, et l'hydropisie s'établit.

On voudra bien ne pas laisser échapper cette vérité, que la suppression subite d'une perspiration ou d'une sécrétion à la peau, peut avoir l'infiltration du tissu cellulaire ou l'hydropisie pour résultat.

La ROUGEOLE est une inflammation ordinairement peu intense de la peau, manifestée par de larges taches demi-circulaires, et accompagnée d'une irritation assez légère des bronches et de la membrane des fosses nasales ; ainsi il y a enchifrenement, enrouement, toux sèche, demangeaison, ardeur, symptômes fébriles, tels que la soif, l'abattement, la chaleur, etc. Ces accidents s'aggravent, et sont dans leur plus grande intensité le troisième ou le quatrième jour : un liquide irritant s'échappe des yeux, le malade tousse et éternue sans cesse, la fièvre est violente, le délire survient quelquefois. Au reste, si cette inflammation reste simple, et n'est compliquée d'aucune autre, le repos, la diète, des boissons adoucissantes suffisent pour en amener promptement la guérison ; les taches pâlissent, l'épiderme tombe en écailles farineuses, et le huitième ou le neuvième jour, il ne reste presque aucune trace de la maladie ; mais il est prudent de ne pas s'exposer au froid qui ferait reparaître la bronchite et les autres symptômes avec une nouvelle violence.

En effet, l'apparition de la rougeole a lieu, sous l'influence d'une disposition particulière de l'atmosphère, à la fin de l'hiver ou au printemps : elle est épidémique et contagieuse. La température si inconstante à cette époque dans nos climats, si variée dans une même journée, éprouve des vicissitudes dangereuses pour les malades, auxquels un air pur et sec, une chaleur douce, sont de toute nécessité.

La rougeole ne suit pas toujours une marche aussi simple. Trop souvent, la bronchite devient pneumonie ou pleurésie ; l'affection légère de l'estomac se change en gastrite, en entérite ; l'arachnoïdite, l'encéphalite, peuvent survenir.

Un refroidissement subit, une suppression soudaine de l'éruption, peut aussi, dans cette maladie, conduire à l'hydropisie.

Que la rougeole soit légère ou grave, simple ou

compliquée, il est donc également dangereux d'appeler l'inflammation du dehors au dedans par des purgatifs, des vomitifs, des toniques: dans les cas graves de complication, on appliquera des sangsues aux lieux indiqués par l'organe où éclate l'inflammation secondaire; au haut de la poitrine, si c'est une bronchite ou rhume; au creux de l'estomac, si c'est une gastrite; sur le ventre, si c'est une gastro-entérite; sur le ventre encore, en très-grand nombre, et sans perdre un seul instant, si c'est une péritonite; aux chevilles du pied, enfin, si c'est le cerveau qui s'affecte.

Ces différentes réactions n'ont guère lieu sans que l'éruption et l'inflammation à la peau ne soient interrompues. Il faut donc les entretenir ou les rappeler par des bains chauds de pieds et de mains, des bains chauds de tout le corps, des bains de vapeur. Les boissons adoucissantes, légères, mais chaudes, ont aussi l'avantage de porter à la peau sans irriter l'estomac, pourvu toutefois que celui-ci ne soit pas affecté au point de ne pouvoir supporter une certaine chaleur.

Si la rougeole très-aiguë amène des maladies violentes, il est trop ordinaire, lorsqu'elle a été peu intense et surtout négligée, de la voir entraîner à sa suite les affections chroniques les plus rebelles. Souvent même, dans le cours de la convalescence, et malgré toutes les précautions, on voit éclater la scarlatine ou quelque autre fièvre. Il faut donc ne rien négliger pour éteindre entièrement l'inflammation, et ne point se fier à l'apparente bénignité de cette insidieuse maladie.

La VARIOLE OU PETITE VÉROLE est une maladie pustuleuse de la peau, contagieuse, épidémique, primitive, et l'une des plus meurtrières qui affligent l'humanité. Cette épidémie éclate ordinairement au printemps, sévit davantage pendant l'été, diminue en automne et cesse en hiver. On ignore, ainsi que pour la rougeole, sous quelle influence atmosphérique elle se développe. Elle ne respecte aucun tempérament, aucun âge, et n'épargne ni l'un ni l'autre sexe. On ne l'a le plus ordinairement qu'une fois en sa vie : mais tout individu qui ne l'a pas eue, ou qui n'a pas été vacciné, peut toujours en être atteint. Cette maladie, que la vaccine fera sans doute disparaître, était inconnue aux anciens; les Arabes la connaissaient l'an 572 de l'ère chrétienne. De l'Égypte et de l'Arabie elle fut apportée en Espagne vers le onzième siècle, et eut bientôt infecté le reste de l'Europe.

Les symptômes de la variole n'ont rien de caractéristique. On voit apparaître tous les phénomènes qui accompagnent un violent mouvement fébrile; lassitudes, maux de tête, frissons suivis de chaleurs, par conséquent pâleur et rougeur alternatives de la face, douleur au creux de l'estomac; tantôt la constipation, tantôt la diarrhée tourmente le malade. Jusqu'alors, tout semble annoncer la gastrite ou la gastro-entérite.

Mais après quelques jours, la chaleur, la démangeaison, la tension de la peau, l'anxiété sont insupportables; l'accélération du pouls est extrême. Les pustules paraissent enfin autour de la lèvre supérieure et du nez, au menton, au cou, à la poitrine; l'éruption ne s'étend sur tout le corps que dans l'espace de deux jours. Si les boutons sont peu nombreux, et conséquemment éloignés les uns des autres, la variole est nommée DISCRÈTE; on l'appelle CONFLUENTE, lorsque les pustules sont innombrables, et se confondent en quelque sorte.

L'inflammation continue à suivre ses périodes. Les pustules s'élargissent à leur base enflammée, et forment à leur sommet des vésicules qui se remplissent d'un liquide d'abord séreux et limpide. Il semble qu'alors l'inflammation devienne extérieure, car l'accélération du pouls diminue.

Cependant les boutons s'enflamment de plus en plus à leur base; le travail de la suppuration commence à s'établir. Une seule pustule, un MAL D'AVENTURE survenu par suite d'une légère brûlure ou d'une lésion d'abord inaperçue et restreinte en un très-petit espace, cause par fois de la fièvre et de l'insomnie; quel effet doit produire un travail inflammatoire qui a pour théâtre la surface entière du corps? la fièvre, les frissons, l'anxiété, la soif, la gêne de la respiration, reparaissent et redoublent d'intensité; l'inflammation de l'estomac, de l'intestin, des bronches, peut être portée au dernier degré de violence : c'est à cette époque que le malade succombe, soit à la gastro-entérite, soit à l'angine qui le suffoque, soit enfin aux accidents cérébraux d'une arachnoïdite secondaire.

Dans ce degré si intense d'inflammation, il n'y a point d'organe qui ne puisse être affecté. Aussi trouve-t-on dans les cadavres les traces de toute espèce de désorganisation. Si cependant les forces vitales peuvent soutenir une attaque aussi violente, le pus s'écoule, se concrète, des croûtes se forment, une démangeaison insupportable tourmente le malade, qui, en grattant, en déchirant les boutons, en soulevant les croûtes, couvre sa peau de cavités, d'aspérités, de taches livides, et conserve toute sa vie des traces hideuses de la cruelle maladie à laquelle il vient d'échapper.

Quand la variole a été confluente, l'inflammation immense qui s'est développée sur tout le corps se porte souvent sur un autre organe. Il n'est point de lésion, point de maladie chronique qui ne puisse en être la suite.

La variole paraît être la complication d'une gastro-entérite d'abord légère, avec une affection inconnue de la peau. On peut faire échouer toutes les autres inflammations, les arrêter dans leur cours à l'aide des adoucissants et des dérivatifs; celle-ci persiste et parcourt ses périodes. Elle chemine d'abord avec lenteur, elle présente les symptômes d'une gastrite assez légère: elle ne cède point aux moyens les plus rationnels.

Il ne reste donc à l'art d'autre ressource que de la combattre. Comme l'inflammation de la peau n'est dangereuse que parce qu'elle réagit sur quelque viscère, il faut d'abord s'attacher à prévenir toute inflammation intérieure.

Le repos, la diète absolue, des boissons chaudes pendant le frisson et en hiver, froides après le frisson et en été, une température douce et égale, l'usage des lavements, des bains chauds de pieds et de bras; la saignée du bras si la poitrine, le poumon, le cerveau, paraissent s'affecter; des saignées locales, c'est-à-dire l'application de sangsues au creux de l'estomac pour calmer l'inflammation d'entrailles qui, quoique peu vive d'abord, augmente bientôt avec celle de la peau; enfin, contre toute affection interne l'emploi des mêmes moyens que dans toute autre maladie, tel est le traitement le plus convenable peut-être, et celui que nous indique l'état actuel de la science.

Généralement, les symptômes sont plus alarmants chez les adultes; ils se guérissent aussi plus difficilement. Moins lymphatiques que les enfants, ils éprouvent dans toute leur violence les accidents inflammatoires.

Des auteurs célèbres recommandent que l'on joigne aux procédés curatifs dirigés contre les inflammations internes que la variole peut produire, des sinapismes aux bras et aux jambes. Nous avouons que nous n'en concevons nullement l'utilité. A peine, sur une peau attaquée dans toute sa surface, trouve-t-on quelques points où l'on puisse appliquer des sangsues, lors même qu'elles sont le plus nécessaires : comment se résoudre à poser un sinapisme sur des pustules enflammées et très-douloureuses ?

La découverte de la VACCINE a extrêmement diminué, depuis environ vingt ans, le nombre des victimes que faisait annuellement la petite vérole. Si le germe de cette maladie réside, comme on est fondé à le croire, dans un miasme inconnu, dans une disposition atmosphérique, aucune précaution individuelle ne peut l'empêcher de se développer ; mais comme ce miasme quel qu'il soit, doit être d'autant plus abondant et plus dangereux qu'il y a plus de malades, il se dissipera sans doute plus promptement, si n'exerçant presque aucune influence, il cesse de se reproduire par ses effets.

Les vaches qui paissent dans des prés bas et froids, et qui en général restent exposées au froid et à l'humidité, contractent une maladie gastro-intestinale, suivie du dévoloppement de pustules. Cette maladie d'ailleurs sans danger, est contagieuse ; et les personnes qui en trayant les vaches reçoivent sur leurs doigts le liquide des pustules, la transmettent d'étable en étable, ou la contractent elles-mêmes, surtout si quelque écorchure favorise l'intromission du pus ; des pustules s'élèvent, de légers mouvements fébriles se font sentir, et si le snjet n'a pas eu la petite vérole, il en est préservé pour toujours.

Cette maladie se nomme en France la PICOTTE DES VACHES, et en Angleterre le COW-POX. Transportée de la mamelle de la vache au bras de l'homme, elle prend le nom de VACCINE, et le pus inoculé se nomme VACCIN.

La vaccine, connue depuis des siècles dans l'Inde, dans quelques contrées de l'Europe, en Languedoc même, avait été ignorée et dédaignée, tandis que l'on prônait l'inoculation de la petite vérole. Enfin Édouard Jenner, médecin anglais, fixa l'attention de l'Europe sur la propriété antivariolique du vaccin, et dès l'an 1800 la vaccination fut mise en usage.

Les EAUX AUX JAMBES, maladie qui attaque presque exclusivement le cheval, et qui est aussi due évidemment au froid et à l'humidité, donnent un pus antivariolique, dont l'effet est le même que celui du vaccin. « Un cocher qui n'avait pas eu la petite vérole, et qui « pansait un cheval atteint depuis peu de jours d'eaux « aux jambes, vint consulter les chirurgiens d'un des « dispensaires de Paris, pour des boutons qu'il portait « au poignet, et qui étaient exactement semblables à « ceux de la vaccine. Cette ressemblance frappa les « chirurgiens, qui s'empressèrent d'inoculer à deux en- « fants la matière contenue dans les boutons du cocher. « La vaccine la plus régulière se développa sur chacun « d'eux, et l'on suivit ainsi plusieurs générations de la « même vaccine. On a, en outre, inoculé à un autre « enfant la matière de la croûte d'un des boutons du « cocher, et cet enfant a eu une vaccine régulière, qui « a servi au bout de huit jours à commencer une autre « série indéfinie de vaccinations ». (*Dict. abr. des sc. méd.*)

Il résulte de la vaccination, le développement d'une inflammation ordinairement très-modérée, accompagnée d'un léger mouvement fébrile, et de phénomènes analogues à ceux de la petite vérole, dans la formation, les progrès et le dessèchement de la pustule que l'inoculation du vaccin produit. Il paraît que le sujet a éprouvé, mais au plus faible degré, les accidents de la variole, et que par là il en est préservé pour toujours, puisque l'immense majorité des individus attaqués de cette maladie ne l'ont plus une seconde fois.

On a lieu d'être étonné qu'il y ait une telle analogie entre la PICOTTE DES VACHES, les EAUX AUX JAMBES des chevaux et la VARIOLE. Cette dernière maladie, comme les deux autres, aurait-elle pour foyer de développement une atmosphère froide et humide? Mais dès qu'une fois le germe en est éclos, les émanations impures des malades et des mourants infectent l'air au loin, et répandent la contagion dans les lieux qu'elle semblait le moins devoir atteindre. Espérons qu'enfin la vaccine non-seulement en restreindra l'étendue, mais encore soustraira l'espèce humaine à l'influence du miasme, dans les lieux mêmes où il prendra naissance.

La vaccine peut être VRAIE OU FAUSSE. Quand elle est vraie, les phénomènes suivants ont lieu :

Après le troisième jour, les symptômes inflammatoires commencent à paraître : il existe un bourrelet circulaire autour d'une dépression centrale.

Ce bourrelet prend une teinte argentée, et s'enveloppe d'une auréole : un endurcissement et une enflure circonscrites de la peau occupent le dessus du bouton vaccinal et de l'auréole.

La lymphe contenue dans le bouton est claire pendant toute la durée de la période inflammatoire.

Et alors on peut être assuré que la vacciue est vraie et préserve pour toujours de la petite-vérole.

Tantôt quelques jours après la vaccination, il survient quelques symptômes fébriles, tantôt on n'observe pas la moindre trace de maladie interne.

La fausse vaccine se reconnaît à des signes non moins certains.

Le premier ou le second jour, quelquefois peu

d'heures après l'insertion du vaccin, une rougeur paraît et s'étend : la pustule s'élève en pointe dès sa naissance; elle ne souffre pas impunément la plus légére compression ; elle contient une matière blanchâtre, opaque ; la moindre piqûre donne issue au pus. Après la fausse vaccine, ou les phénomènes sont nuls, ou ils éclatent d'une manière alarmante. Dès le jour même de la vaccination, quelquefois plusieurs jours après, une fièvre ardente, des vomissements surviennent.

La fausse vaccine n'est point préservatrice de la petite-vérole. Pour que le vaccin ait les qualités requises, il doit être pris sur un sujet sain d'ailleurs, qui n'ait pas eu la petite-vérole, (car la vaccine serait fausse), et du troisième au cinquième jour de la période inflammatoire. Il doit être visqueux, sortir lentement du bouton en forme de globule, se dessécher sur la peau et la tirailler en se concrétant, se dessécher promptement sur l'instrument, y former un enduit gommeux, roidir les fils qui en sont imprégnés, et s'en détacher en écailles brillantes et vitrées.

Comme on le recueille pendant le travail inflammatoire, il n'est point partout le même ; les premières gouttes peuvent réunir tous les caractères que nous venons de décrire, et les suivantes être impropres à la vaccination.

Le vaccin est inodore, d'une saveur âcre et salée; il est de nature alcaline, et promptement décomposé par la lumière, la chaleur et l'air atmosphérique. Mais si on le préserve de leur influence, renfermé dans des tubes fermés hermétiquement, ou à leur défaut, entre deux verres plats, on peut le conserver plusieurs années et l'envoyer au loin. Moins il est visqueux, plus il oxide promptement le fer, l'acier et l'argent mêlé de cuivre.

On a accusé, on accuse encore la vaccine, 1° d'être inefficace; 2° de produire des maladies secondaires.

Le premier de ces reproches ne peut être fondé d'une part que sur l'ignorance où l'on est des qualités de la vraie vaccine, et de l'autre, sur la négligence ou la mauvaise foi de quelques individus auxquels cette opération importante ne devrait pas être confiée. Que les parents étudient les caractères de la vraie vaccine, qu'ils ne confient la vaccination de leurs enfants qu'à des hommes au-dessus de tout soupçon et de tout reproche, ils ne verront jamais éclater la petite-vérole. La vaccine ne préserve pas, il est vrai, de deux affections asssez légères, mais dont la petite-vérole ne préserve pas non plus : ce sont la varicelle et l'éruption varioloïde.

La VARICELLE est une phlegmasie de la peau qui a quelques rapports avec la variole : son principal phénomène est aussi une éruption à la peau. L'accélération du pouls, la chaleur de la peau précèdent l'apparition de cette maladie qui est toujours sans danger, et n'exige que le repos, un régime léger, végétal et des boissons rafraîchissantes.

Quant à la VARIOLOÏDE, elle offre des traits de ressemblance si frappants avec la petite-vérole, qu'on l'a nommée VARIOLE MITIGÉE. Elle a lieu chez des sujets même régulièrement vaccinés, ou qui ont eu la petite-vérole : elle est bien moins violente, parcourt rapidement ses périodes, et donne rarement la mort. Encore n'est-ce que dans le cas d'une complication grave, ou lorsque le sujet n'a pas été régulièrement vacciné. Le peuple confond la varicelle et la varioloïde sous la dénomination de PETITE-VÉROLE VOLANTE.

La SCARLATINE est une phlegmasie de la peau qui doit son nom à de larges taches écarlates confluentes :

elle est tantôt simple, tantôt accompagnée de quelque inflammation viscérale.

Un sentiment de lassitude, des horripilations, une chaleur légère le soir, précèdent d'abord la scarlatine simple : le deuxième ou le troisième jour, la peau se couvre de taches d'abord petites et d'un rouge peu foncé, bientôt larges et d'un écarlate vif. Elle paraît peinte en rouge; elle est brûlante, sèche, douloureuse. Bientôt cependant les taches pâlissent, s'effacent, quelquefois d'autres paraissent en même temps. La peau se couvre d'une sorte de farine, la pellicule qui a subi les effets de l'inflammation tombant en poussière. Dans cette nuance de la scarlatine, il y a quelque fièvre : le malade souvent conserve l'appétit et le sommeil; quelquefois même il ne garde pas le lit.

La fièvre peut être assez forte pour que le pouls soit plein, fort, vif, fréquent, sans qu'il y ait encore inflammation d'aucun viscère : ce cas n'est pas beaucoup plus grave que le précédent.

La scarlatine simple n'offre aucun danger : il suffit de préserver le malade de l'impression du froid, de l'humidité, d'une trop grande chaleur, de tout aliment, de toute boisson irritante, et d'empêcher le développement si fréquent dans cette maladie, d'une inflammation intérieure.

Lorsque la scarlatine doit se compliquer de l'inflammation gastrique, bronchique ou gutturale, elle est annoncée par des symptômes plus graves. Le malade éprouve des douleurs de tête, de la pesanteur, de la chaleur à la gorge, de l'enrouement, une toux sèche, des éternumens fréquents : il y a constipation ou diarrhée. Les symptômes s'exaspèrent le soir, et tous les viscères paraissent affectés : l'assoupissement, les convulsions même annoncent que le cerveau est menacé. L'amertume de la bouche, les vomissements bilieux indiquent que le foie et l'estomac partagent l'inflammation : la difficulté d'avaler, le gonflement des amygdales et de l'arrière-bouche, un écoulement considerable de tous les liquides de cet organe font connaître l'inflammation de la gorge. La langue se couvre d'aphthes à sa base : une sécrétion inflammatoire et puriforme tendant à s'organiser en fausses membranes, s'établit dans des régions plus profondes; la trachée artère, les bronches s'enflamment, s'embarrassent, le son de la voix devient croupal, le malade est menacé de suffocation.

C'est au milieu de ces symptômes, et au bout de deux ou trois jours que l'on voit paraître l'éruption. Elle est accompagnée de la tuméfaction de la peau et de celle du tissu cellulaire attenant, qui participe aussi à l'inflammation; car les articulations se gonflent, et les doigts ne se plient qu'avec peine.

Si l'inflammation envahit l'estomac ou l'intestin, on voit éclater les symptômes de la gastrite, de l'entérite, de la gastro-entérite; enfin si le cerveau ou ses membranes s'affectent, tous les accidents des maladies cérébrales ont lieu.

Quelquefois ce sont les articulations et les muscles qui sont attaqués sympathiquement; alors ils deviennent douloureux, s'enflent, et n'obéissent plus à la volonté.

Très-souvent encore, la peau est douloureuse, ou plutôt la pression fait éprouver une douleur interne; alors on a lieu de craindre l'infiltration des liquides cutanés et muqueux dans le tissu cellulaire, ou l'anasarque, si promptement suivie de l'ascite, ou de l'hydropisie du péritoine.

Lorsque la scarlatine est compliquée, le traitement

doit convenir aux différentes maladies secondaires. En effet, dans la scarlatine, l'affection viscérale a le plus souvent lieu, sans que la phlegmasie de la peau diminue.

Pour entretenir à un degré modéré l'inflammation de la peau, et favoriser l'éruption, on recommandera au malade de garder le lit, de se couvrir légèrement, d'éviter également le froid et l'extrême chaleur. On prescrira l'usage des lavements, des boissons légères et édulcorées. On s'en tiendra à ces moyens, tant que les yeux, la gorge, la poitrine ne sont que légèrement affectés. Mais si l'inflammation et la rougeur de la peau augmentent, si quelque viscère menace de s'affecter, les saignées du bras sont nécessaires; les applications de sangsues ne le sont pas moins, lorsque le viscère attaqué est éloigné du centre de la circulation, ou renferme beaucoup de sang.

On ne peut se dissimuler que le traitement de la scarlatine ne présente encore bien des incertitudes : elle éclate comme les autres maladies de la peau, sous l'influence de l'humidité; elle est épidémique et contagieuse. Mais quelle cause particulière fait éclater de préférence la rougeole, la variole, la scarlatine?

La MILIAIRE est une éruption à la peau, de vésicules qui ont la forme et la grosseur d'un grain de millet. Elles se remplissent d'une lymphe transparente, qui bientôt prend un aspect laiteux. La faiblesse, la chaleur, le prurit, une sueur aigre, accompagnent cette éruption : les premières vésicules s'ouvrent, suppurent, se dessèchent; d'autres les remplacent.

Lorsque cette maladie est primitive et simple, ce qui est fort rare, elle cède promptement au repos, à la diète, aux boissons adoucissantes, à une chaleur modérée, à un air pur et sec.

La miliaire survient presque toujours secondairement dans le cours d'une inflammation interne, et il en résulte non une dérivation à la peau qui affaiblisse l'affection interne, mais une complication fâcheuse. C'est dans les lieux bas, froids et humides, ainsi que sous l'influence d'une atmosphère brûlante, que la miliaire se déclare : la raison en est dans les préjugés où l'on est presque partout, qu'une violente chaleur est nécessaire aux malades ; non-seulement on les place dans une chambre très-échauffée, mais encore on les surcharge de couvertures. Ce préjugé est tellement répandu que les Égyptiens eux-mêmes placent les malades affectés de la petite-vérole dans la pièce de la maison la plus exposée aux rayons du soleil, et augmentent encore la chaleur en y faisant du feu. Pendant le séjour de l'armée française en Égypte, Desgenettes publia un mémoire en langue arabe, dans lequel il exposait les suites funestes d'un tel usage. Mais quel succès peut avoir eu cette tentative chez un peuple ignorant, opiniâtre et ennemi de tout changement ?

Comme la miliaire peut être épidémique, elle est alors occasionnée, ainsi que les autres maladies de la peau, par une disposition particulière de l'atmosphère.

Nous venons de dire que l'apparition de la miliaire, loin de diminuer l'inflammation interne, l'aggrave presque toujours. Il serait donc absurde de la favoriser et d'appeler la phlegmasie à la peau. Traiter méthodiquement l'affection interne pour prévenir cette maladie, quand elle paraît, ne couvrir que légèrement le malade et traiter la maladie principale sans avoir égard à la miliaire, voilà la méthode que la raison prescrit et que le succès justifie presque toujours.

On appelle DARTRE une inflammation chronique de

la peau, toujours partielle et même très-circonscrite surtout dans ses commencements, dont le principal caractère est la rougeur, le plus souvent violette, de la superficie qu'elle envahit.

La dartre est dite FARINEUSE, lorsque les élevures, quelquefois imperceptibles, se changent en se desséchant, en parcelles blanchâtres, semblables à de la farine ou à du son. Elle cause d'abord un léger prurit, la peau rougit faiblement, la démangeaison peut devenir très-vive.

Elle est SQUAMEUSE, c'est-à-dire écailleuse, lorsqu'elle se manifeste par une rougeur plus ou moins foncée, suivie de la formation de petites fistules très-multipliées, qui laissent suinter, en se rompant, une matière ichoreuse, abondante : l'épiderme tombe en écailles larges, transparentes, tantôt sèches, tantôt humides. Ces phénomènes sont accompagnés d'une démangeaison excessive, quelquefois semblable à la sensation que cause une brûlure : elle peut devenir telle, que le malade désire ardemment la mort.

La dartre est CRUSTACÉE ou croûteuse, lorsqu'elle débute par des pustules plates, qui en se rompant laissent échapper un ichor de la consistance et de la couleur du miel. Cette matière se concrète en croûtes, sous lesquelles la peau est rouge, couverte d'une matière puriforme, visqueuse, abondante ; à peine sont-elles tombées, que d'autres se forment. La démangeaison, la tension, l'ardeur varient et reviennent par accès ; surtout aussitôt après la chûte des croûtes, et quand la maladie est ancienne.

Dans cette espèce, les récidives sont très-fréquentes et la moindre cause les provoque.

La dartre PUSTULEUSE est caractérisée par des boutons qui s'élèvent sur une partie enflammée de la peau; à leur sommet se forme une petite quantité de pus dont le dessèchement forme une écaille légère. A côté du bouton desséché, d'autres s'élèvent et se dessèchent incessamment.

Cette nuance est celle qui paraît le plus souvent dépendre de l'irritation de l'estomac ou du foie.

Enfin l'espèce la plus redoutable est la dartre RONGEANTE. La peau devient rouge et dure, l'épiderme se soulève, le tissu muqueux est découvert, une pustule s'y développe, s'ulcère et répand une matière âcre qui excorie les parties environnantes. Une large croûte se forme par la concrétion de cette matière, elle tombe et se renouvelle. Cependant le mal s'étend en largeur, en profondeur, la peau se détruit, le tissu cellulaire est envahi, les os eux-mêmes sont attaqués. Souvent cette affreuse maladie est confondue avec le cancer. Il est inutile de dire qu'un prurit insupportable, les plus vives douleurs, accompagnent ces accidents: bientôt les voies digestives s'irritent sympathiquement; une profonde tristesse, une excessive langueur s'emparent du malade.

Les maladies aiguës de la peau, la suppression de la transpiration, d'un vésicatoire, d'une affection rhumatismale, une chaleur excessive, la malpropreté extrême, les molécules qui dans différentes professions s'attachent à la peau et l'irritent, sont autant de causes qui peuvent produire les dartres.

Les enfants et les sujets lymphatiques, les individus qui usent d'aliments grossiers, aqueux, chargés d'éléments irritants, non nutritifs, putréfiés, sont sujets aux différentes nuances de cette maladie; la surabondance de principes inutiles, nuisibles même, qui entrent dans l'organisme, irritent non seulement les voies digestives, mais encore les vaisseaux et la peau.

La dartre farineuse se guérit facilement par les bains, les lotions émollientes, et l'usage d'une boisson qui favorise la sécrétion de la sueur et des urines, telle que l'infusion de fleurs de tilleul, de sureau, de pensée sauvage. On peut aussi se laver avec de l'eau acidulée de vinaigre ou de jus de citron, ou d'acétate de plomb (extrait de Saturne) très-étendu d'eau.

Les bains d'eau ou de vapeur, les lotions émollientes, les fomentations de même nature, un régime propre à prévenir toute irritation de l'estomac, des tisanes mucilagineuses, du bouillon de grenouilles ou de jeunes animaux, sont des moyens utiles dans toutes les dartres, suffisants même pour les guérir, lorsqu'elles ne sont ni violentes ni anciennes.

Les lotions et les fomentations ne doivent pas être négligées, lors même que l'on prend des bains. En effet ces moyens, dont on peut répéter très-fréquemment l'emploi, font tomber les débris écailleux et les croûtes, enlèvent la matière âcre ou l'étendent, et diminuent considérablement la démangeaison et l'ardeur.

Si le prurit est excessif, les émollients ne suffisent pas; les bains et les lotions doivent tenir en dissolution des principes calmants et narcotiques. La jusquiame, la morelle, la douce-amère, l'acétate de morphine en lotions ou en cataplasmes calmeront les élancements, et préviendront la dégénérescence cancéreuse.

Si l'inflammation est vive et douloureuse, la dartre étendue, le tissu cellulaire sous-jacent gonflé et douloureux, une saignée générale peut produire de bons effets; mais des sangsues placées aux environs de la partie affectée agiraient plus directement et plus promptement.

Nous ne parlons point ici des vésicatoires et des autres irritants que l'on applique parfois à la peau: un praticien expérimenté peut seul employer de tels moyens, qui produisent une irritation fort dangereuse et susceptible de se porter sur les viscères.

Les affections sympathiques des viscères ont lieu et s'aggravent à mesure que la dartre est plus ancienne, par conséquent plus étendue et plus intense. Cependant les purgatifs peuvent être employés avec avantage, comme un dérivatif général ; mais c'est lorsque l'estomac n'est point irrité ou l'est peu ; ou enfin lorsque la maladie est parvenue à ce degré de violence, qui fait en quelque sorte mépriser tout autre danger.

Nous ne parlerons point ici du PEMPHIGUS, consistant en pustules éparses, semblables à celles qu'occasionne une brûlure, et qui cède aux moyens antiphlogistiques déjà tant de fois indiqués dans cet ouvrage ; ni de la LÈPRE, maladie cutanée chronique, le plus souvent incurable, dans laquelle la peau paraît avoir interrompu ses fonctions sécrétoires, et qui heureusement est assez rare dans nos climats pour que la plupart de nos médecins ne l'aient jamais vue.

## DES DIFFÉRENTES INFLAMMATIONS VISCÉRALES, LONG-TEMPS COMPRISES SOUS LA DÉNOMINATION GÉNÉRALE DE FIÈVRES.

Il est deux phénomènes qui paraissent intimement liés aux lois de la vie et à celles de la nature en général : c'est la RÉMISSION, ou diminution momentanée d'intensité dans les symptômes d'une maladie, et l'INTERMITTENCE, ou cessation souvent totale et périodique de ces mêmes symptômes, qui reparaissent à des intervalles à peu près égaux.

On a cherché les causes de ces phénomènes dans la périodicité de la nutrition, dans la succession alternative des jours et des nuits, du chaud et du froid ; dans les influences périodiques de la lune, du soleil.

Mais enfin, puisqu'il y a périodicité des fonctions vitales dans l'état de santé, la même chose a nécessairement lieu dans les maladies qui ne sont que l'exaltation des forces vitales; et si ces variations nous échappent quelquefois, elles n'en sont pas moins réelles.

Une maladie est dite CONTINUE, lorsqu'elle n'offre que des variations peu sensibles, fussent-elles périodiques. Mais presque toutes les maladies, lorsqu'elles ne sont pas parvenues à un très-haut degré d'intensité, sont sensiblement RÉMITTÈNTES à certaines heures du jour, ou d'un jour à l'autre. Ainsi la rémittence a souvent lieu le matin, ou à midi; le redoublement, le soir ou pendant la nuit: presque toutes ont un bon et un mauvais jour.

Une maladie est dite INTERMITTENTE, lorsqu'elle présente une cessation totale et périodique de symptômes.

Et comme le symptôme le plus apparent, celui qui selon son degré d'intensité aggrave tous les autres, est la FIÈVRE qui accompagne toujours l'inflammation; on a dit et l'on dit encore FIÈVRE CONTINUE, FIÈVRE RÉMITTENTE, FIÈVRE INTERMITTENTE.

Dans les maladies aiguës qui donnent lieu au développement de la fièvre rémittente, une partie seulement des symptômes disparaissent: de sorte qu'on peut les considérer comme incomplètement intermittentes.

Les maladies intermittentes offrent, au contraire, une interruption entière des symptômes morbides; le sujet semble avoir tout-à-fait recouvré la santé.

Le retour ou l'exaspération des symptômes se nomme ACCÈS; ce n'est que le renouvellement des symptômes qui ont eu lieu lors de l'invasion de la maladie. Il faut cependant observer que si on l'abandonne à elle-même, ou, ce qui n'en diffère pas beaucoup, si on la combat par des moyens sans efficacité, chaque accès présente des symptômes plus graves que celui qui l'a précédé. En effet, quelque complète que paraisse la disparition du mal, il reste aux organes une plus grande irritabilité qui les rend plus accessibles à une attaque nouvelle.

Le calme que laisse un premier accès de fièvre intermittente a toutes les apparences de la santé. Mais plus les accès se répètent, plus il reste au malade de mal aise, de faiblesse, d'abattement. La maladie passe quelquefois à la rémittence, et devient enfin continue, ce qui est fâcheux, si cet état est la suite de la violence des symptômes.

Les DÉRIVATIFS étant des irritants par le but même de leur emploi, il est évident qu'on ne peut les employer à l'intérieur que dans l'intervalle des accès, et dans le moment le plus calme de cet intervalle. L'effet tonique et astringent des AMERS y a fait recourir. Mais de toutes ces substances, le QUINQUINA, écorce d'un arbre du Pérou, s'est trouvée la plus efficace. L'effet n'en est pas bien expliqué. Il paraît qu'il n'est salutaire qu'autant que l'état d'inflammation fébrile de l'estomac a entièrement cessé; car lorsque ce viscère est primitivement ou spécialement affecté, comme dans les gastrites chroniques, ce spécifique ne ferait qu'augmenter l'état d'inflammation.

On a substitué au quinquina le SULFATE DE QUININE; par là on a l'avantage d'administrer la dose voulue sous un moindre volume, ce qui épargne au malade le désagrément d'éprouver longuement la sensation d'une amertume intolérable pour plusieurs personnes.

On a cherché à remplacer le quinquina par divers autres toniques. La CAFÉINE, ou décoction très-concentrée de café, a été employée pour les enfants et les sujets faibles : différentes substances amères, acerbes, astringentes, ont arrêté les accès des fièvres intermittentes, mais toutes ont échoué beaucoup plus souvent que le quinquina.

Assez souvent le quinquina arrête la fièvre, et l'accès ne revient plus ; quelquefois il reparaît, et s'il est beaucoup plus faible, on a lieu d'espérer qu'une seconde dose achevera ce que la première a commencé.

Dans le moment de l'accès des fièvres intermittentes, lorsque les symptômes sont graves, portés à un haut développement, surtout si des organes importants sont envahis par l'inflammation, on doit avoir recours aux saignées, soit locales, soit générales ; ces procédés n'arrêteront pas l'accès dont rien ne peut interrompre le cours, mais en diminueront l'intensité, calmeront considérablement l'irritation gastrique, et prépareront l'organe gastro-intestinal à éprouver sans s'irriter l'action du quinquina ou de tout autre dérivatif : il en résultera encore que les organes disposés à l'inflammation ne recevront point de l'estomac ou de l'intestin cette réaction sympathique dont nous avons déjà parlé.

Lorsque dès le premier accès d'une fièvre intermittente le cerveau ou ses membranes se trouvent attaquées tout-à-coup, les accès subséquents croissant toujours en violence, le second ou le troisième peut enlever le malade. C'est ce que les médecins ont nommé FIÈVRE INTERMITTENTE PERNICIEUSE, non qu'elle diffère des autres affections du même genre, mais parce qu'elle attaque tout-à-coup et avec violence le plus important des organes. Le médecin doit administrer le quinquina dès le premier intervalle qu'il peut saisir ; mais il est de la dernière importance que les personnes qui entourent le malade rendent un compte fidèle et détaillé de tous les phénomènes de l'accès, car dans les moments de repos et d'abattement, le médecin ne peut ni remonter aux symptômes dont il n'a pas été témoin, ni prévoir les accidents qui se préparent dans le calme apparent de l'organisme.

Dans tout ce qui précède nous avons vu, 1.° que l'estomac n'éprouve presque jamais aucune atteinte qui ne soit promptement ressentie par l'intestin, et réciproquement, que si l'intestin est primitivement attaqué, l'estomac ne tarde pas à l'être sympathiquement, c'est-à-dire, en d'autres termes, que s'il y a d'abord gastrite ou entérite, il y a presque aussitôt GASTRO-ENTÉRITE, ou complication des deux maladies; 2° que toute irritation ou inflammation d'un membre, de quelque muscle, d'un viscère quelconque, mais surtout du cerveau ou de la peau, détermine promptement la perte de l'appétit et la plupart des symptômes de la gastrite et de la gastro-entérite.

La première de ces conséquences n'a pas besoin d'autre preuve que la continuité de l'estomac avec l'intestin, puisque ce ne sont que deux portions diversement modifiées d'un même organe; mais qu'elle serve surtout d'avis à nos lecteurs, afin que dans le cas de mal aise, de douleurs à l'estomac ou à l'intestin, de digestion difficile, de diarrhée ou de constipation, ils se considèrent comme affectés à la fois de gastrite et d'entérite, et qu'ils suivent le même régime dans toutes ces circonstances; diète, boissons adoucissantes, abstinence absolue d'irritants, saignées locales, c'est-à-dire application de sangsues au siége de la douleur. Que de maladies aiguës et promptement mortelles évitées par des procédés si simples!

La seconde observation, que toute lésion ou affection morbide se reporte promptement sur l'estomac, n'est pas moins facile à saisir. La blessure extérieure la plus légère nous donne la fièvre et nous prive quelquefois de l'appétit pour un jour ou deux. En effet, nous l'avons déjà dit, et dans des matières qu'il est si important de connaître, on ne doit pas épargner les redites: l'afflux du sang, la chaleur qui résulte de la surexcitation de l'action vitale sur un point, la réaction des nerfs irrités qui à leur tour exaltent la sensibilité sur d'autres points, et principalement sur les organes faibles ou disposés à l'irritation, accélèrent la circulation et augmentent la chaleur dans tout l'organisme. Mais le grand nerf sympathique et les innombrables filets nerveux qu'il envoie aux viscères et surtout aux glandules de l'estomac, intéressent fortement ce dernier organe dans la surexcitation générale, et ne tardent pas à l'IRRITER.

On voit donc que la FIÈVRE est toujours immédiatement suivie de la GASTRITE qui se combine avec l'affection primitive.

Et comme le cerveau et la peau ont une influence prépondérante sur l'organisme, l'un comme siége de la sensibilité et point de départ ou de réunion des nerfs, l'autre à cause de sa vaste surface, des impressions qu'elle reçoit sans cesse, et du nombre prodigieux de filets nerveux qui vont s'y terminer, il est évident que toute maladie du cerveau ou de la peau ne tarde pas à faire éclater une gastrite violente.

C'est ce que nous avons vu en traitant de ces maladies.

D'un autre côté, l'estomac et l'intestin sont soumis à l'influence immédiate de tant de causes d'irritation, qu'ils sont très-souvent attaqués primitivement, ou en même temps que les autres organes.

Les causes prédisposantes sont l'âge adulte, la vieillesse, le tempérament bilieux, une sensibilité vive, l'inaction ou des exercices trop violents, les passions fortes et tristes.

On regarde comme causes immédiates l'impression continue de la grande chaleur, surtout de la chaleur humide; les miasmes émanés des hôpitaux, des prisons, des vaisseaux; l'usage des substances irritantes, soit comme aliments, soit comme remèdes; les boissons froides prises quand le corps est en sueur, enfin les suppressions subites des sécrétions.

Le séjour dans une atmosphère humide et chargée de miasmes putrides, l'usage d'aliments putréfiés ou près de l'être, d'eaux impures ou corrompues, enfin l'excessive malpropreté, produisent infailliblement des gastro-entérites aiguës qui, par cette raison, ont été nommées FIÈVRE DES CAMPS, DES PRISONS, D'HÔPITAL.

L'opinion long-temps dominante, que la fièvre était une affection différente de l'inflammation gastro-intestinale, et non un de ses symptômes, a fait donner à ces maladies le nom de FIÈVRES GASTRIQUES, parce que l'intensité de l'inflammation accélère prodigieusement la circulation et multiplie les phénomènes fébriles; cependant ce ne sont que des GASTRITES proprement dites, ou des GASTRO-ENTÉRITES violentes: elles exigent un traitement semblable, mais dont l'énergie doit être proportionnée à la force du mal.

En général, un FRISSON plus ou moins vif qui se fait sentir ordinairement dans le dos, annonce l'instant où l'irritation se concentre et va réagir sur les organes circulatoires, c'est-à-dire, l'invasion de la fièvre.

Lorsque l'estomac et l'intestin grêle sont seuls irrités, les symptômes sont, douleur au creux de l'estomac; langue sèche, blanche ou jaunâtre, rouge sur les bords et à la pointe; dégoût, soif, nausées, vomissement de glaires; désir des boissons fraîches et acidules; peau brûlante et sèche; face par fois très-colorée; douleur et pesanteur au front; constipation, urines rares. C'est cette variété qui semble le mieux mériter le nom de FIÈVRE GASTRIQUE.

Si les symptômes qu'on vient d'indiquer sont très-intenses, la maladie prend le nom de FIÈVRE ARDENTE.

Dans les sujets chez lesquels le sang abonde, les phénomènes fébriles prédominent, et cette nuance de la gastrite est nommée FIÈVRE INFLAMMATOIRE.

Si l'irritation s'est propagée jusqu'aux canaux biliaires, à la vésicule du fiel, même au foie, la bile sécrétée plus abondamment colore la langue et la peau en jaune: il y a amertume de la bouche, dégoût de toute substance grasse, désir de boissons acidules, qui sont conservées par l'estomac; les selles sont bilieuses, jaunâtres, verdâtres, les maux de tête violents, la douleur s'étend du creux de l'estomac à l'hypocondre droit. Il y a constipation, rareté d'urines. Cette variété se nomme FIÈVRE BILIEUSE.

Lorsque la langue au contraire est blanche, la soif presque nulle, l'haleine fétide, acide, que les matières évacuées par le vomissement et la diarrhée sont blanches, visqueuses, la salivation épaisse, fade, acide, la gastro-entérite prend le nom de FIÈVRE MUQUEUSE; une atmosphère froide et humide, les aliments à la fois aqueux et féculents, les viandes corrompues, l'usage de la bière, du cidre, la malpropreté, sont les causes de cette maladie. On agite la question si l'inflammation attaque les glandules muqueuses ou la membrane elle-même: ce qu'il y a de certain, c'est que la membrane muqueuse, celle même des bronches, est enflammée dans toute son étendue; des aphthes se montrent aux lèvres, aux parois de la bouche, à la gorge : de toutes les affections gastriques, c'est celle qui résiste le plus long-temps aux remèdes.

Dans le cours de plusieurs gastrites, on voit apparaître des VERS. Comme ce phénomène semble se lier plus particulièrement aux symptômes de la fièvre muqueuse, c'est ici le lieu d'en parler.

Un des phénomènes les plus remarquables de la putréfaction, c'est la présence des VERS. Aussi, loin d'étudier cette opération importante de la matière qui tend à s'animaliser, on a regardé ces êtres informes avec un dédain mêlé d'horreur ; de tout temps ils ont fourni à la poésie et à l'éloquence les images les plus frappantes de la mort et de la corruption, sa triste et hideuse compagne.

Et comme les vers se développent et se multiplient très-souvent dans l'intérieur des animaux vivants, on n'a pas manqué de regarder leur apparition comme le signe funeste d'une putréfaction commençante : et il y a eu des maladies de vers, des FIÈVRES VERMINEUSES, qui ont pris rang parmi les fièvres putrides.

On n'ignorait pas cependant que sous l'influence de certaines causes dont les principales paraissent être l'humidité et la chaleur, il se développe diverses espèces d'animaux parasites à l'extérieur, sans aucun signe de putréfaction ; pourquoi les mêmes choses ne se passeraient-elles pas à l'intérieur ?

On s'est beaucoup occupé de la question de savoir si les vers sont le fruit de générations non interrompues, ou s'ils doivent naissance à l'animalisation immédiate de la matière. Mais, outre que ces deux voies de reproduction sont également inexplicables, on ne conçoit pas d'où viendraient les germes ou les œufs de ces animaux.

Chez les sujets faibles, lymphatiques, et principalement chez les enfants et les femmes, une nourriture féculente, lourde, aqueuse, n'est digérée qu'imparfaitement; l'estomac fatigué s'irrite, et la membrane gastro-intestinale sécrète une mucosité surabondante qui en vertu de certaines conditions s'animalise sans doute. Ensuite les vers se multiplient indéfiniment, car ils sont doués d'organes reproducteurs.

On voit par là qu'ils sont un des symptômes d'une gastrite commençante : leurs mouvements ondulatoires, les picotements, la succion qu'ils exercent, aggravent l'irritation et rendent la sécrétion muqueuse plus abondante.

La perte ou l'excès de l'appétit, l'enduit blanchâtre de la langue, la salivation, la fétidité de l'haleine, le hoquet, les nausées, le vomissement, les coliques, la diarrhée, le ténesme, tels sont les signes indicateurs de la présence des vers. Les maux de tête, le fourmillement aux aîles du nez, l'éclat extraordinaire des yeux, en sont les signes sympathiques.

Mais comme il n'est point de maladie gastro-intestinale qui n'offre ces indices, on ne peut être certain de la présence des vers que par leur sortie du corps.

Remarquez encore que la plupart de ces symptômes sont ceux de la fièvre muqueuse : en effet si les vers séjournent en grand nombre dans tout le canal intestinal, leur action et le travail de la membrane qui sécrète une quantité extraordinaire de mucus, prédisposent singulièrement à ce genre de gastro-entérite.

Au reste, on s'est exagéré les désordres que peuvent causer les vers. On les a regardés comme la cause des maladies qu'ils aggravent sans doute, mais dont ils ne sont que l'effet; et pour les expulser, on a prodigué sous le nom de CONTRE-VERS, les purgatifs, les vomitifs, les amers, enfin tous les irritants susceptibles de porter une affection gastrique au plus haut degré d'intensité : la prostration, le délire, les convulsions surviennent, et l'on dit que le sujet est mort d'une fièvre vermineuse.

On a recours à deux moyens généraux pour obtenir l'expulsion ou la destruction des vers : les médicaments compris sous le nom de VERMIFUGES, d'ANTHELMINTIQUES ou vulgairement CONTRE-VERS, et le régime alimentaire tonique.

Les vermifuges sont des purgatifs, des vomitifs qui en excitant les contractions de l'estomac et des intestins, détachent et chassent les vers ; ou ce sont des substances très-irritantes qui agissent sur les parois de l'organe gastro-intestinal, et peut-être sur les vers eux-mêmes. Les AMERS paraissent être particulièrement doués de cette dernière propriété.

Les purgatifs les plus violents, les poisons mêmes, qui d'ailleurs en diffèrent peu, ont été dirigés contre le TÆNIA, si improprement nommé VER SOLITAIRE, puisque plusieurs tænia peuvent exister dans un même individu. Mais que ce remède héroïque ait ou non réussi, il faut presque aussitôt après l'avoir employé, en neutraliser les effets par des boissons adoucissantes, et ne pas hasarder trop tôt une nouvelle tentative.

Lorsque l'irritation est nulle ou très-faible, on provoque l'expulsion des vers intestinaux par l'usage des amers, et surtout de certains amers bien connus, qui paraissent agir directement sur ces animaux. Mais il ne suffit pas de les avoir détruits, car ils reparaîtront, si on laisse subsister la cause qui peut les reproduire.

Et comme cette cause réside ordinairement dans le régime alimentaire, ou dans le mode d'action des organes digestifs, un changement total de régime la fera disparaître. Aux végétaux féculents, abondants en mucosités, on substituera les bouillons gras, les viandes faites, les végétaux riches en principes nutritifs, les aliments et les boissons modérément toniques; du vin qui, loin d'être acide, ait acquis à force d'être vieux, une sorte d'amertume; l'eau fraîche même: en effet les toniques resserrant, comme nous l'avons déjà dit, les fibres du tissu gastro-intestinal, augmentent l'activité de cet organe, procurent des digestions complètes, plus rapides, et préviennent cette surabondance de mucosité qui crée d'abord, et ensuite alimente les vers.

Si des signes non équivoques d'irritation interdisent l'usage des vermifuges amers, quelque acide très-peu concentré pourra les remplacer: mais les huiles surtout, dont l'effet purement mécanique, à ce qu'il paraît, est de lubréfier les membranes, de forcer les vers à glisser, et peut-être d'obstruer en eux les voies respiratoires.

Enfin lorsqu'un sujet, déjà en proie à une gastro-entérite grave, réclame de prompts secours, non seulement il ne faut pas s'occuper du soin d'expulser les vers par des purgatifs ou des amers, mais encore on ne doit diriger ses efforts que contre la maladie principale: recourir aux purgatifs, aux vomitifs, aux amers pour détruire les vers, ce serait, comme on l'a fait long-temps, rendre la catastrophe infaillible.

Dans toutes ces variétés de la même inflammation, si les secours nécessaires sont administrés dès le commencement, c'est-à-dire, si par les moyens que nous avons déjà indiqués en parlant de la gastrite, on diminue l'irritation gastro-intestinale, on parviendra le plus ordinairement à empêcher l'inflammation de s'étendre à d'autres organes, à moins que la prédisposition du sujet, ou quelque cause extérieure ne surpasse les efforts de l'art, ou qu'enfin une irritation cachée de quelque autre organe n'échappe à la sagacité du médecin, et ne continue à réagir sur la membrane gastro-intestinale, tandis qu'il combat vainement la gastrite.

En deux ou trois jours, quelquefois même en vingt-quatre heures, on peut faire cesser la fièvre gastrique, ou du moins la plus grande partie des symptômes d'irritation; mais lorsque par quelqu'une des causes que nous venons d'exposer, elle continue et s'aggrave, ce qui arrive ordinairement vers le troisième, le cinquième ou le septième jour, le cerveau ou ses membranes prennent part à l'état d'irritation: le foie, le poumon, les membranes séreuses même sont affectées sympathiquement.

Alors éclatent ces maladies nommées en général TYPHUS, mot qui signifie coup violent, parce que le malade en est comme foudroyé; elles ont aussi reçu le nom de FIÈVRES PUTRIDES, parce qu'on les attribuait à la présence d'humeurs corrompues. Ces complications de maladies offrent encore plusieurs variétés.

Une stupeur et une indifférence profonde, un affaiblissement extrême des organes des sens, une somnolence invincible accompagnée d'un délire taciturne; un défaut presque absolu de contractilité musculaire et la prostration générale des forces qui en est la suite; un regard hébêté, des réponses lentes et tardives, caractérisent ce degré de gastro-entérite qui a reçu le nom de FIÈVRE ADYNAMIQUE, c'est-à-dire débilitante, parce qu'on l'a attribuée à un affaiblissement général de l'organisme. Mais tandis qu'on voit éclater ces symptômes, qui d'ailleurs prouvent congestion au cerveau ou irritation de cet organe, la langue d'abord jaune ou blanche, rouge sur les bords, bientôt brune, sèche, et ensuite noire, la rougeur et la sensibilité excessive de toute la membrane muqueuse gastro-intestinale, prouvent une violente inflammation de l'estomac et des intestins. Et comme l'inflammation intestinale fait de rapides progrès et passe promptement à la gangrène, tandis que l'affection cérébrale plonge les sens dans un calme léthargique, le danger imminent que cache cette maladie l'a fait nommer aussi FIÈVRE MALIGNE.

Si l'arachnoïde prend part à l'inflammation gastro-intestinale, des symptômes d'exaltation nerveuse se déclarent, quelquefois avec un singulier mélange de paralysie: insomnie, vue égarée, délire, soubresauts dans les tendons, grincements de dents, phénomènes tétaniques, douleurs au dos, aux membres, convulsions; désordre extrême dans les sécrétions, tantôt supprimées, tantôt excessives; perte d'un ou de deux sens, sensibilité exquise dans les autres: tels sont les accidents dont l'incohérence apparente a fait donner à cette variété le nom de FIÈVRE ATAXIQUE, c'est-à-dire irrégulière, et les symptômes nerveux lui ont valu celui de FIÈVRE NERVEUSE.

Souvent ces deux espèces de GASTRO-CÉPHALITES confondent leurs symptômes: et l'on conçoit facilement que toute inflammation interne dont on n'a pu arrêter les progrès doit affecter le cerveau d'une manière irrémédiable. Ainsi les phénomènes ataxiques, adynamiques, forment la dernière scène de presque toutes les maladies qui se terminent par la mort.

Dans ces moments où ce qui reste de forces vitales se concentre vers le poumon et vers le cœur, tandis que le cerveau de plus en plus embarrassé ou même lésé va cesser d'agir sur les nerfs, on cherche en vain à ranimer la sensibilité par des vésicatoires, des rubéfiants, et d'autres irritants appliqués à l'extérieur, surtout si des toniques, des vomitifs, des purgatifs ont aggravé l'inflammation à l'intérieur. Les boissons qu'on fait avaler au malade, ou plutôt qu'on injecte dans le canal gastrique, y sont reçues comme dans un vase insensible, et n'exercent plus nul effet. Les viscères déjà gangrénés sont une matière morte, que rien ne peut plus ranimer. Qu'on se hâte donc, quand il en est temps encore, d'éteindre l'inflammation interne par des boissons rafraîchissantes, de lui enlever par la diète et les saignées, les matériaux qui l'entretiennent, enfin de l'attirer vers la peau par des irritants à l'extérieur.

Si le traitement présente des difficultés lorsque la gastrite ou la gastro-entérite est devenue assez grave pour intéresser le cerveau, le cœur, etc., il exige à la fois plus de précaution et d'énergie, lorsque sous l'empire des causes extérieures, les symptômes adynamiques, ataxiques, éclatent tout-à-coup avec violence. Les secours d'un médecin habile sont alors presque toujours indispensables : cependant les personnes qui entourent le malade peuvent faciliter sa tâche et l'aider puissamment; car il ne suffit pas de résister aux conseils d'un zèle peu éclairé, de refuser des remèdes irritants et même d'imposer la diète : on peut et l'on doit, avant l'arrivée du médecin, administrer des boissons légères, telles que de l'eau sucrée, des lavements, toujours très-salutaires dans les affections intestinales, et même appliquer des sangsues aux points douloureux.

Mais si une cause extérieure, étendant au loin sa sphère d'activité, agit avec une force non interrompue, il éclate des maladies dont les symptômes se succèdent avec une violence et une rapidité qui semblent se jouer de tous les efforts de l'art.

Le passage subit d'une chaleur excessive à un grand froid, l'usage d'aliments en décomposition putride, les miasmes de même nature, les substances très-irritantes, les poisons corrosifs, sont les causes ordinaires de cette redoutable gastro-entérite nommée CHOLÉRA-MORBUS.

Dans ce cas, l'irritation violente de l'estomac et de l'intestin se propage bientôt à la membrane muqueuse qui revêt intérieurement le foie : il s'établit une sécrétion abondante et non interrompue de mucosités et de bile : les viscères sont dans un mouvement continuel de contraction : de là résultent des douleurs atroces au creux de l'estomac, de violentes coliques, des vomissements presque continuels de matières alimentaires d'abord, ensuite de matières muqueuses, bilieuses ; des évacuations semblables et non moins fréquentes par les selles, accompagnées d'épreintes : le hoquet, des douleurs très-vives, une tension et une sensibilité extrême du ventre ont lieu en même temps : le courage et les forces se perdent, les crampes, le froid des extrémités joint à une grande chaleur intérieure annoncent la violence de l'inflammation ; enfin le délire et les convulsions font connaître qu'elle s'est transmise au cerveau.

Les nuances de la gastrite dont nous avons parlé n'exigent que le même traitement, proportionné au degré de la maladie : quant à la violente gastro-entérite que nous venons de décrire, on voit qu'elle a des rapports frappants avec la dysenterie aiguë. De promptes et abondantes applications de sangsues, des saignées générales même pour prévenir la congestion au cerveau, des demi-lavements donnés avec lenteur et précaution pour ménager l'extrême sensibilité de l'intestin, une DIÈTE ABSOLUE, tels sont les moyens auxquels on doit avoir recours sans le moindre délai. A peine l'eau pure même, est-elle reçue par l'estomac.

En effet, cette maladie déjà très-dangereuse par elle-même, le devient plus encore quand elle dépend de causes générales : en un ou deux jours, souvent même en peu d'heures elle a parcouru toutes ses périodes. Il faut donc l'attaquer avec la plus grande énergie : et ce n'est que quand les symptômes sont moins graves, et avec une gradation très-ménagée, que l'on peut permettre successivement l'eau sucrée, les boissons mucilagineuses, féculentes, etc.

La chaleur brûlante de la zône torride, soit qu'elle se joigne à l'extrême humidité de la saison pluvieuse dans ces régions, soit qu'elle y succède immédiatement, fait éclater une maladie aiguë, rapide dans sa marche, presque toujours mortelle. C'est la FIÈVRE JAUNE, qui doit son nom à l'un de ses symptômes, et qui peut encore se ranger parmi les gastro-entérites.

En effet la vive impression de chaleur que la peau éprouve dans toute sa surface, réagit sur le canal gastro-intestinal, sur les vaisseaux biliaires, le foie et les reins avec une violence extraordinaire, à laquelle les excès de table, l'abus des plaisirs, un tempérament sanguin ou bilieux, ajoutent encore leur influence bien connue. Des symptômes fébriles, adynamiques, ataxiques se succèdent rapidement.

La peau se colore en jaune, sans doute par suite de l'inflammation des canaux biliaires : l'afflux du sang à la surface muqueuse de l'estomac y détermine une hémorragie, qui résultant d'une rémittence incomplète de l'inflammation, en augmente la violence, et rend le danger imminent. Alors le malade rend le sang par toutes les voies : le vomissement devient noir, probablement parce que le sang a subi quelque altération en séjournant dans l'estomac ; l'arachnoïde s'irrite, et le délire, les convulsions annoncent l'affection cérébrale : enfin le malade périt au bout de quelques jours, quelquefois en vingt-quatre ou quarante-huit heures. Jusqu'à présent, les ressources de l'art ont eu peu de succès contre une maladie si prompte dans sa marche; mais à l'époque où elle exerça ses derniers ravages, les procédés de la nouvelle doctrine étaient peu connus, et avaient de nombreux adversaires.

Nous en dirons autant de la PESTE : ce

> Mal qui répand la terreur,
> Mal que le ciel en sa fureur
> Inventa pour punir les crimes de la terre,

et qui cependant n'est pas plus meurtrier que la dysenterie, le choléra-morbus, les fièvres adynamiques ou ataxiques, et surtout que la fièvre jaune.

Mais dans les siècles passés, on donna généralement le nom de peste aux maladies épidémiques et promptement meurtrières; les procédés contradictoires employés successivement, quelquefois en même temps par un empressement aveugle, augmentaient encore la mortalité : le nombre des morts, la puanteur des cadavres restés sans sépulture, mettaient le comble à la calamité et à la terreur publique.

La peste doit être mise au nombre des inflammations vives qui ont pour causes la présence des miasmes, toute lésion ou irritation des organes digestifs, tout obstacle aux fonctions de la peau. La malpropreté, le défaut absolu de mesures sanitaires rendent aujourd'hui ce fléau presque endémique dans les pays soumis à la domination des Mahométans.

Une vive inflammation des viscères qui réagit à la peau et sur le cerveau, tel est le caractère principal de la peste. Si dès le début les phénomènes cérébraux prédominent, le malade est promptement enlevé. La mort n'est pas moins prompte, si l'inflammation interne est excessive, si elle n'éclate pas au dehors, si elle est répercutée au dedans; des BUBONS, tumeurs inflammatoires, causées par l'irritation de quelque gauglion lymphatique et du tissu cellulaire environnant, des CHARBONS, ou pustules vivement enflammées et tendant à la gangrène, indiquent que l'inflammation se manifeste au dehors. S'ils précèdent les progrès du mal interne, ils le préviennent; s'ils l'accompagnent, ils l'aggravent. La suppuration de ces pustules annonce une résolution générale de l'inflammation, et par conséquent une guérison prochaine. Le délire, la somnolence, la prostration, annonçant à la fois l'affection du cerveau et la concentration de l'action vitale, sont d'un mauvais augure. Une preuve que la peste n'est qu'une violente inflammation, c'est qu'on a vu des malades qui se livrant à l'impulsion irrésistible du besoin, ont obtenu leur guérison les uns en se précipitant dans l'eau fraîche, d'autres en exposant leur corps absolument nu à l'impression d'un air humide et frais : exemples assez fréquents dans les hôpitaux où une foule de fiévreux se trouvent par fois entassés.

En donnant ces détails, nous n'avons pas eu pour objet de faire une description de la peste. Nous voulions seulement faire connaître l'espèce d'identité qui existe entre toutes les maladies. Dans toutes, il s'agit de faire disparaître une inflammation : les symptômes en indiquent assez ordinairement le siége et l'intensité : quant aux causes qui font apparaître certains phénomènes de préférence à d'autres, ou qui amènent particulièrement telle ou telle maladie, elles sont l'objet de recherches auxquelles les bornes de cet ouvrage ne nous permettent pas de nous livrer, et qui sont loin d'avoir donné la solution d'un problème si compliqué et par conséquent si difficile à résoudre.

Une conclusion aussi consolante que certaine de tout ce que nous venons d'exposer, c'est que le médecin appelé près d'un malade est presque toujours assuré de la marche qu'il doit suivre, surtout si on lui rend un compte fidèle : qu'il n'est point d'homme qui ne puisse se gouverner sagement dans l'état de santé, et souvent même arrêter à l'instant toute maladie commençante ; enfin si quelque épidémie venait à sévir, elle serait beaucoup moins meurtrière que ne l'ont été celles dont l'histoire nous remplit d'effroi. On ne verrait point l'art incertain dans ses procédés, administrer les irritants et les toniques au dedans et les dérivatifs au dehors ; y faire succéder les adoucissants ; ou, après avoir employé ces derniers, recourir trop promptement aux toniques et aux excitants, tandis que le mal exerce sa fureur et enlève le sujet, long-temps avant que ce long cercle de tâtonnements n'ait été parcouru.

## MORTS APPARENTES.

La MORT est la cessation absolue et durable des fonctions de la vie. Elle peut être NATURELLE OU ACCIDENTELLE ; SUBITE, ou occasionnée par une maladie d'une certaine durée ; enfin RÉELLE OU APPARENTE.

Comme la mort apparente n'est qu'une cessation momentanée et sans doute incomplète des fonctions de la vie, et que cependant elle a été souvent confondue avec la mort réelle, il est important de reconnaître les signes non équivoques de celle-ci.

La destruction subite d'un organe essentiel, une lésion profonde qui en rend les fonctions impossibles, ne laissent aucun doute sur la réalité de la mort.

La certitude est la même, si cette lésion, cette destruction est la suite nécessaire d'une maladie soit violente, soit chronique.

Les organes dont les lésions amènent le plus promptement la mort sont le cerveau, le cœur et le poumon.

Nous avons déjà dit que la moëlle épinière n'est qu'une continuation du cerveau : on dit même que chacune de ses parties est le cerveau du membre ou du viscère auquel elle envoie des nerfs. Aussi voyons-nous la paralysie d'un membre ou d'un viscère, suivre la lésion de la partie correspondante de la moëlle épinière. C'est pourquoi encore, toute lésion de l'extrémité supérieure de cette partie est nécessairement et promptement mortelle.

La cessation subite des fonctions vitales peut survenir sans cause apparente, par suite d'un accident dont les effets ne sont pas évidents, quelquefois encore dans le cours d'une maladie, sans que les phénomènes antécédents paraissent avoir dû amener nécessairement la mort. L'interruption de la vie peut alors n'être qu'imparfaite, momentanée : et il faut prendre les plus grandes précautions non seulement pour ne pas la confondre avec la mort réelle, mais encore pour empêcher que celle-ci n'en soit promptement la suite.

Les signes de la mort réelle sont la figure cadavérique, le refroidissement du corps, l'obscurcissement et l'affaissement des yeux, l'abolition du mouvement musculaire, la raideur des membres.

Mais comme plusieurs de ces signes à la fois, et chacun d'eux en particulier manquent souvent dans la mort réelle, et se présentent dans la mort apparente, on est obligé, dans le cas d'incertitude, d'attendre que la putréfaction s'établisse, et même qu'elle ait fait assez de progrès pour que la désorganisation soit incompatible avec l'état de vie.

Quoique généralement on sache que dans les défaillances la respiration et la circulation sont interrompues, ou si peu sensibles qu'elles ne se manifestent par aucun signe, la cessation prolongée de ces fonctions peut abuser les personnes qui n'ont jamais été témoins de pareils phénomènes; le médecin lui-même se trouve quelquefois dans une grande incertitude.

Les morts apparentes, au nombre desquelles on peut malheureusement comprendre plusieurs morts subites, sont le plus souvent dues à la suspension des phénomènes de la respiration. Cet état se nomme ASPHYXIE.

Comme on n'a sur ce sujet que des faits presque bruts, soit parce qu'ils ont eu lieu à des époques où la science n'était pas assez avancée pour s'enrichir d'observations bien faites, soit parce que la connaissance des antécédents et des circonstances a manqué aux observateurs, nous croyons devoir d'abord décrire les phénomènes, les causes et les effets de l'asphyxie: au moyen de ces données, le lecteur pourra jusqu'à un certain point se rendre compte des exemples que nous rapporterons ensuite.

Lorsque l'intromission de l'air atmosphérique dans le poumon est suspendue par une cause quelconque, le sang veineux rentre dans les cavités gauches du cœur et de là dans les artères sans s'être saturé d'oxigène: il reste noir. Or le sang noir non seulement est impropre à la nutrition, mais encore il paralyse tous les tissus, tous les organes qui en éprouvent le contact. Le cerveau est un des premiers qui reçoit cette influence mortifère. Son action sur les nerfs cesse subitement, et toute sensation, toute relation extérieure s'évanouit.

Si cet état de choses persiste, bientôt tous les vaisseaux capillaires du poumon, qui en composent presque entièrement le tissu, se remplissent de sang noir:

aussi cet organe est-il bientôt frappé de mort: peu à peu le mouvement cesse dans les autres organes, et le cœur lui-même, pénétré de sang noir, se trouve paralysé et cesse de battre.

L'asphyxie reconnaît pour causes tout obstacle à l'acte de la respiration: ces causes sont très-variées.

Une lésion assez grave des organes et des muscles au moyen desquels cet acte s'opère, et par conséquent des nerfs qui animent ces organes et ces muscles, toute compression qui en gène l'action, cause nécessairement l'asphyxie: et cette asphyxie est mortelle, si la lésion est irréparable ou même ne peut être réparée très-promptement.

Voilà pourquoi la respiration s'arrête à l'instant, si la moëlle épinière est coupée au-dessus des vertèbres d'où partent les nerfs qui animent les muscles de la poitrine et le diaphragme; si le diaphragme lui-même est divisé, etc.

L'occlusion complète de la gorge, ou de la bouche et des narines, est une cause évidente de suffocation ou d'asphyxie.

Un air excessivement raréfié par la chaleur à la surface de la terre, ou à cause du peu de consistance des couches atmosphériques supérieures au sommet des plus hautes montagnes du globe, produit un effet semblable à celui de l'absence de l'air, comme l'éprouvent les animaux placés sous le récipient de la machine pneumatique.

L'immersion dans un gaz différent de l'air atmosphérique tue nécessairement; mais les phénomènes de l'asphyxie diffèrent alors, selon la nature des gaz que l'on respire: ainsi l'hydrogène, l'azote, l'acide carbonique, l'air atmosphérique vicié, et privé d'oxigène par la combustion ou la respiration, donnent la mort parce qu'ils ne peuvent entretenir la vie; mais il est des gaz qui en outre sont délétères par l'action qu'ils exercent.

L'asphyxie accompagne nécessairement toute affection assez grave du cerveau pour interrompre le mouvement circulatoire et celui de la respiration : telle est par exemple, celle qui résulte de l'apoplexie foudroyante.

Ceux qui se noient, qui se trouvent renfermés dans un lieu où s'exhale la vapeur du charbon allumé, qui reçoivent l'exhalaison carbonique des vins nouveaux, ou les gaz sulfurés, ammoniacaux des fosses d'aisance, présentent les exemples les plus fréquents d'asphyxie.

Dans tous ces cas, les effets sont les mêmes, et ce que nous avons dit prouve que la mort doit être prompte, à cause de l'introduction du sang noir dans tout le système artériel. Ceci est infaillible pour les noyés, qui n'ont guère d'autre chance favorable que la densité de l'air dans les temps froids, l'inspiration à l'instant où ils sont plongés dans l'eau, et l'habitude plus ou moins grande d'arrêter l'acte de la respiration : quant à ceux qui se trouvent enveloppés d'un gaz non respirable, il est rare que ce gaz se trouve sans mélange d'oxigène, ou que ceux qui le respirent soient privés des moyens de s'en éloigner.

Cependant on cite de nombreux exemples de noyés rappelés à la vie après un long séjour sous l'eau.

« Péchlin rapporte qu'un jardinier, de Tronning-« holm en Suède, tomba dans l'eau, sous la glace, à « une profondeur considérable; il se passa seize heures, « avant qu'on pût le retirer. Les secours convenables « qu'on lui administra eurent le plus grand succès. « Monsieur d'Egli sauva la vie à un Suisse qui avait « été neuf heures sous l'eau, et que l'on voulait en-

« terrer tout de suite, tant les signes de sa mort pa-« raissaient certains et indubitables ». (Méd. lég. de Mahon).

« Il y a des observations incontestables de noyés, « qui ont resté trois, quatre et cinq jours sous l'eau. « On lit dans les mélanges des curieux de la nature, « un fait attesté par Kunkel, touchant un jeune homme « qui étant tombé dans l'eau, n'en fut retiré qu'après « huit jours; et Péchlin assure qu'un jeune homme fut « pendant plus de quarante-deux jours enseveli sous « les eaux, et qu'enfin retiré la septième semaine, « *septimâ demùm hebdomadâ extractum*, on put le « rappeler à la vie ». (Encyclopédie).

« Dans ce moment on vient de ressusciter deux « petits canards qui s'étaient noyés, par un bain de « cendres chaudes. Celui de fumier peut aussi être utile; « et je viens d'apprendre, par un témoin très-digne « de foi et très-éclairé, qu'il contribua efficacement à « rappeler à la vie un homme qui avait été, certai-« nement, six heures sous l'eau ». (Tissot, avis au peuple, édition de 1767).

D'autres, dans le cours d'une maladie, sont tombés dans un état d'insensibilité, d'interruption apparente des fonctions vitales, que l'on a souvent confondu avec la mort réelle.

« Une jeune fille morte de la petite vérole revint en « vie, parce que le bédeau qui la portait laissa tomber « le cercueil, dont les ais mal unis se désassemblèrent; « la secousse de cette chûte fit donner à l'enfant des « signes de vie; on la reporta chez elle, où elle revint « en parfaite santé.

« Une femme du commun étant exposée sur la « paille avec un cierge aux pieds, suivant l'usage, « quelques jeunes gens renversèrent en badinant le

« cierge sur la paille qui prit feu à l'instant : dans le « même moment la morte se ranima, poussa un cri « perçant, et vécut long-temps après.

« Un homme au retour d'un voyage, apprend que « sa femme est morte et inhumée depuis trois jours : « inconsolable de sa perte, et ne pouvant se persuader « qu'elle fût réelle, descend comme un autre Orphée « dans son tombeau, et trouve le secret de lui rendre « la vie et la santé.

« Diemerbrock rapporte qu'un paysan étant mort « de la peste, on se préparait à l'enterrer après les « vingt-quatre heures, suivant l'usage; le défaut de « cercueil fit différer jusqu'au lendemain; et lorsqu'on « voulut y mettre le corps, on s'aperçut qu'il com- « mençait à reprendre l'usage de la vie ». (Encycl).

On trouve dans vingt recueils d'anecdotes l'histoire de ce François de Civille, qui ne manquait jamais d'ajouter à sa signature *trois fois mort, trois fois enterré, et trois fois, par la grâce de Dieu, ressuscité.*

En effet, il fut d'abord enterré avec sa mère, qui mourut enceinte de lui, pendant l'absence de son mari, qui la fit exhumer, et en fit tirer l'enfant encore vivant; par la suite, ayant été grièvement blessé à la fin d'un assaut, renversé du haut du rempart dans un fossé, et légèrement recouvert de terre, il fut relevé par un domestique qui le chérissait; au bout de cinq ou six jours seulement, il donna quelques signes de vie : la ville où il était ayant été prise, il fut jeté sur une paillasse par les ennemis, et ensuite par la fenêtre; heureusement il tomba sur un tas de fumier où il resta plus de trois fois vingt-quatre heures en chemise; enfin un de ses parents l'ayant trouvé vivant, le fit traiter, et il fut entièrement guéri.

L'aventure de Myladi Roussel n'est pas moins célèbre. Cette jeune dame paraissait avoir rendu le dernier soupir. Son mari dont elle était tendrement aimée, ne pouvant, ne voulant pas même se figurer qu'il l'eût perdue, ne permit point, à l'époque fixée par la loi, qu'on enlevât le corps de son épouse : et armé d'un pistolet, menaça de la mort quiconque oserait s'approcher. En effet, ce corps quoique paraissant absolument privé de mouvement à l'intérieur comme à l'extérieur, ne donnait cependant aucun signe de putréfaction. Au bout de huit jours passés dans cet état, Myladi se réveille tout-à-coup comme en sursaut au son des cloches d'une église voisine, se lève sur son séant, et dit : voilà le dernier coup de la prière : allons, il est temps de partir. Elle guérit parfaitement, et vécut encore long-temps.

Si en nous transmettant ces faits et beaucoup d'autres de même nature, on avait eu soin de nous rapporter les circonstances nécessaires pour donner à quelques-uns d'entre eux au moins de la vraisemblance, nous pourrions au moyen de ces données, ajouter quelques observations utiles, ou quelques explications émanées des vrais principes de la physiologie. Nous allons toutefois hasarder quelques conjectures.

Il est hors de doute que si la respiration est totalement interceptée et que la circulation continue, le cœur et les artères se remplissant de sang noir, la mort est prompte et infaillible : c'est ce qui doit se passer chez ceux qui se noient. Ainsi pour qu'un homme ait pu rester six heures, seize heures, huit jours, quarante-deux jours sous l'eau sans périr, il faut que le grand froid, la surprise éprouvée dans le moment de l'immersion, ait affecté le système nerveux au point de suspendre en même temps la circulation et la respiration : mais pourquoi ces deux phénomènes ont-ils persisté en même temps ? Il faut observer que ces espèces de prodiges ont eu lieu sous l'influence d'un froid excessif, en Suède et pendant l'hiver : tandis que dans l'été de nos climats, une immersion de quelques minutes détermine la mort.

Certaines circonstances augmentent encore le danger : tels sont l'état de réplétion de l'estomac, et surtout l'ivresse qui est un commencement d'apoplexie.

De tous les moyens qu'on emploie pour rappeler les noyés à la vie, le plus efficace nous paraît être l'insufflation d'un air pur dans les poumons ; mais cette insufflation doit être faite au moyen d'un soufflet ; ou, si faute de cet instrument on est obligé de se servir de sa bouche, il faut aspirer beaucoup d'air et le souffler promptement et rapidement dans les narines ou la bouche du noyé : car si l'on ne souffle que l'air qu'on a dans les poumons, ou que l'on prolonge l'insufflation, on n'ingère que de l'azote ou même des gaz plus nuisibles encore dans les poumons du malade.

La suspension des noyés la tête en bas est inutile dans le but qu'on se propose, et souvent mortelle quant à ses effets. Inutile, car il est prouvé que les noyés n'avalent presque point d'eau, et que leur estomac en contient souvent beaucoup moins qu'on en peut boire sans s'incommoder ; très-nuisible, en ce qu'elle augmente la congestion du sang noir au cerveau, et hâte nécessairement la mort.

Les bains de cendres chaudes, et en général toute fomentation de même nature, toute friction chaude et sèche, peut ranimer les fonctions vitales.

On a conseillé l'insufflation par l'anus d'un gaz irritant dans les intestins. L'effet en est de stimuler ces organes, que l'on regarde comme les derniers où réside la sensibilité : cette excitation réagit, par sympathie ou continuité, sur les organes de la respiration et sur le cœur.

Au reste, quoique les circonstances favorables aux faits que nous venons de citer se rencontrent bien rarement à un degré aussi prononcé, on ne doit en aucun cas laisser sans secours un malheureux qui vient d'être retiré de l'eau; car s'il est vrai qu'un tel état de choses ait pu durer huit et quarante-deux jours, il serait téméraire et cruel de décider sans examen qu'après quinze, vingt minutes, ou même une et plusieurs heures de séjour dans l'eau, la vie s'est entièrement éteinte.

Nous n'avons cité aucun des nombreux exemples d'individus qui ont survécu aux efforts qu'on avait faits pour les priver de la vie par un moyen violent de suffocation. Ces faits n'ont rien d'étonnant : ils n'ont eu lieu que parce que la strangulation n'a pas été complète, et que les organes n'ont pas été trop fortement lésés.

Il arrive souvent que les enfants naissent asphyxiés. Cet accident, suite ordinaire d'un accouchement laborieux, est moins une syncope qu'une apoplexie : il est dû à la nature du sang accumulé dans le cerveau.

Cependant il ne faut pas se hâter de regarder l'asphyxie comme complète : il faut, au contraire, s'efforcer de ranimer la sensibilité cérébrale, qui souvent n'est qu'assoupie. « Une sage-femme a rappelé plusieurs « enfants nouveaux-nés à la vie, en frottant pendant « quelque temps, avec la main sèche, le mamelon « gauche; personne n'ignore à quel point cette partie « est sensible; et lorsque la friction ne suffisait pas, « elle suçait fortement à plusieurs reprises ce mamelon, « ce qui faisait l'effet d'une ventouse ». (Encycl.)

Quant à la mort apparente qui survient dans le cours d'une maladie aiguë, il ne faut la confondre ni avec l'asphyxie qui n'y a aucun rapport, ni avec l'affection soporeuse dont les divers degrés sont la somnolence, la léthargie, le coma et le carus.

La somnolence indique déjà un embarras du cerveau; mais quand elle se change en un sommeil lourd et profond, où le malade retombe presque aussitôt qu'on l'en a tiré, le danger est grand, et le cerveau déjà profondément lésé. Ce phénomène annonce la terminaison funeste et prochaine des maladies adynamiques, ataxiques, simples ou compliquées avec d'autres.

L'état d'insensibilité dont nous parlons ici est une syncope profonde, mais différente sans doute de celles qui, aux approches de la mort, se succèdent presque sans interruption, et annoncent l'affaiblissement extrême des facultés du cerveau et du cœur; car ces défaillances se terminent bientôt par la mort réelle, que la désorganisation, la destruction totale d'un viscère ne peut laisser révoquer en doute.

Mais lorsque, avant les symptômes mortels, la respiration et la circulation deviennent nulles ou plutôt insensibles, on doit appréhender de confondre avec la mort réelle ce silence presque absolu des facultés de la vie. Nous ignorons profondément si, tant que l'organisation n'est pas attaquée, obstruée dans son système moléculaire, elle ne peut pas être réduite à une interruption totale de tous les mouvements, et recommencer ensuite la série de ses fonctions.

Ce qu'il y a de certain, c'est que nous voyons un rétablissement complet et presque subit succéder à ce profond sommeil; on dirait que l'organisme entier se trouvant attaqué par une violente secousse nerveuse qui suspend l'influence cérébrale, cette insensibilité profonde, l'interruption ou le ralentissement extrême de la circulation et de la respiration, ramènent peu à peu le calme dans l'économie entière : l'inflammation a disparu, le malade renaît à la fois à la vie et à la santé.

Une hémorragie, un coup violent, la contusion d'un nerf voisin de la peau, plongent souvent les blessés dans de longues et profondes syncopes. C'est sur le champ de bataille que ces accidents ont le plus fréquemment lieu, et souvent nous en avons été témoin nous-même. Après ces scènes de carnage, il est vrai, la pitié succède à la fureur, et peu de soldats sont assez féroces pour refuser à un ennemi mourant les secours que réclame l'humanité souffrante. Mais quels secours ! souvent on a vu des malheureux, exiger et obtenir qu'un frère d'armes abrégeât leurs douleurs. C'est donc au chirurgien habile et dévoué à prévenir, autant que le permettent les circonstances, des erreurs aussi fréquentes que funestes; au moins à empêcher, autant qu'il est en son pouvoir, qu'on n'enfouisse avec précipitation les corps dont les blessures ne sont pas évidemment mortelles.

Les faits que nous avons rapportés méritent toute l'attention des familles et du Gouvernement; ils feront sans doute naître dans l'esprit de nos lecteurs une réflexion aussi triste que vraie, et que nous lisons dans plus d'un écrivain tout en la faisant nous-même : c'est que « les cas où les individus, abandonnés vivants à « la nuit du tombeau, ont éprouvé un réveil mille « fois plus affreux que la mort, sont incomparablement « plus nombreux que ceux où l'on a eu le bonheur de « sauver les malheureuses victimes d'une mort anti- « cipée ».

Lorsqu'un malade se trouve frappé d'immobilité et

d'insensibilité, c'est donc le devoir de ceux qui l'entourent et surtout celui du médecin, d'examiner s'il est possible, d'après tous les phénomènes antécédents, que la mort ait eu lieu, ou s'il est impossible que les fonctions de la vie s'exécutent encore : problème dont nos progrès en médecine et en physiologie rendront chaque jour la solution plus facile.

FIN.

# TABLE DES MATIÈRES.

C.



D.



E.

M.



N.



O.



P.



R.

## S.



## T.



## U.



## V.

FIN DE LA TABLE.

www.ingramcontent.com/pod-product-compliance
Ingram Content Group UK Ltd.
Pitfield, Milton Keynes, MK11 3LW, UK
UKHW012004240726
13965UKWH00001B/152